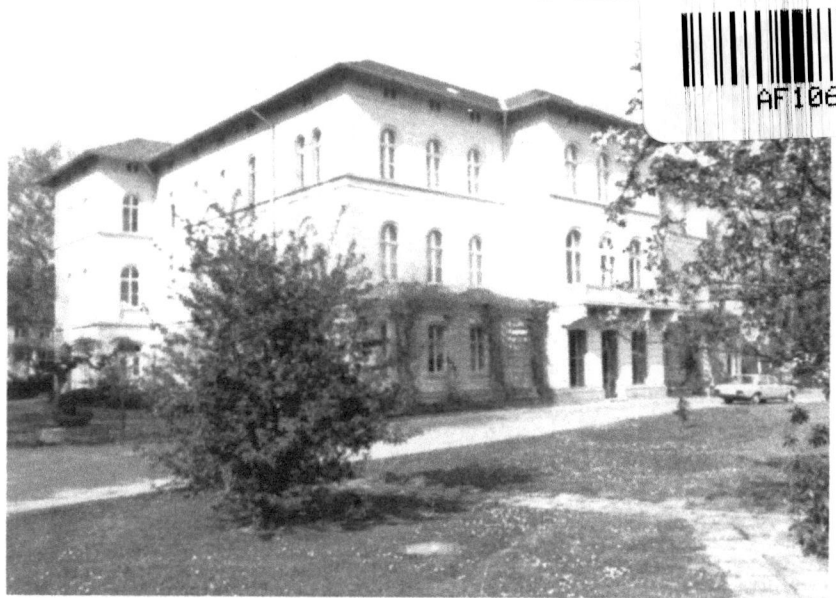

Rheinische Landesklinik – Psychiatrische Universitätsklinik der Heinrich-Heine-Universität Düsseldorf

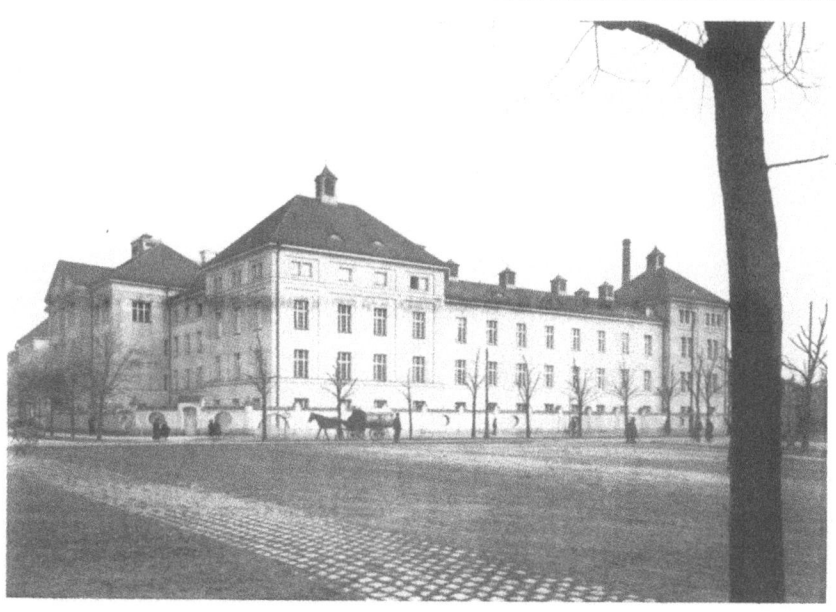

Psychiatrische Klinik und Poliklinik der Universität München

Die Reihe **duphar** *med communication* wird herausgegeben von Wolfgang Wagner und Ulrike Evers, Hannover.

K. Heinrich   H. Hippius   W. Pöldinger (Hrsg.)

Serotonin – ein funktioneller Ansatz für die psychiatrische Diagnose und Therapie?

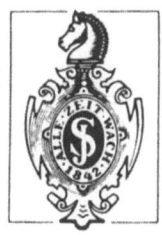

Springer-Verlag
Berlin Heidelberg New York
London Paris Tokyo
Hong Kong Barcelona
Budapest

Prof. Dr. med. Kurt Heinrich
Leitender Arzt der Rheinischen Landesklinik –
Psychiatrische Klinik der Heinrich-Heine-Universität,
Bergische Landstraße 2
D-4000 Düsseldorf

Prof. Dr. med. Hanns Hippius
Direktor der Psychiatrischen Klinik und Poliklinik
der Universität München,
Nußbaumstraße 7
D-8000 München 2

Prof. Dr. med. Walter Pöldinger
Ärztlicher Direktor der Psychiatrischen Universitätsklinik,
Wilhelm-Klein-Straße 27
CH-4025 Basel

ISBN-13: 978-3-540-54989-5   e-ISBN-13: 978-3-642-77192-7
DOI: 10.1007/978-3-642-77192-7

Dieses Werk ist urheberrechtlich geschützt. Die dadurch begründeten Rechte, insbesondere die der Übersetzung, des Nachdrucks, des Vortrags, der Entnahme von Abbildungen und Tabellen, der Funksendung, der Mikroverfilmung oder der Vervielfältigung auf anderen Wegen und der Speicherung in Datenverarbeitungsanlagen, bleiben, auch bei nur auszugsweiser Verwertung, vorbehalten. Eine Vervielfältigung dieses Werkes oder von Teilen dieses Werkes ist auch im Einzelfall nur in den Grenzen der gesetzlichen Bestimmungen des Urheberrechtsgesetzes der Bundesrepublik Deutschland vom 9. September 1965 in der jeweils geltenden Fassung zulässig. Sie ist grundsätzlich vergütungspflichtig. Zuwiderhandlungen unterliegen den Strafbestimmungen des Urheberrechtsgesetzes.

© Springer-Verlag Berlin Heidelberg 1991

Die Wiedergabe von Gebrauchsnamen, Handelsnamen, Warenbezeichnungen usw. in diesem Werk berechtigt auch ohne besondere Kennzeichnung nicht zu der Annahme, daß solche Namen im Sinne der Warenzeichen- und Markenschutz-Gesetzgebung als frei zu betrachten wären und daher von jedermann benutzt werden dürften.
Produkthaftung: Für Angaben über Dosierungsanweisungen und Applikationsformen kann vom Verlag keine Gewähr übernommen werden. Derartige Angaben müssen vom jeweiligen Anwender im Einzelfall anhand anderer Literaturstellen auf ihre Richtigkeit überprüft werden.

Vorwort

In den letzten vier Jahrzehnten hat sich in der Psychiatrie einiges bewegt: *Die Neurobiologie hat in der psychiatrischen Grundlagenforschung und für die Behandlung psychiatrischer Krankheiten immer größeres Gewicht bekommen!*

In wechselseitiger Befruchtung von neurobiologischer Forschung und klinischer Beobachtung wurden operationale Klassifikationssysteme für psychiatrische Krankheiten und neue Meßmethoden zur standardisierten Erfassung psychischer Störungen entwickelt. Diese methodischen Fortschritte kamen vor allem auch der Therapieforschung zugute. Die Psychiatrie und die psychiatrischen Behandlungsverfahren wurden wieder Gegenstand empirischer Forschung!

Bei endogenen Depressionen mußten sich die Psychiater bis zur Mitte der 30er Jahre unseres Jahrhunderts – bis zur Einführung der Elektrokrampftherapie – darauf beschränken, das subjektive Leiden ihrer Patienten zu begleiten; in diesem Zusammenhang war es auch damals schon wichtig, bei depressiven Kranken das Suizidrisiko zu erkennen und – wenn nötig – unter stationären Bedingungen zu verringern.

Etwa 20 Jahre später (1957) wurden durch klinische Beobachtungen die antidepressiven Wirkungen von Medikamenten entdeckt. Imipramin, das erste trizyklische Antidepressivum, und der Monoaminoxydasehemmer Iproniazid wurden in die psychiatrische Therapie eingeführt. In der Folgezeit wurden viele neue Antidepressiva entwickelt: Zu den Trizyklika kamen später die Tetrazyklika und weitere MAO-Hemmer. Ende der 70er Jahre wurden die Serotonin-Wiederaufnahmehemmer als neue Gruppe der Antidepressiva entdeckt. Den vorläufig letzten Entwicklungsschritt stellt die neue Generation der reversiblen MAO-Hemmer dar.

In engem Zusammenhang mit der wachsenden Zahl der Antidepressiva und der Aufklärung ihrer neurobiologischen Wirkungen nehmen auch die Erkenntnisse über die Funktionsweise des Gehirnstoffwechsels sowie der neurobiologischen Grundlagen der Depression zu.

In der letzten Zeit wird bei der wachsenden Zahl der Antidepressiva die Frage nach differenzierbaren Indikationsbereichen für die verschiedenen pharmakotherapeutischen Ansätze immer brennender. Untersuchungen der „klassischen" Antidepressiva ergaben, daß im Zentralnervensystem 2 Neurotransmittersysteme, das Noradrenalin- und das Serotoninsystem, von besonderer Bedeutung sind. Sie hemmen die Wiederaufnahme von Serotonin und/oder Noradrenalin oder verhindern den Abbau dieser Amine durch die Monoaminoxydase. Diese Erkenntnisse führten zur Postulierung der „Amin-Defizithypothese" der Depression. Mitte der 70er Jahre wurde diese Hypothese ergänzt und erweitert durch die „Sensitivitätshypothese", die aus dem Befund der β-Down-Regulation der postsynaptischen Rezeptoren durch Antidepressiva abgeleitet worden ist.

In jüngster Zeit hat nun die Entwicklung neuer Pharmaka zur Möglichkeit der selektiven Beeinflussung einzelner Transmittersysteme geführt. Die Entdeckung von Agonisten und Antagonisten, von Partialagonisten und Partialantagonisten gestattet es jetzt, ältere Konzepte zu überprüfen und neue Perspektiven aufzuzeigen.

Ebenfalls Mitte der 70er Jahre formulierte H. van Praag das Konzept der „funktionellen Psychopathologie", die eine Ergänzung zur klassischen Psychopathologie darstellt und auch eine „Denosologisierung" der Psychiatrie zum Ziel hat. Bei diesem Ansatz sind die *Syndrome* das wichtigste Klassifikationskriterium. Van Praag unternimmt mit seinen Überlegungen aber auch den Versuch, feste Beziehungen zwischen den biochemischen Veränderungen und psychopathologischen Phänomenen aufzudecken. Dabei geht es ihm weniger um eine Abschaffung der nosologischen Diagnostik, sondern vielmehr um deren Ergänzung im Sinne der differenzierenden Vertiefung. Die gegenseitig befruchtende Weiterentwicklung von „funktioneller Psychopathologie" und „funktioneller Psychopharmakologie" ermöglicht heute schon eine verbesserte Diagnose als Voraussetzung für eine differenzierende rationale Therapie zum Wohle des Patienten.

Im Rahmen zweier wissenschaftlicher Symposien zum Thema „Serotonin: ein funktioneller Ansatz für die psychiatrische Diagnose und Therapie?" in den Psychiatrischen Universitätskliniken in Düsseldorf (November 1990) und München (Dezember 1990) haben wir unter verschiedenen Aspekten eine Bestandsaufnahme des augenblicklichen Standes der Erkenntnisse über Störungen des Serotoninsystems und Erfahrungen in der Therapie mit Serotonin-Wiederaufnahmehemmern versucht. Die Vorträge und Diskussionen beider Symposien sind in diesem Band zusammengefaßt worden.

Die Veröffentlichung der Beiträge und Diskussionen dieser beiden Symposien ist ein Beitrag zu einer erweiterten Diagnostik der depressiven Syndrome als Grundlage für eine in der Zukunft immer bessere Möglichkeit differenzierter Therapie.

Wir wünschen, daß die Beiträge dieses Bandes dem interessierten Leser Hinweise und Anregungen für seine tägliche Arbeit geben und außerdem zur weiteren kritischen Diskussion der Depressionstherapie anregen.

Düsseldorf/München/Basel
im August 1991   *Kurt Heinrich   Hanns Hippius   Walter Pöldinger*

Inhalt

Vorwort
Kurt Heinrich, Hanns Hippius, Walter Pöldinger   V

Einführung

Historische Betrachtung des Serotonins
bei Angstzuständen und Depression
Pierre Pichot 3

I Biologische Grundlagen des zentralen Serotoninsystems

Neuroanatomie und Neurophysiologie des zentralen
5-HT-Systems
Hans Georg Baumgarten 17

Serotonin – der Depressionsneurotransmitter?
Manfred Ackenheil 45

Präklinische Befunde für differenziertes Verhalten
von Serotoninrezeptoren bei Angst und Aggression
Berend Olivier, Jan Mos, Martin Tulp 57

Diskussion 73

II Die Bedeutung von Serotonin bei psychiatrischen Erkrankungen

Serotonin und Suizid
PIERRE BAUMANN 79

Serotonin und Depression
STUART MONTGOMERY 95

Zwang und Depression
ISAAC MARKS 110

Somatisierung der Depression
EDITH HOLSBOER-TRACHSLER 117

Angst, Panik und Depression
RAIMUND BULLER 125

Serotonin und Schlaf
FRITZ HOHAGEN, MATHIAS BERGER 142

Aggressivität und Autoaggressivität bei Kindern und Jugendlichen
GERHARDT NISSEN 155

Diskussion 171

III Nichtmedikamentöse Therapiekonzepte

Indikation und Wirksamkeit nichtmedikamentöser Behandlungsverfahren bei depressiven Erkrankungen
JOACHIM TEGELER 183

Nichtmedikamentöse Therapie von Angstsyndromen
CORNELIUS WURTHMANN, KURT HEINRICH 204

Diskussion 213

IV Medikamentöse Therapiekonzepte

*Neue Substanzen mit Wirkungen
auf Serotoninrezeptoren*
ECKHARD KLIESER, ANSGAR KLIMKE 219

Serotoninwiederaufnahmehemmer und Depression
GREGOR LAAKMANN, A. BREULL, A. PÖGELT,
C. DAFFNER, D. UNTERBERGER 233

*Serotonin: Therapie mit spezifischen Substanzen
in der Kinder- und Jugendpsychiatrie*
GÖTZ-ERIK TROTT, GERHARDT NISSEN, MARTIN MENZEL . 254

*Serotonin: Therapie mit spezifischen Substanzen
in der Gerontopsychiatrie*
CHRISTEL KRETSCHMAR, JÜRGEN-HANS KRETSCHMAR,
GERRIT SCHEIDT, WILHELM STUHLMANN 269

Funktionelle Konzepte und Neurasthenie
WALTER PÖLDINGER 276

Diskussion 284

V Schlußbemerkungen

Zum Symposium in Düsseldorf
JOACHIM TEGELER 295

Zum Symposium in München
HANNS HIPPIUS 295

Autoren

ACKENHEIL, MANFRED, Prof. Dr. med.
Leiter der Abteilung Neurochemie, Psychiatrische Klinik und Poliklinik der Universität München,
Nußbaumstraße 7, D-8000 München 2

BAUMANN, PIERRE, Priv.-Doz. Dr. rer. nat.
Leiter der Unité de Biochimie et Psychopharmacologie Clinique, Départment Universitaire de Psychiatrie Adulte, Hôpital de Cery,
CH-1008 Prilly-Lausanne

BAUMGARTEN, HANS-GEORG, Prof. Dr. med.
Geschäftsführender Direktor des Instituts für Anatomie, Freie Universität Berlin,
Königin-Luise-Straße 15, D-1000 Berlin 33

BERGER, MATHIAS, Prof. Dr. med.
Direktor der Klinik und Poliklinik für Allgemeine Psychiatrie der Albert-Ludwigs-Universität Freiburg,
Hauptstraße 5, D-7800 Freiburg

BULLER, RAIMUND, Dr. med.
Oberarzt der Psychiatrischen Klinik und Poliklinik,
Johannes-Gutenberg-Universität,
Untere Zahlbacher Straße 8, D-8500 Mainz

HEINRICH, KURT, Prof. Dr. med.
Leitender Arzt der Rheinischen Landesklinik – Psychiatrische Klinik der Heinrich-Heine-Universität,
Bergische Landstraße 2, D-4000 Düsseldorf 12

HIPPIUS, HANNS, Prof. Dr. med.
Direktor der Psychiatrischen Klinik und Poliklinik der Universität München,
Nußbaumstraße 7, D-8000 München 2

HOHAGEN, FRITZ, Dr. med.
Oberarzt, Psychiatrische Universitätsklinik Freiburg,
Hauptstraße 5, D-7800 Freiburg

HOLSBOER-TRACHSLER, EDITH, Dr. med.
Leiterin der Depressionsforschungsabteilung, Psychiatrische Universitätsklinik,
Wilhelm-Klein-Straße 27, CH-4025 Basel

KLIESER, ECKHARD, Priv.-Doz. Dr. med.
Oberarzt, Rheinische Landesklinik – Psychiatrische Klinik der
Heinrich-Heine-Universität,
Bergische Landstraße 2, D-4000 Düsseldorf 12

KLIMKE, ANSGAR, Dr. med.
Assistenzarzt, Rheinische Landesklinik – Psychiatrische Klinik der
Heinrich-Heine-Universität,
Bergische Landstraße 2, D-4000 Düsseldorf 12

KRETSCHMAR, CHRISTEL, Dr. med.
Abteilungsärztin, Rheinische Landesklinik – Psychiatrische Klinik der
Heinrich-Heine-Universität,
Bergische Landstraße 2, D-4000 Düsseldorf 12

KRETSCHMAR, JÜRGEN-HANS, Dr. med.
Arzt für Neurologie und Psychiatrie,
Karpendeller Weg 19, D-4020 Mettmann

LAAKMANN, GREGOR, Prof. Dr. med. Dr. med. habil.
Extraordinarius und Leitender Oberarzt an der Psychiatrischen Klinik
und Poliklinik der Universität München,
Nußbaumstraße 7, D-8000 München 2

MARKS, ISAAC, Prof. Dr. med.
Institute of Psychiatry, De Crespigny Park,
Denmark Hill, GB-London SE5 8 AF

MENZEL, MARTIN
Stationsarzt, Klinik und Poliklinik für Kinder- und Jugendpsychiatrie der
Universität,
Füchsleinstraße 15, D-8700 Würzburg

MONTGOMERY, STUART A., M.D.
Academic Department of Psychiatry, St. Mary's Hospital,
Praed Street, GB-London W2 INY

MOS, JAN, Dr.
Behavioural Pharmacologist, CNS Pharmacology, DUPHAR B.V.
C. van Houtenlaan 36, NL-1381 CP Weesp

NISSEN, GERHARDT, Prof. Dr. med.
Direktor der Klinik und Poliklinik für Kinder- und Jugendpsychiatrie der
Universität,
Füchsleinstraße 15, D-8700 Würzburg

OLIVIER, BEREND, Dr.
Head CNS Pharmacology, DUPHAR B.V.,
C. van Houtenlaan 36, NL-1381 CP Weesp

PICHOT, PIERRE, Prof. Dr. med.
Mitglied der Académie Nationale de Médecine,
24, Rue des Fossés Saint-Jaques, F-75005 Paris

PÖLDINGER, WALTER, Prof. Dr. med.
Ärztlicher Direktor der Psychiatrischen Universitätsklinik,
Wilhelm-Klein-Straße 27, CH-4025 Basel

SCHEIDT, GERRIT
Assistenzarzt, Rheinische Landesklinik – Psychiatrische Klinik
der Heinrich-Heine-Universität,
Bergische Landstraße 2, D-4000 Düsseldorf 12

STUHLMANN, WILHELM, Dr. med. Dipl.-Psych.
Oberarzt, Rheinische Landesklinik – Psychiatrische Klinik
der Heinrich-Heine-Universität,
Bergische Landstraße 2, D-4000 Düsseldorf 12

TEGELER, JOACHIM, Priv.-Doz. Dr. med.
Leitender Oberarzt, Rheinische Landesklinik – Psychiatrische Klinik der
Heinrich-Heine-Universität,
Bergische Landstraße 2, D-4000 Düsseldorf 12

TROTT, GÖTZ-ERIK, Dr. med.
Oberarzt der Universitätsklinik und Poliklinik für Kinder- und
Jugendpsychiatrie,
Füchsleinstraße 15, D-8700 Würzburg

TULP, MARTIN, Dr.
Head of Receptor Binding Group, CNS Pharmacology,
DUPHAR B.V.
C. van Houtenlaan 36, NL-1381 CP Weesp

WURTHMANN, CORNELIUS, Dr. med.
Assistenzarzt, Rheinische Landesklinik – Psychiatrische Klinik der
Heinrich-Heine-Universität,
Bergische Landstraße 2, D-4000 Düsseldorf 12

Diskutanten

BOHLEN, NORBERT, Dr. med.
Humboldtstraße 23, D-4050 Mönchengladbach 1

BUSCH, HELMUT, Prof. Dr. med.
Abteilungsleiter am Zentrum für Psychiatrie der JLU Gießen,
Am Steg 22, D-6300 Gießen

DOSE, MATTHIAS, Dr. med.
Stellvertretender Direktor des Bezirkskrankenhauses Ansbach,
Feuchtwanger Straße 38, D-8800 Ansbach

GOLD, RAINER, Dr. med.
Chefarzt der IV. Psychiatrischen Klinik und Leiter der Abteilung Klinische
Pharmakologie, Wilhelm Griesinger-Krankenhaus,
Brebacher Weg 15, O-1141 Berlin

KÜHNE, GERT-EBERHARD, Prof. Dr. sc. med.
Direktor der Klinik für Psychiatrie und Neurologie „Hans Berger" der
Friedrich-Schiller-Universität,
Philosophenweg 3, O-6900 Jena

MARSHALL, CHRISTIAN, Dr. med.
Oberarzt, Epilepsie Zentrum Bethel, Klinik Mara I,
Maraweg 21, D-4800 Bielefeld 13

NOFFKE, HANNS-ULRICH, Dr. med. Dr. rer. nat.
Oberarzt, Psychiatrische Klinik, Bürgerhospital,
Tunzhoferstraße, D-7000 Stuttgart

PAÁL, JÁNOS, Dr. med.
Nervenarzt – Psychotherapie,
Sperberweg 7, D-6072 Dreieich

RICHARD, ARNO, Dr. med.
Leitender Arzt des Zentralkrankenhauses Bremen Ost,
Züricher Straße 40, D-2800 Bremen

Diskutanten

SAATHOFF, MANFRED, Dr. med.
Arzt für Neurologie,
Julianenburger Straße 19, D-2960 Aurich 1

Steinberg, Reinhard, Priv.-Doz. Dr. med.
Ärztlicher Direktor der Pfalzklinik Landeck,
Weinstraße 100, D-6749 Klingenmünster 2

TAKÁCS, LÁSZLÓ, Dr. med.
Nervenarzt, Psychotherapie, Naturheilverfahren,
Wittgasse 7, D-8390 Passau

TREMBLAU, ERNST H., Dr. med.
Arzt für Neurologie und Psychiatrie, Psychotherapie,
Hohenzollernring 2–10 (Rudolfplatz), D-5000 Köln 1

Einführung

Historische Betrachtung des Serotonins bei Angstzuständen und Depression

PIERRE PICHOT

Die Geschichte des Serotonins in der Psychiatrie kann mit einer dieser Abenteuererzählungen verglichen werden, deren zahlreiche Kapitel mit einem unvorhergesehenen Ereignis beginnen, das die Handlung in eine neue Richtung lenkt und so das Interesse des Lesers ständig wachhält.

Das erste Kapitel beginnt mit 2 voneinander unabhängigen Untersuchungsreihen, bei denen nichts darauf hinwies, daß sie beide auf die Entdeckung ein und derselben für die Gehirnfunktion wichtigen Substanz hinauslaufen würden. Seit den 30er Jahren untersuchte Erpsamer in Italien mit seinen Mitarbeitern die chromaffinen Zellen des Gastrointestinaltrakts. Er wies die Existenz des Intestinum-stimulierenden Faktors nach, den er deshalb als Enteramin bezeichnete. Ende des 2. Weltkrieges entdeckte Irving Page, ein früherer Mitarbeiter von Kraepelin an der Forschungsanstalt in München, während seiner Arbeit in den USA einen vasokonstriktorischen Faktor, den er in kristalliner Form isolierte und dessen chemische Formel er definierte. Es handelte sich um das 5-Hydroxytryptamin (5-HT). Er schlug vor, dieses Monoamin wegen seiner physiologischen Wirkung auf die Gefäße Serotonin zu nennen (Rapport et al. 1948). Dann erkannte man 1952, daß Enteramin und Serotonin identisch waren (Erpsamer 1954), aber lediglich letztere Bezeichnung setzte sich durch. Dieses Jahr 1952 erlebte auch die Einführung des Chlorpromazins in die Therapie; es wird deshalb als das Geburtsjahr der Psychopharmakologie betrachtet. Aber schon mehrere Jahre vorher hatten die Diskussionen über die Beziehungen zwischen der Biochemie des Gehirns und den Geisteskrankheiten in den biologisch orientierten Kreisen der Psychiater begonnen: A. Hofmann hatte 1943 die halluzinogene Wirkung des LSD entdeckt (Hofmann 1970); die krankhaften Zustände, die es hervorrief, wurden als „Modell der Psychose" angesehen. Da nun gezeigt wurde, daß es zwischen Serotonin und LSD einen Antagonismus gab (Gaddum 1953) und daß die Strukturformel beider Substanzen ähnlich war, legten diese beiden Faktoren die Vermutung nahe, daß das Serotonin in die neurophysiologischen Prozesse des Gehirns involviert war (Wooley u. Shaw 1954).

Das zweite Kapitel beginnt in 2 Bereichen, die scheinbar sehr weit von der Psychiatrie entfernt sind: im Bereich der Behandlung des Bluthochdrucks und in dem der Tuberkulose. Reserpin, das aus einer indischen Pflanze (Rauwolfia serpentina) isoliert wurde, hatte sich als wirksam gegen den Bluthochdruck erwiesen. Gleichzeitig konnte es am Tier eine Sedierung hervorrufen. Seit 1955 hatte sich die von B. B. Brodie im NIMH in Bethesda geleitete Arbeitsgruppe der Erforschung des Wirkmechanismus von Reserpin gewidmet. In dieser Gruppe arbeiteten Forscher, die eine herausragende Rolle bei den Untersuchungen der Neurotransmitter spielen sollten, u. a. A. Pletscher, A. Carlsson, F. Sulser. Es wurde festgestellt, daß die Sedierung von einer Serotoninabnahme im Gehirn begleitet wurde (Pletscher et al. 1956) und daß es wahrscheinlich eine Kausalbeziehung zwischen der biochemischen Wirkung und der Verhaltensänderung beim Tier gab (Carlsson et al. 1957).

In einem völlig anderen Bereich wurden das Isoniazid und dann das Iproniazid mit Erfolg in die Behandlung der Tuberkulose eingeführt; man hatte festgestellt, daß diese beiden Substanzen die Monoaminoxidase (MAO) hemmten, ein Enzym, das den Abbau der Monoamine bewirkte (Zeller et al. 1955). Diese Arbeiten über das Reserpin und über die Tuberkulostatika wurden am Tier ausgeführt und lieferten keinerlei Hinweis auf die Depression. Jedoch hatten Kliniker beobachtet, daß das Reserpin bei psychisch normalen Hypertonikern eine typische Depression induzieren konnte (Harris 1957; allgemeiner Überblick in Bunney u. Davis 1965) und daß Isoniazid die Stimmung aufhellte (Delay et al. 1952). Diese zugegebenermaßen sehr unterschiedlichen Feststellungen hätten schon an die Existenz von Beziehungen zwischen Serotonin und Depression denken lassen können: aber sie wurde noch nicht erwähnt.

Ein neues Kapitel beginnt 1957: Dieses Jahr erlebt die Geburt der Antidepressiva. Imipramin, ein Trizyklikum, von dem man aufgrund einer gewissen Ähnlichkeit seiner Strukturformel mit der des Chlorpromazins angenommen hatte, daß es eine neuroleptische Wirkung haben würde, erwies sich in der Schweiz bei der Depression als wirksam (Kuhn 1957). Im selben Jahr wurde in den USA von Kline et al. (zur selben Zeit auch von Crane 1957 und von Scherbel 1957) die antidepressive Wirkung von Iproniazid entdeckt (Loomer et al. 1957). Diese Substanz – wir haben schon darauf hingewiesen – war als MAO-Hemmer bekannt; die Idee, ihn gegen die Depression anzuwenden, schöpfte Kline aus den Arbeiten von Brodie. Dieser hatte gerade gezeigt, daß Iproniazid am Tier die sedierende Wirkung von Reserpin umkehrte, wahrscheinlich dadurch, daß es die Senkung des Serotonins (Brodie et al. 1956) wie auch die Senkung des Noradrenalins (Brodie et al. 1957) verhinderte. Sieben Jahre später konnte gezeigt werden, daß Imipramin und andere trizyklische Antidepressiva, deren Wirkungsweise man nicht kannte, die Wiederaufnahme des Noradrenalins hemmte (Glowinski u. Axelrod 1964). Von diesem Zeitpunkt an wurde die Hypothese aufgestellt, daß ein Zusammenhang zwischen der Wirkung der Antidepressiva, der Trizyklika und der MAO-Hemmer und dem Anstieg der Monoamine im Gehirn bestehe und daß der damit korrelierend auslösende Mechanismus der Depression ein Defizit dieser Neurotransmitter an den Synapsen sei. Obwohl bewiesen war, daß die trizyklischen Antidepressiva ebenso wie die MAO-Hemmer auf Serotonin wie auf Noradrenalin wirkten (Axelrod u. Inscoe 1963), wurde doch der letzteren Substanz die Hauptrolle zugewiesen. Die Argumente wurden in einer klassischen Arbeit zusammengetragen (Schildkraut 1965), die die „Katecholaminhypothese der affektiven Störungen" begründete. Im Laufe zahlreicher Jahre festigte sich die Idee, daß das Defizit von Noradrenalin an den Synapsen der Hauptmechanismus der Depression sei, daß die Erhöhung seines Gehaltes, sei es durch eine Hemmung der Wiederaufnahme (im Falle der Trizyklika) oder durch die Hemmung seiner Abnahme (durch die MAO-Hemmer), die therapeutische Wirksamkeit erkläre. Dennoch gab es Gegner dieser Auffassung, und damit tut sich ein neues Kapitel auf: „Der Kampf für eine Serotonintheorie der Depression". Schon 1963 wurde er durch eine Arbeit von Coppen u. Shaw eröffnet. Der Metabolismus der Monoamine war damals schon gut bekannt. Tryptophan, eine mit der Ernährung aufgenommene Aminosäure, wird in ein Indolamin transformiert, 5-HT (Serotonin), ein Neurotransmitter, der unter dem Einfluß der MAO zu 5-Hydroxyindolessigsäure (5-HIAA) abgebaut wird. Im Gegensatz hierzu leiten sich die Katecholamine (Dopamin, Noradrenalin, Adrenalin) von Phenylalanin ab. Das Hauptprodukt des Noradrenalinabbaus durch die MAO ist die Methoxy-Hydroxyphenyl-Glycolsäure (MHPG). Coppen hat 1990 (persönliche Mitteilung) wie folgt über seine Arbeit im Jahre 1963 berichtet:

> Ich erinnere mich, durch den Bericht von Kety u. Pollin angeregt worden zu sein, daß zwar die MAO-Hemmer und Tryptophan bei Schizophrenen keine besondere Wirkung auf die Psychose hatten, aber ihre Stimmung zu verbessern schienen. Ich glaubte, daß dies ein guter Ansatz sei, der auch bei Depressiven angewendet werden könnte. Dann haben wir mit unserem Versuch begonnen, bei dem einer Gruppe von Depressiven eine Woche lang MAO-Hemmer gegeben wurden und dann in der zweiten Woche ran-

domisiert entweder eine hohe Dosis von Tryptophan oder Placebo. Die Patienten, die Tryptophan erhalten hatten, reagierten sehr viel besser am Ende der vierten Woche. Dies erschien mir – und das tut es noch heute – als ein sehr überzeugender Beleg dafür, daß Serotonin bei depressiven Erkrankungen involviert ist.

Von diesem Tag an widmete das Labor von Coppen einen großen Teil seiner Aktivitäten der Grundlagenforschung, um die Rolle des 5-HT bei der Depression zu präzisieren. 1969 haben Lapin u. Oxenkrug in der UdSSR eine psychophysiologische Hypothese vorgeschlagen, nach der

> die Wirkung ... der trizyklischen Antidepressiva das Ergebnis der Potenzierung der serotoninergen Wirkung auf das Gehirn ist ... Die „stimmungsaufhellende" Komponente durch die antidepressive Wirkung der MAO-Hemmer und der Elektroheilkrampftherapie steht im Zusammenhang mit der Erhöhung des Serotonin-Gehaltes im Gehirn. Die Aktivierung der zentralen adrenergen Mechanismen ist verantwortlich für die psychoenergetischen und die Motorik stimulierenden Effekte, aber nicht für die Aufhellung der Stimmung.

Im selben Jahr publizierte Carlsson et al. (1969a, b) Arbeiten, deren Schlußfolgerungen den vorausgegangenen sehr ähnlich waren. Sie vermuteten, daß diese Ergebnisse die Ausschließlichkeit der Noradrenalinhypothese in Zweifel zögen und daß das 5-HT wahrscheinlich eine sehr wichtige Rolle spielte. Sie zeigten, daß die verschiedenen trizyklischen Antidepressiva ein unterschiedliches Wirkprofil auf die Monoamine hatten und daß Clomipramin die stärkste Wirkung auf 5-HT hatte, eine Feststellung, die sich im Laufe der Zeit als sehr bedeutsam erweisen sollte. Schließlich stellten Carlsson et al. die Hypothese auf, daß „die Hemmung der Wiederaufnahme des 5-HT an der stimmungsaufhellenden Wirkung der Antidepressiva beteiligt ist, d.h. daß die Hemmung der Wiederaufnahme des Noradrenalins den Antrieb bei Depressiven stimuliert".

Der Autor jedoch, der zusammen mit Coppen am meisten dazu beigetragen hat, die Rolle von Serotonin bei der Depression klar herauszuarbeiten, ist H. M. van Praag. Nachdem er zuerst angenommen hatte, die Untersuchungen des 5-HT erlaubten es, die „Noradrenalinhypothese zu bestätigen" (van Praag 1967), war er später der Ansicht, daß die bestehenden Grundlagen für die Noradrenalinhypothesen sprachen, und zwar in bezug auf die Wirkung der Antidepressiva, nicht jedoch in bezug auf den Mechanismus der Depression, und daß das Gegenteil für die 5-HT-Hypothese richtig war. Dies führte ihn zu der Schlußfolgerung, daß „das Gleichgewicht von Noradrenalin/ 5-HT wahrscheinlich von größter Wichtigkeit für die Regulierung der Stimmung ist, daß jedes der Systeme für sich zu betrachten ist" (van

Praag 1969). Der entscheidende Beitrag van Praags war aber die Einführung des Probenecid-Testes (van Praag et al. 1970). Die orale Anwendung des Probenecid ruft eine Erhöhung der 5-HIAA im Liquor hervor; diese Erhöhung steht in Beziehung zur Menge des im Gehirn synthetisierten 5-HT. Van Praag stellte fest, daß der Gehalt der 5-HIAA bei den vitalen Depressiven im Mittel vor dem Test niedriger war als bei den Kontrollpersonen und daß – unter dem Einfluß des Probenecid – die Erhöhung des Gehalts schwächer bei den ersteren als bei den letzteren war. Der Verteilung der Werte Rechnung tragend, schlußfolgerte er, daß unter den vitalen Depressiven eine Untergruppe existierte, deren Störung mit einem Defizit von 5-HT in Beziehung stand. Dies veranlaßte ihn (van Praag u. Korf 1974), eine „biochemische Klassifikation der endogenen Depression" vorzuschlagen, die es erlaubte, die widersprüchlichen Ergebnisse zu erklären, die seit der grundlegenden Arbeit von Coppen von den Autoren beobachtet worden waren, die die Depressionen mit Tryptophan behandelt hatten. Tatsächlich sprachen allein die „5-HT-Depressionen", die klinisch kaum von anderen endogenen Depressionen zu unterscheiden waren, auf diese Behandlung an (van Praag 1981). Auf die gleiche Weise hat er die negative Beziehung zwischen der Wirksamkeit des Clomipramin, eines relativ selektiven 5-HT-Wiederaufnahmehemmers, und dem Niveau des Metabolismus dieses Monoamins durch den Probenecid-Test bewiesen (van Praag 1977). Außerdem bemerkte er, daß der niedrige Gehalt an 5-HIAA im Liquor bestimmter Depressiver auch außerhalb depressiver Episoden auftrat, daß er nämlich mehr ein „trait marker" als ein „state marker" war. Dies führte ihn zu der Annahme, daß das 5-HT-Defizit „wahrscheinlich mehr ein begünstigender Faktor als ein ursächlicher Faktor der Depression war". Die aufgeführten Arbeiten, besonders jene von Coppen und van Praag, sind nur die herausragendsten zwischen 1960 und 1990 von denjenigen, die zu diesem Kapitel der Geschichte des Serotonins gehören. Zahlreiche andere Untersuchungen haben in diesem Zeitraum mehr oder weniger überzeugende Argumente zu einer Vielzahl von Serotoninhypothesen beigetragen. Man hat sich auf die Behandlung mit Serotoninvorläufern berufen, auf die Erforschung des Gehirns von Selbstmördern, auf die des Liquors, auf die bestimmter endokriner Aspekte, die der Blutplättchenfunktion und schließlich neuerdings auf die der „Rezeptorbindungsstellen". Man wird eine Analyse in den zahlreichen allgemeinen, kürzlich erschienenen Übersichten schnell durchblättern (z. B.: Coppen u. Doogan 1988).

Ein weiteres Kapitel begann 1976; anfangs schien es jedoch nichts anderes als die Fortsetzung des vorausgegangenen zu sein. Die 1974 von van Praag u. Korf aufgestellte Hypothese, daß es eine Untergruppe bei endogenen Depressiven gibt, die durch einen unterschiedlichen 5-HT-Metabolismus charakterisiert ist, wurde durch die Gruppe um Marie Åsberg in Stockholm bestätigt (Åsberg et al. 1976a). Marie Åsberg wendete eine präzise Methode der Bestimmung der 5-HIAA im Liquor an und stellte so fest (Åsberg et al. 1976b), daß die Verteilung des Gehalts bei endogenen Depressiven bimodal war: einige wiesen einen normalen Gehalt auf, analog zu jenem, den man bei reaktiven Depressionen gefunden hatte, aber eine Untergruppe wies einen niedrigeren Gehalt auf. Außerdem beobachtete sie, daß die Patienten der letzteren Untergruppe („Serotonin-Depression") jene waren, die gewalttätige Suizidversuche unternommen hatten. Diese Korrelation zwischen einem niedrigen Gehalt an 5-HIAA und Suizid wurde bald darauf bestätigt. Offensichtlich reichte dies nun, um eine klinische Besonderheit der „5-HT-Depression" zu beschreiben, während van Praag unfähig gewesen war, bei ihnen eine symptomatische Spezifität zu finden. Aber schnell wird sich das Kapitel in eine neue Richtung bewegen. Seit 1959 (Yen et al. 1959) wußte man, daß Serotonin beim Tier in das aggressive Verhalten involviert war; die Beweise dieser Beziehung hatten sich seitdem gehäuft. Die Idee brach sich Bahn, daß die Anomalie des Serotoninmetabolismus vielleicht nicht nur mit dem suizidalen Verhalten von Depressiven korreliert war, sondern möglicherweise in Verbindung stand mit dem auto-, aber auch dem heteroaggressiven Verhalten im allgemeinen, außerhalb des nosologischen Rahmens der Depression. 1979 wurde gezeigt (Brown et al. 1979), daß bei Persönlichkeitsstörungen der Prozentgehalt an 5-HIAA eine Korrelation von –0,78 mit der Zahl der in ihrem Leben aufgetretenen aggressiven Handlungen aufwies. Von diesem Augenblick an belegten zahlreiche Arbeiten die Existenz einer Beziehung zwischen dieser biologischen Besonderheit einerseits und dem Prozentsatz des Suizids bei nichtdepressiven Schizophrenen andererseits (van Praag 1983); sie fanden aber auch eine Beziehung zu der Häufigkeit von Aggressionen im Laufe des Lebens, der Erregbarkeit und Feindseligkeit sowie impulsiver krimineller Handlungen. Es konnte sogar gezeigt werden, daß der Gehalt an 5-HIAA bei Erwachsenen in einem Verhältnis steht zu der Zahl der Verhaltensstörungen, über die die Patienten aus ihrer Kindheit und Jugend berichten (allgemeiner Überblick bei Coccaro 1989). So gipfelte das Kapitel, das mit der Untersuchung einer Untergruppe der Depressiven, gekennzeichnet durch eine Anomalie des Serotoninmetabolismus begann, in einer Transformation der Perspektiven. Die Rolle des Monoamins überschritt den anfänglichen nosologischen Rahmen, und die Störung seines Metabolismus schien ein „trait marker" einer sehr allgemeinen Dimension des Verhaltens zu sein: der aggressiven Triebhaftigkeit.

Ein Kapitel mit unerwartetem Inhalt hat soeben sehr verschiedene Perspektiven eröffnet; es betraf die Behandlung der Zwangsstörung (OCD). Diese psychische Störung, häufig sehr behindernd, war gegen fast alle Therapien besonders resistent, gegenüber der Psychoanalyse, die dennoch eine bestechende psychopathologische Theorie hervorgebracht hat, aber auch gegenüber biologischen Therapien, z. B. dem Elektroschock und der Lobotomie, ebenfalls auch gegenüber Neuroleptika und Anxiolytika (allgemeiner Überblick: Insel u. Murphy 1981). Seit 1959 sind die Antidepressiva – zuerst das Imipramin besonders in Frankreich – auf der Basis verschiedener spekulativer Theorien eingesetzt worden (allgemeiner Überblick s. Lopez-Ibor 1988). Die Ergebnisse waren begrenzt, widersprüchlich und in der Tat wenig überzeugend, um so mehr als die Patienten häufig eine assoziierte depressive Symptomatologie aufwiesen. 1967 wandten Lopez-Ibor et al. zum ersten Mal Clomipramin mit erhöhter Dosis und intravenös an. Sie bestätigten, daß die Wirksamkeit dieser Substanz bei OCD deutlich war und unabhängig von der antidepressiven Wirkung, denn sie trat sehr verzögert ein. Diese Ergebnisse, die Lopez-Ibor et al. im Verlauf von offenen Studien erhielten, wurden unter den gleichen Bedingungen von Renynghe de Voxrie (1968) und anderen (Übersicht s. Lopez-Ibor 1988) bestätigt. 1976 schrieben Yaryuba-Thomas et al. diese Wirkung der Tatsache zu, daß Clomipramin ein relativ selektiver Hemmer der Serotoninwiederaufnahme war. Nichtsdestotrotz mußte man bis 1980 warten, bis die Serotonintheorie bei OCD solide etabliert war. In Doppelblindstudien wurde belegt, daß Clomipramin signifikant aktiver war als Placebo, aber auch aktiver als die Antidepressiva ohne wesentliche Wirkung auf 5-HT (Imipramin, Desipramin, Amitriptylyn, Nortriptylyn, Clorgylin): die Wirkung der letztgenannten war mit der des Placebos vergleichbar (Überblick: Montgomery et al. 1990). Dennoch blieb eine Schwierigkeit bestehen: Wenn Clomipramin selektiv auf 5-HT wirkt, hat es einen aktiven Metaboliten, der auf Noradrenalin wirkt. Die 80er Jahre sahen die Einführung neuer Antidepressiva, im Prinzip selektive Wiederaufnahmehemmer des Serotonins: Zimelidin, Fluvoxamin, Fluoxetin u. a. Die Ergebnisse von Therapieversuchen mit diesen 3 Substanzen waren im großen und ganzen positiv und besonders überzeugend mit Fluvoxamin, für das 3 Doppelblindstudien vorliegen (Perse u. Greist 1987; Goodman et al. 1989; Cottraux et al. 1990). Übrigens ist gezeigt worden, daß die Anwendung eines 5-HT-Antagonisten (Metergolin) die Symptome der Zwangsstörungen verschlimmert, die durch Clomipramin gebessert

worden waren (Murphy et al. 1989). Diese Ansammlung von Tatsachen hat 3 Konsequenzen gehabt:
1. Ein neurophysiologisches Modell der Zwangsstörungen, basierend auf Serotonin, ist vorgeschlagen worden (Wise u. Rapoport 1984).
2. Es wurde die Hypothese aufgestellt, daß pathologische, sich wiederholende Zwangshandlungen, die nosologisch nicht zur OCD gehören, z. B. die Onychophagie und die Trichotillomanie beim Menschen, die „acral lick dermatitis" beim Hund, auch auf die selektiven Serotoninwiederaufnahmehemmer ansprechen können. Die ersten Ergebnisse bestätigen diese Hypothese (Swedo et al. 1989).
3. OCD ist im DSM-III eine Subdiagnose der Angststörungen.

Eine andere dieser Störungen, die Angstneurose, ist von Klein (Übersicht s. Klein 1987) in 2 Anteile aufgetrennt worden, in die Panikattacke und in die generalisierte Angst, wobei der ersten mit Imipramin vorgebeugt werden kann (Klein u. Fink 1962; Klein 1964). Das hatte eine Modifikation der Nosologie zur Folge, die auch die Agoraphobie einschloß und die die Quelle zahlreicher Untersuchungen über therapeutische Effekte der Antidepressiva bei Panikstörung war, aber auch bei anderen Angststörungen. Es wurde allgemein angenommen, daß die Wirkung besonders bei den Panikstörungen mit dem Noradrenalin verknüpft war (Charney u. Heninger 1986). Gleichwohl sind aufgrund von Therapiestudien kürzlich Argumente zugunsten einer Serotoninhypothese aufgetaucht. Die überzeugendste Hypothese resultiert aus dem Beweis von den Boer u. Westenberg (1988), daß Fluvoxamin in einer Doppelblindstudie bei Kranken mit Panikstörung signifikant aktiver war als Maprotilin, ein selektiver Noradrenalinwiederaufnahmehemmer. Von diesen Ergebnissen ausgehend, wird z. Z. eine Serotonintheorie der Angst untermauert (Kahn et al. 1988).

Das vorhergehende Kapitel schließt sicherlich die Geschichte des Serotonins nicht ab, denn jede Entdeckung wirft wieder neue Fragen auf. Wie soll man z. B. die Wirkung der Substanzen erklären, die im Prinzip selektiv auf die Wiederaufnahme des Serotonins wirken, klinisch aber nicht zu unterscheiden sein soll von der der Noradrenalinhemmer und solcher Medikamente, die gleichzeitig auf die beiden Monoamine der Depression wirken; daß also OCD und vielleicht auch die Panikstörungen v. a. auf die ersteren reagieren? Welches Bindeglied könnte zwischen der Depression, der Auto- und Heteroaggression, OCD und Angst vorliegen? Die Biologen setzen die Arbeiten über verschiedene Rezeptoren des 5-HT und über ihre Modifikationen unter Einfluß von Substanzen fort und schlugen weitere Hypothesen vor, über die wir hier nicht berichten konnten, die aber bis heute keine überzeugenden Erklärungen hervorgebracht haben. In der Psychopharmakologie haben die Ergebnisse der empirischen Therapie manchmal als Argument dazu gedient, klinisch unterschiedliche Fälle an einer nosologischen Kategorie festzumachen, die als „klinisch atypische Formen" dieser Kategorie betrachtet wurden, weil sie auf dieselbe Weise auf dasselbe Medikament reagierten. Dieses Vorgehen ist im Fall von Serotonin unmöglich, da die pathologischen Manifestationen dort, wo sie auftauchen, zu verschieden sind. Aufgrund dieser Tatsache hat das Studium des 5-HT verschiedene Autoren dazu gebracht, eine „Denosologisierung der biologischen Psychiatrie" (van Praag et al. 1987) oder eine „dimensionale Psychopathologie" (Lecrubier u. Aloupis 1990) vorzuschlagen. Die Kapitel dieser Geschichte, die in der Zukunft geschrieben werden, werden uns zweifellos neue Überraschungen bringen, aber man darf hoffen, daß sie es erlauben werden, die angesammelten Tatsachen in einem allgemeinen, kohärenten Modell zusammenzufassen.

Literatur

Åsberg M, Thoren P, Träskman L, Bertilsson L, Ringberger V (1976a) „Serotonin depression": a biochemical subgroup within the affective disorders? Science 191:478–480

Åsberg M, Träskman L, Thoren P (1976b) 5-HIAA in the cerebrospinal fluid. A biochemical suicide predictor? Arch Gen Psychiatry 33:1193–1197

Axelrod J, Inscoe JK (1963) The uptake and binding of circulating serotonin and the effect of drugs. J Pharmacol Exp Ther 141:161

Brody BB, Pletscher A, Shore Pa (1956) Possible role of serotonin in brain function and in reserpine action. J Pharmacol Exp Ther 116:9

Brody BB, Olin JS, Kuntzman R, Shore PA (1957) Possible interactionship between release of brain norepinephrine and serotonin by reserpin. Science 125:1293–1294

Brown GL, Goodwin FK, Ballenger JC et al (1979) Aggression in humans correlates with cerebrospinal fluid metabolites. Psychiatry Res 1:131–139

Bunney WE, Davis JM (1965) Norepinephrine in depressive reaction. Arch Gen Psychiatry 13:483

Carlsson A, Rosengreen E, Bertler A et al (1957) Effect of reserpine on the metabolism of catecholamines. In: Garattini S, Ghetti V (eds) Psychotropic drugs. Elsevier, Amsterdam, p 363

Carlsson A, Corrodi H, Fuxe K, Hökfelt T (1969a) Effect of antidepressant drugs on the depletion of intraneural 5-hydroxytryptamine stores caused by 4,methyl-alpha-meta-tyramine. Eur J Pharmacol 5:357–366

Carlsson A, Corrodi H, Fuxe K, Hökfelt T (1969b) Effects of some antidepressant drugs on the depletion of intraneural brain catecholamine stores caused by 4,alpha-dimethyl-meta-tyramine. Eur J Pharmacol 5:367–373

Charney DS, Heninger GR (1986) Abnormal regulation of noradrenergic function in panic disorders. Arch Gen Psychiatry 43:1042–1054

Coccaro EF (1989) Central serotonin and impulsive aggression. Br J Psychiatry [Suppl 8] 155:52–62

Coppen AJ, Doogan DP (1988) Serotonin and its place in the pathogenesis of depression. J Clin Psychiatry [Suppl] 49:1–10

Coppen A, Shaw DM (1963) Potentiation of the antidepressive effect of a monoamineoxydase inhibitor by tryptophan. Lancet I:79–81

Cottraux J, Mollard E, Bouvard M et al (1990) Fluvoxamine and exposure in obsessive compulsive disorders. Clin Psychopharmacol 5:17–30

Crane GE (1957) Iproniazid (marsilid) phosphate, a therapeutic agent for mental disorders and debilitating diseases. Psychiatr Res Rep Am Psychiatr Assoc 8:142–152

Delay J, Lainé B, Buisson JF (1952) Note concernant l'action de l'isonicotinylhydrazide dans le traitement des états dépressifs. Ann Med Psychol 110/2:689–692

Den Boer JA, Westenberg HGM (1988) Effect of a serotonin and noradrenaline uptake inhibitor in panic disorder: a double-blind comparative study with fluvoxamine and maprotiline. Int Clin Psychopharmacol 3:59–74

Erpsamer V (1954) Pharmacology of indolealkylamines. Pharmacol Rev 6:425–487

Gaddum JH (1953) Antagonism between LSD and 5-hydroxytryptamine. J Physiol (Lond):121

Glowinski J, Axelrod J (1964) Inhibition of uptake of tritiated noradrenaline in the intact rat brain by imipramine and structurally related compounds. Nature 204:1318–1319

Goodman WK, Price LH, Rasmussen SA et al (1989) Efficacy of fluvoxamine in obsessive-compulsive disorder. Arch Gen Psychiatry 46:36–44

Harris TH (1957) Depression induced by Rauwolfia compounds. Am J Psychiatry 113:950–963

Hofmann A (1970) The discovery of LSD and subsequent investigations in naturally occuring hallucinogens. In: Ayd FJ Jr, Blackwell B (eds) Discoveries in biological psychiatry. Lippincott, Philadelphia, Toronto, pp 91–106

Insel TR, Murphy DL (1981) The psychopharmacological treatment of obsessive-compulsive disorder: a review. J Clin Psychopharmacol 1:304–311

Kahn RS, Praag HM van, Wetzler S et al (1988) Serotonin and anxiety revisited. Biol Psychiatry 23:189–208

Klein DF (1964) Delimitation of two drug-response anxiety syndromes. Psychopharmacologia 5:397–408

Klein DF (1987) Anxiety reconceptualized. Gleaning from pharmacological dissection. Early experience with imipramine and anxiety. In: Klein DF (ed) Anxiety. Karger, Basel (Modern problems of pharmacopsychiatry, vol 22, pp 1–35)

Klein DF, Fink M (1962) Psychiatric reaction patterns to imipramine. Am J Psychiatry 119:432–438

Kuhn R (1957) Über die Behandlung depressiver Zustände mit einem Iminodibenzylderivat (G 22355). Schweiz Med Wochenschr 35/36:1135–1140

Lapin IP, Oxenkrug GF (1969) Intensification of the central serotoninergic processes as a possible determinant of the thymoleptic effect. Lancet I:132–136

Lecrubier Y, Aloupis P (1990) Sérotonine et dépression: Psychopathologie dimensionnelle. Psychiatr Psychobiol 5:161–167

Loomer HP, Skaug DE, Kline NS (1957) A clinical and pharmacodynamic evaluation of iproniazid as a psychic energizer. Psychiatr Res Rep Am Psychiatr Assoc 8:129

Lopez-Ibor JJ Jr (1988) The involvement of serotonin in psychiatric disorders and behaviour. Br J Psychiatr [Suppl 3] 153:26–39

Lopez-Ibor JJ Jr, Fernandez-Cordoba E (1967) La monoclorimipramina en enfermos resistentes a otros tratamientos. Actas Luso Esp Neurol Psiquiatr 26:119–147

Montgomery SA, Fineberg NA, Montgomery D (1990) Traitements biologiques du trouble obsessional-compulsif. Encephale 16:335–339

Murphy D, Zohar J, Benkelfat C et al (1989) Obsessive-compulsive disorder as a 5-HT subsystem-related behavioral disorder. Br J Psychiatry [Suppl 8] 155:15–24

Perse TL, Greist JH (1987) Fluvoxamine treatment of obsessive-compulsive disorder. Am J Psychiatry 144:1543–1548

Pletscher A, Parkhurst AS, Brodie BB (1956) Serotonin as a mediator of reserpin action in the brain. J Pharmacol Exp Ther 1:84–89

Rapport MM, Green AA, Page IH (1948) Serum vasoconstrictor (serotonin) IV. Isolation and characterization. J Biol Chem 176:1243–1251

Renynghe de Voxrie GV (1968) L'anafranil dans l'obsession. Acta Neurol Belg 68:787–792

Scherbel AL (1957) The effect of isoniazid and iproniazid in patients with rheumatoid arthritis. Cleve Clin 24:90–97

Schildkraut JJ (1965) The catecholamine hypothesis of affective disorders: A review of supporting evidence. Am J Psychiatry 122:509–522

Swedo S, Leonard H, Rapoport J et al (1989) Clomipramine vs. desmethylimipramine treatment of trichotillomania: a double-blind crossover comparison. N Engl J Med 321:497–500

Van Praag HM (1967) Antidepressants, catecholamines and 5-hydroxyindoles. Psychiatr Neurol Neurochir 70:219–233

Van Praag HM (1969) Monoamines and depression. The reverse of the medal. Pharmacopsychiatr Neuropsychopharmacol 2:151–160

Van Praag HM (1977) Significance of biochemical parameters in the diagnosis, treatment, and prediction of depressive disorders. Biol Psychiatry 12:101–131

Van Praag HM (1981) Management of depression with serotonin precursors. Biol Psychiatry 16:291–309

Van Praag HM (1983) CSF-5-HIAA and suicide in non depressed schizophrenics. Lancet II:977–978

Van Praag HM, Korf J (1974) Endogenous depressions with and without disturbances in the 5-hydroxytryptamine metabolism: a biochemical classification? Psychopharmacologia (Berlin) 19:148–152

Van Praag HM, Korf J, Puite J (1970) 5-Hydroxyindolacetic acid levels in the cerebrospinal fluid of depressive patients treated with probenecid. Nature 25:1259–1260

Van Praag HM, Kahn RS, Asnis GM et al (1987) Denosologization of biological psychiatry or the specificity of 5-HT disturbances in psychiatric disorders. J Affective Disord 13:1–8

Wise S, Rapoport J (1984) Obsessive compulsive disorder – Is it a basal ganglia dysfunction? In: Rapoport J (ed) Obsessive compulsive disorder in children and adolescence. American Psychiatric Press, Washington, pp 327–344

Wooley DW, Shaw E (1954) Some neurophysiological aspects of serotonin. Br Med J II:122
Yarubia-Tomas JA, Neziroglu F, Bergman L (1976) Clomipramine for obsessive neurosis: an organic approach. Curr Ther Res 20:541–547
Yen CY, Stangler RL, Millman N (1959) Ataractic suppression of isolation-induced aggressive behavior. Arch Int Pharmacodyn 123:179–185
Zeller EA, Barsky J, Berman ER (1955) Inhibition of monoamine oxydase by 1-isolicotinyl-2-isopropyl-hydrazine. J Biol Chem 214:267

I Biologische Grundlagen des zentralen Serotoninsystems

Neuroanatomie und Neurophysiologie des zentralen 5-HT-Systems

HANS GEORG BAUMGARTEN

Einleitung

Fortschritte in Methoden zur experimentellen und klinischen Erforschung verschiedenster Aspekte serotonerger Mechanismen haben zur Modifizierung früherer Konzepte des zentralen Serotoninsystems als eines vorwiegend „trophotropen" Neurotransmitters geführt und klargestellt, daß die modulierenden Eigenschaften dieses expansiven und verbindungsreichen Neuronensystems in fast allen zentral regulierten Leistungen nachweisbar sind (Kognition, Lernen, Engrammbildung, Vigilanzsteuerung; Affekt-, Stimmungs- und Impulskontrolle; Sexual- und Sozialverhalten, Triebbefriedigungsverhalten, Alarmqualität von fremden Wahrnehmungsmustern, Schwellenempfindlichkeit für sensorische Stimulusmuster und für motorische Reflexreagibilität; Dynamik des motorischen Antriebspegels; Kreislauf- und Atemregulation; zirkadiane Organisation von neuroendokrinen Sekretionsprofilen, von Temperatur-, Aktivitäts- und Stimmungszyklen). Zur Sicherstellung so weitreichender Einflüsse auf kortexabhängige komplexe Funktionen hat sich das Serotoninsystem beim Primaten an die Evolution limbischer und sensorischer Kortizes angepaßt.

Ursprungskerngebiete des Serotoninneuronensystems

Serotonerge Nervenzellen gehören zur Grundausstattung aller Wirbeltiergehirne (Baumgarten 1974); der frühe Ontogenesezeitpunkt (Gestationstage 12–14 bei der Ratte) hat zur Hypothese eines neurotropen Transmitters beigetragen, der Entwicklung und Synaptogenese in Netzwerken vieler Hirnregionen beeinflußt. Die Serotoninneurone liegen im Hirnstamm, überwiegend im paramedianen Bereich der Raphen und der lateral angrenzenden Formatio reticularis (Azmitia 1987; Nieuwenhuys 1985; Törk u. Hornung 1990). Das kraniale Ursprungszentrum (Nucleus raphe dorsalis und centralis superior =

Raphe medianus) liegt im Tegmentum von Brücke und Mittelhirn, das kaudale Ursprungszentrum (Nn. raphe pontis, magnus, obscurus und pallidus, N. reticularis lateralis) im Tegmentum von Brücke und Medulla oblongata, bei Primaten auch im zervikalen Rückenmark. Die auf das Primatengehirn anwendbare Klassifikation der Ursprungskerne ist in untenstehender Übersicht dargestellt. Die Serotoninneurone liegen in strategischer Nähe zu aufsteigenden Sinnesbahnen [mediale Schleife (Propriozeption, Somatosensibilität), Tractus spinalis nervi V (Nozizeption), akustische Bahn], zu motorischen Bahnen (mediales Längsbündel) und zwischen den atem- und kreislaufregulierenden Zellgruppen der Retikulärformation und in der Area postrema (Chemorezeptorzone).

Kraniale Zellgruppen (Mittelhirn und Brücke)

Nucleus raphe dorsalis,
Nucleus centralis superior,
   (schließt ein die Zellgruppe zwischen den Fasciculi longitudinales mediales
   = N. annularis und den N. linearis caudalis),
N. prosupralemnicalis (laterale Mittelhirngruppe),
N. raphe pontis.

Kaudale Zellgruppen (Brücke, verlängertes Mark, zervikales RM)

Nucleus raphe pontis,
Nucleus raphe magnus und seitliche Ausläufer im N. paragigantocellularis
   und N. reticularis lateralis,
Nucleus raphe pallidus,
Nucleus raphe obscurus.

Innerhalb der größeren Kernareale (Nuclei) gibt es Gruppen von Serotoninneuronen, die durch die Bildung und Freisetzung von sog. Komodulatoren (Peptidhormone) charakterisiert sind. Tabelle 1 gibt einen Überblick über die Koexistenz von Serotonin in Rapheneuronen des Rattengehirns.

Projektionssysteme und Zielgebiete

Aus dem kaudalen Ursprungszentrum ziehen Projektionen zum Rückenmark, zu Hirnstammkernen und zum Kleinhirn. Aus dem kranialen Ursprungszentrum entstehen Axonbündel, die sich bekannten Bahnen anschließen (z. B. dem medialen Vorderhirnbündel, Fornix und Cingulum) oder separate Wege durch die innere Kapsel oder

Tabelle 1. Koexistenz von Serotonin und Peptidneuromodulatoren in Zellgruppen der Raphekerne

Raphekerne	Peptid(e)	Quelle
Untere Gruppe: Raphe pallidus, Raphe obscurus, Raphe magnus, N. reticularis magnocellularis	Substanz P Substanz P und TRH Enkephaline Dynorphin Galanin CCK	Hökfelt et al. 1987 Hökfelt et al. 1978 Hökfelt et al. 1979 Glazer u. Basbaum 1981 Basbaum u. Fields 1984
Obere Gruppe: Raphe dorsalis, Raphe centralis superior, Raphe pontis	Galanin	Hökfelt et al. 1987 Fuxe et al. 1990

entlang dem periventrikulären Grau benutzen, um ihre telodienzephalen Zielgebiete zu erreichen. Der Nucleus centralis superior innerviert bevorzugt hypothalamische und thalamische Kerne und basale Zentren des Vorderhirns (Area praeoptica, olfaktorische Areale, Septum) sowie limbische (Ammonsformation) und neokortikale Felder (ausgenommen frontale Felder); der Nucleus raphe dorsalis bevorzugt die Basalganglien, den Mandelkernkomplex, Hippokampus und alle neokortikalen Felder (Abb. 1). Charakteristisch ist die beträchtliche Überlappung beider Projektionssysteme in vielen der aufgeführten Terminalfelder. Der Ansicht, daß es sich um „diffuse" Projektionen ohne funktionstopologische Architektur handele, muß widersprochen werden, denn Rekonstruktionen der Verbindungen von clusterartigen Zellgruppen (Subnuclei) innerhalb der größeren Raphekerne zeigen, daß funktionell verwandte Terminalfelder in heterogenen Zentren (Kortex, Thalamus, Basalganglien) von solchen Subnuclei gemeinschaftlich versorgt werden (Azmitia u. Gannon 1986; Imai et al. 1986; Azmitia u. Segal 1978; Molliver 1987). Diese Raphesubnuclei erhalten aus den Zielgebieten indirekte (oligosynaptische) Rückmeldeschleifen. Durch diese Funktionsarchitektur sind unabhängige oder konzertierte Beeinflussung heterogener Netzwerkschleifen vorstellbar.

In einigen Zielgebieten mit erheblicher Überlappung beider Projektionssysteme (z.B. Neokortex) ist die Innervation komplementär, d.h. Kontakte von Raphe-dorsalis-Axonen dominieren in den tieferen Laminae, von Centralis-superior-Axonen in den oberflächennahen Laminae (Kosofsky u. Molliver 1987). Vermutlich sind daher die innervierten Netzwerkelemente heterogen (z.B. Pyramiden bzw. Kör-

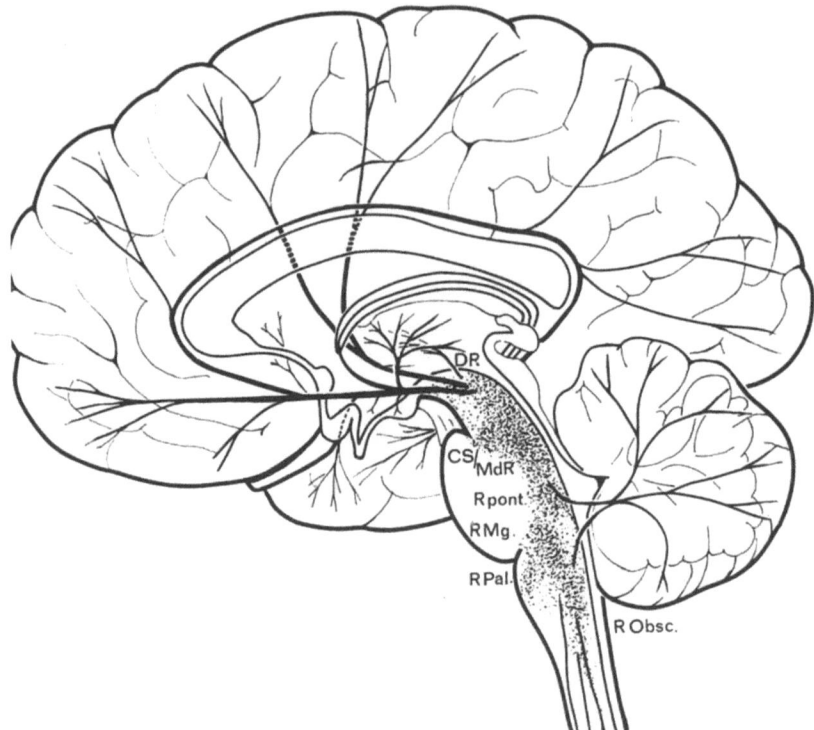

Abb. 1. Mediosagittalschnitt des menschlichen Gehirns: Ursprungskerngebiete der wichtigsten serotonergen Projektionen. *DR* N. raphe dorsalis; *CS/MdR* N. centralis superior (sive medianus raphe); *R pont.* N. raphe pontis; *R Mg.* N. raphe magnus; *R Pal.* N. raphe pallidus; *R Obsc.* N. raphe obscurus. Dargestellt sind die aufsteigenden Projektionen aus dem oberen Kernkomplex (via mediales Vorderhirnbündel, innere Kapsel, Fornix und Cingulum) zur Großhirnrinde des medialen Frontal-, Parietal-, Okzipital- und Temporallappens, zum Septum und zum Thalamus. Aus dem unteren Kernkomplex entspringen Projektionen zum Hirnstamm, Kleinhirn und Rückenmark

nerzellen) und die Rolle beider Systeme unterschiedlich. Auch morphologisch unterscheiden sich die Axone beider Systeme: die Axone von Dorsalis-raphe-Neuronen sind feinvarikös, die der zentralen Raphe grobvarikös. Die Empfindlichkeit gegenüber substituierten Amphetaminen (wie Methylendioxyamphetamin, MDA, und Methylendioxymethamphetamin, MDMA), die als sog. Designerdrogen („ecstasy") zur Erzeugung von Halluzination, Bewußtseinserweiterung und emotionaler Entspannung mißbraucht werden, ist ebenfalls verschieden: Nur die Axone von Dorsalis-raphe-Neuronen zeigen eine langanhaltende Entspeicherung von Serotonin (Wilson et al. 1989). Nach Expertenmeinung kommt es zum toxischen Untergang von terminalen Axonplexus, die durch Regeneration in einigen Wochen neugebildet werden. Ursache der unterschiedlichen Empfindlichkeit beider Projektionssysteme für die neurotoxische Langzeitwirkung von MDA und MDMA dürfte die höhere Affinität des 5-HT-Transporters der Dorsalis-raphe-Axone für diese Amphetamine sein.

Ein Charakteristikum einzelner großer multipolarer Rapheneurone ist die hohe Zahl von Kollateralen, die aus dem Hauptaxon entlang seines aufsteigenden Weges zu multiplen Zielstrukturen abgegeben wird (Steinbusch 1981). Durch dieses expansive Ramifikationsverhalten bedingt, können Serotoninneurone gleichzeitige und gleichsinnige Veränderungen in der Erregungslage von funktionell heterogenen Regulationsbereichen bewirken.

Die meisten Rapheprojektionen bei Subprimaten bestehen aus marklosen, langsam leitenden Axonen; bei Primaten existieren als Anpassung an den hohen Evolutionsgrad auch markhaltige, schnellleitende Systeme (25%; Azmitia 1987).

Kontaktarten und Innervationsdichte

Ein Charakteristikum von kranialen Rapheneuronengruppen (Cluster) ist ihr wechselseitiger somatodendritischer und dendrodendritischer Kontakt, der eine Abstimmung des Entladungsverhaltens ermöglicht. Die von serotonergen Rapheneuronen in Zielgebieten etablierten Kontakte sind sehr vielgestaltig (Abb. 2) und entsprechen nur z.T. festverdrahteten Synapsen mit Membranverdichtungen; überwiegend handelt es sich um „synaptoide" Kontakte vesikelhaltiger Axonanschwellungen zu variablen Effektorneuronen, so daß die Definition des postsynaptischen Elements nur funktionell und nicht anatomisch möglich ist (ähnlich wie in autonom innervierten Erfolgsorganen der Peripherie). Serotonin verändert deshalb die Erregungslage vieler potentieller Zielstrukturen über den weitgefächerten Extrazellulärraum des ZNS. Rezeptorbindungsstellen für 5-HT (s. unten) findet man daher auch an Neuronen ohne anatomisch nachgewiesenen nahen Kontakt zu 5-HT freisetzenden Axonvarikositäten. Daher ist die Interkorrelation der Dichte regionaler oder laminärer Innervationsmuster und der regionalen Rezeptorverteilungsdichte (quantitative Rezeptorligandenautoradiographie) nur ausnahmsweise positiv

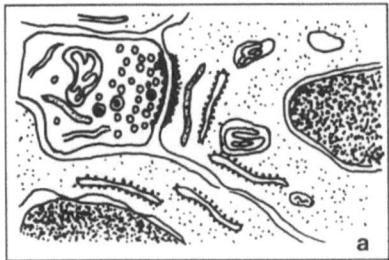
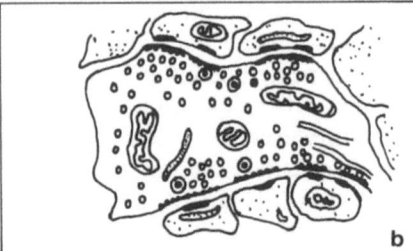
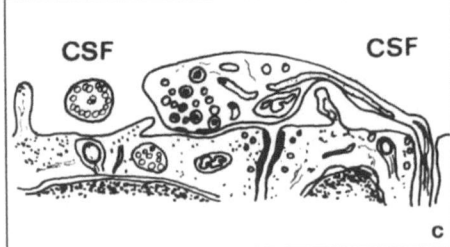
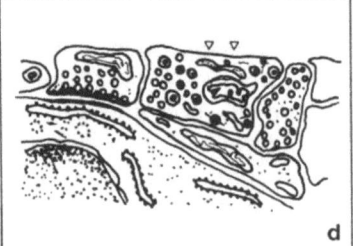

Abb. 2 a–d. Kontakte serotonerger Axone zu Zielstrukturen. **a** Synaptischer Kontakt zu sekretorischen Ependymzellen; **b** multiple Kontakte von Körnerzelldendriten zu einer großen serotonergen Moosfaserendigung; **c** supraependymale serotonerge Axonvarikosität im Liquorraum (CSF); **d** nichtsynaptischer Kontakt einer serotonergen Axonvarikosität zu Nervenzellen und Axonen der Lamina I des Rückenmarks *(Pfeilspitzen)*. (Aus Baumgarten u. Lachenmayer 1985)

(d. h. Varikositätendichte in der neokortikalen Lamina IV und über zufällige Anreicherung von 5-HT-2-Rezeptoren in der Lamina IV; Goldman-Rakic et al. 1990).

Zu den *Besonderheiten* in der Kontaktaufnahme serotonerger Axonanschwellungen zu Zielstrukturen gehören:
- perivaskuläre Axongeflechte und
- extensive Systeme intraventrikulärer Axonplexus (von Kollateralen der Dorsalis-raphe-Neuronen), die mit Haftstrukturen an der ventrikulären Oberfläche von Ependymzellen befestigt sind (s. Abb. 2).

Die Existenz dieser Axonplexus erklärt die Nachweisbarkeit von Serotonin und 5-Hydroxyindolessigsäure im Liquor und begründet die Annahme von neurohumoralen Einflüssen des freigesetzten Serotonins auf erreichbare Rezeptorfelder an der ventrikulären oder subarachnoidalen Oberfläche des Hirnstamms. Zu den vom Ventrikel aus beeinflußbaren Zielstrukturen gehört auch das Epithel des Plexus chorioideus, dessen synthetische und sekretorische Leistungen vom Serotonin gesteigert werden können.

Die Dichte der Innervation ist in subkortikalen und kortikalen Zentren, die mit der Verarbeitung von sensiblen und sensorischen sowie limbischen Erregungsmustern befaßt sind, am höchsten (retikuläre, limbische und spezifische Thalamuskerne; Septum, Mandelkernkomplex; Temporallappenkortex, Gyrus cinguli; primär-sensorische und Assoziationskortizes); in den motorischen, prämotorischen und frontalen Feldern ist sie geringer. Auffällig ist die Akzentuierung der Innervationsdichte in den Laminae I und IV des Neokortex. Die Neurone der Lamina IV (innere Körnerzellschicht mit Sternzellen) erhalten bevorzugt spezifische thalamische Afferenzen, diejenigen der Lamina I unspezifischen thalamischen Input. Laminae mit Dominanz serotonerger Terminalplexus besitzen eine vergleichsweise reduzierte Anzahl noradrenerger und dopaminerger Kontakte und vice versa (komplementäres Innervationsverhalten; Morrison u. Foote 1986; Foote u. Morrison 1987). Wichtig für die Hypothesenformulierung zur funktionellen Bedeutung des Serotoninsystems sind die intensiven Verbindungen zu (limbisch und präfrontal orientierten) Abschnitten der Basalganglien (N. accumbens = ventrales Striatum; Tuberculum olfactorium, inneres Segment des Globus pallidus, Substantia nigra) und zum N. locus coeruleus, in denen bekanntlich hochkomplexe limbische Verhaltensmuster organisiert werden und in denen die wichtigsten aufsteigenden noradrenergen und dopaminergen Vorderhirnafferenzen entspringen. In diesen Zielgebieten ist die Innervationsdichte so hoch, daß man eine Beeinflussung aller Netzwerkelemente annehmen darf (Lidov et al. 1980).

Signifikante Kontakte bestehen ferner in autonomen endokrinen Regulationszentren des Hypothalamus (höchste Innervationsdichte im N. suprachiasmaticus) und in viszerosensorischen und nozizeptiven Zentren des Hirnstamms (N. tractus solitarii, N. tractus spinalis nervi V) und des Rückenmarks (Laminae I und II). Auch die branchio- und somatomotorischen Hirnnervenkerne und die somato- und viszeromotorischen Neuronen des Rückenmarks besitzen serotonerge Afferenzen.

Quantitative ultrastrukturelle Daten zur Kontaktaufnahme von 5-HT-Neuronen zeigen ein Übergewicht nichtsynaptischer („synaptoider") Beziehungen von vesikelhaltigen Axonanschwellungen („Varikositäten") zu verschiedenen Zielneuronen im gleichen Netzwerk, so daß die exakte Festlegung der serotonerg modulierten Zielneuronen anatomisch schwierig und eine weitreichende Umfeldbeeinflussung über den Extrazellulärraum denkbar ist (Audet et al. 1989; Séguéla et al. 1989). Dies trifft auch für diejenige Fraktion von Serotonin zu, die über den Liquor verteilt wird. Die hohe Bindungsbereitschaft von 5-HT-1-Rezeptoren für nanomolare Konzentrationen von 5-HT an potentiellen Effektneuronen, die keine direkte Innervation, aber viele Rezeptoren besitzen, würde mit der Annahme einer weitreichenden, extrasynaptischen Umfeldbeeinflussung („Neuromodulatorwirkung") in Einklang stehen. Die Korrelation von regionalen Mustern der Innervationsdichte und quantitativer Regionalverteilung von 5-HT-1-Rezeptoren ist deshalb nicht signifikant.

Koexistenz von Serotonin und Peptidneuromodulatoren

Untergruppen der in den (zytoarchitektonisch definierten) Hauptkernen beheimateten serotonergen Neurone bilden neben dem Indolalkylamin-5-Hydroxytryptamin unterschiedliche Arten von Peptiden, die überwiegend in die Familie der „Gut-brain"-Peptide eingeordnet werden (sie sind daher auch Bestandteil des peripheren Nervensystems und des Darmnervensystems sowie diffuser endokriner Zellsysteme im Gastrointestinaltrakt). Wie Tabelle 1 informiert, beherbergen die kaudalen Raphekerne und ihre seitlichen Anteile in der Formatio reticularis den größten Teil von peptidsynthetisierenden Serotoninneuronen. Da die Raphekerne nicht nur aus serotonergen Neuronen bestehen, gibt es neben Serotonin-Peptid-Neuronen auch Peptidneurone, die entweder andere Nichtpeptidtransmitter (die „klassischen" Überträgerstoffe) enthalten oder nur Peptide freisetzen. In jüngster Zeit sind auch in oberen Raphekernen solche „Oligomediatorneurone" entdeckt worden, die neben Serotonin Galanin bilden und freisetzen. Dieses Peptid koexistiert mit mehreren klassischen Transmittern (in cholinergen, noradrenergen, serotonergen Neuronen) und dominiert in kortikalen und subkortikalen Zentren des limbischen Systems. Die mögliche Bedeutung von kolokalisierten Peptiden reicht von transmitterunabhängigen Eigenwirkungen der freigesetzten Peptide an speziellen Rezeptoren bis zur modulierenden Beeinflussung der Empfindlichkeit oder Zahl der „Haupt"transmitterrezeptoren. Im Falle des Galanins ist eine Kontrollfunktion über die Bindungsbereitschaft des 5-HT-1-Rezeptors gegenüber Serotonin nachgewiesen worden (in basalen Teilen des Telodienzephalons). Interessanterweise gibt es im Falle der Galanin-Serotonin-Koexistenz

Geschlechtsunterschiede: die Zahl galaninpositiver Serotoninneurone ist höher im N. dorsalis raphe von männlichen Ratten (Fuxe et al. 1990).

Elektrophysiologie der zentralen Serotoninneuronen

Kontinuierliche Ableitungen (extrazelluläre Registrierung von Aktionspotentialen, AP) an Neuronen der oberen und unteren Raphekerngruppen bei der freibeweglichen oder anästhesierten Katze zeigen langsame und sehr regelmäßige Entladungscharakteristika (2–5 APs, langdauernde Nachhyperpolarisierungen; Jacobs 1987). Die Regelmäßigkeit der Entladungszyklen spricht für die Existenz von Schrittmachereigenschaften (Eigenrhythmus). Die jeweils entladenen Nervenzellen können sich selbst und ihre Nachbarn durch dendritische Freisetzung von Serotonin hemmend beeinflussen (über Autorezeptoren). Die Blockade der somatodendritischen Autorezeptoren mittels Spiperone führt zur Verdoppelung der Spontanentladungsrate (Jacobs et al. 1990), die autoregulatorische Entladungskontrolle ist daher ein physiologischer Vorgang. Das mittlere Entladungsniveau von 5-HT-Neuronen ist zustandsabhängig: je höher das Vigilanzniveau ist, desto schneller entladen die Neuronen, je niedriger es ist, desto langsamer entladen sie. Innerhalb eines gleichbleibenden Vigilanzzustands ist die mittlere Feuerungsrate erstaunlich stabil, es sei denn, die Vigilanz wird durch angebotene sensible oder sensorische Stimuli angehoben. Wiederholte Stimuli ohne EEG-desynchronisierenden und verhaltensaktivierenden Effekt haben keine Auswirkungen auf die Entladungsrate. Im Schlaf stellen die Dorsalis- und Medianusraphe Neuronen während der Spindelaktivität (SW-Schlaf) und während der (motorischen) Traumschlafaktivität (PGO-Wellen) vollständig ein. Auch die Neuronen der unteren Zellgruppen reduzieren ihre Spontanaktivität mit Beginn des REM-Schlafs. Diese Befunde widersprechen älteren Konzepten der schlafsteuernden Rolle von 5-HT-Neuronen. Das vigilanzkorrelierte stabile Entladungsverhalten dieser autorhythmischen, hochkollateralisierten Serotoninneuronen in den oberen Raphekernen läßt vermuten, daß eine Hauptaufgabe des Serotoninsystems die vigilanzkonforme Kontrolle der Reagibilität von Netzwerkelementen auf EEG- und verhaltensrelevante interne oder externe sensorische Stimulusmusterangebote ist, in Abstimmung mit zirkadianrhythmischen Schwankungen der Grundaktivität des ZNS.

Die autorezeptorvermittelte Kontrolle des Serotoninneuronenentladungsverhaltens läßt vermuten, daß jede Übersteuerung dieses Systems eine Gefährdung der Verhaltenskontrolle bedeutet.

Serotoninrezeptoren

Die pharmakologische Klassifikation von 5-HT-Rezeptortypen beruht auf der Bestimmung von Affinitätskonstanten (K_D) einer Bindungsstelle für geeignete (möglichst selektive, markierte) Liganden (wie [^{3}H]-5-HT, [^{3}H]-Spiroperidol, [^{3}H]-LSD) und der Inhibitionskonstanten (Ki) für geeignete Konkurrenten (Agonisten oder Antagonisten). Peroutka u. Snyder haben 1979 mit dieser Methode festgestellt, daß es mindestens 2 unterschiedliche Klassen von Rezeptoren gibt (5-HT-1- und 5-HT-2-Rezeptoren). Durch genauere Analyse der Verdrängungskinetik für [^{3}H]-5-HT mit Hilfe von Konkurrenten, durch Bindungsstellencharakterisierung mit neuen Liganden, Koppelung an Secondmessenger-Systeme und quantitativ-autoradiographische Sichtbarmachung der Regionalverteilung solcher Bindungsstellen im Gehirn verschiedener Spezies wurden in den letzten Jahren zusätzliche Rezeptortypen der Klasse 5-HT-1 (A, B, C, D), der Klasse 5-HT-2 (A und B) sowie 2 neue Klassen von Rezeptoren (5-HT-3 und 5-HT-4) entdeckt (Tabelle 2). Eine zeitgemäße Klassifikation sollte molekularbiologische Daten (Ähnlichkeit der Aminosäuresequenz), physiologische Charakteristika (Ionenkanalmodulierung) und funktionelle Antworten der Effektorsysteme berücksichtigen.

Die Einbeziehung dieser neuen Kriterien hat Hartig (1989) veranlaßt, die historisch gewachsene Klassifikation der 5-HT-Bindungsstellen neu zu ordnen. Nach Hartig (s. auch Frazer et al. 1990) gehören die gesicherten Rezeptoren zu 2 großen Familien: zu der G-Protein-Superfamilie (aller außer 5-HT-3) und der ligandengesteuerten Ionenkanalsuperfamilie (5-HT-3). Der Untertyp 5-HT-1C müßte umbenannt werden, denn er gehört in die 5-HT-2-Rezeptor-Unterfamilie, die positiv mit der Phosphoinositid-Kaskade gekoppelt ist. Die hier vorgeschlagene Klassifikation (Tabelle 2) berücksichtigt diese Neuordnung. In Anlehnung an McKenna et al. (1990) wird die 5-HT-2-Bindungsstelle in 2 Untertypen geteilt (5-HT-2A und -B).

Die 5-HT-1-Rezeptorfamilie besteht aus präsynaptischen (Auto)rezeptoren unterschiedlicher neuronaler Lokalisation (somatodendritischer Rezeptor 5-HT-1A, terminaler Rezeptor 5-HT-1-B bei Ratte und Maus, 5-HT-1D bei Katze, Rind, Affe und Mensch; Abb. 3). Die Bezeichnung Autorezeptor sollte auf 5-HT-Rezeptoren an Serotonin-

Tabelle 2. Charakteristika und Lokalisation von 5-HT-Rezeptoren (außer 5-HT-4-Rezeptor)

	5-HT-1-Rezeptoren				5-HT-2-Rezeptoren			5-HT-3-Rezeptor
	5-HT-1A	5-HT-1B[a]	5-HT-1D[b]		5-HT-1C	5-HT-2A	5-HT-2B	
Liganden	[³H]-5-HT [³H]-Ipsapiron [³H]-8-OH-DPAT	[³H]-5-HT [¹²⁵J]-Cyano-pindolol	[³H]-5-HT		[³H]-5-HT [³H]-Mesulergin [¹²⁵J]-LSD	[¹²⁵J]-DOI [⁷⁷Br]-DOB	[³dxH]-Ketanserin [³H]-Spiperon [¹²⁵J]-LSD	[³H]-Zacoprid [³H]-ICS 205930
Bindungs-konkurrenten (z. T. begrenzte Selektivität)	5-CT (-)Pindolol d-LSD Buspiron Gepiron	5-CT (-)Pindolol	5-CT Metergoline		Methysergid Metergolin Mianserin Ritanserin	Metergolin Ketanserin Spiperon LSD	Metergolin Methysergid Mianserin Spiperon Ritanserin LSD	Odansetron Granisetron Zacopride GR 65630
Second messenger	Adenylatzyklase (Hemmung)	Adenylatzyklase (Hemmung)	Adenylat-zyklase (Hemmung)		Phosphatidyl-inositolumsatz		Phosphatidyl-inositolumsatz	Ionenkanal
Lokalisation	Raphekerne Neokortex (Laminae I, II) Hippokampus Septum Thalamus Amygdala	Globus pallidus Subiculum Substantia nigra	Globus pallidus Putamen Neokortex (Lamina IVc) Substantia nigra Gyrus dentatus		Plexus chorioideus Hippokampus Subiculum Subthalamus Amygdala Substantia nigra untere Olive Formatio reticularis	Neokortex (Lamina IV)	Neokortex (Lamina IV)	Frontalkortex Hippokampus ventrales Striatum Amygdala N. tractus solitarii Area postrema

[a] Ratte, Maus. [b] Mensch, Meerschweinchen, Kalb.
Abkürzungen: 8-OH-DPAT 8-Hydroxy-2-(di-N-propylamino-)tetralin; 5-CT 5-Carboxytryptamin; DOB 4-Brom-2,5-dimethoxyamphetamin; DOI 4-Jod-2,5-dimethoxyphenylisopropylamin.
Quellen: Schmidt u. Peroutka 1989; Waeber et al. 1990; Pazos et al. 1987; McKenna et al. 1990; Kilpatrick et al. 1987; Frazer et al. 1990; Costall et al. 1988, 1990; Costall u. Naylor 1990; Molineaux et al. 1989; Hartig 1989; Gonzalez-Heydrich u. Peroutka 1990.

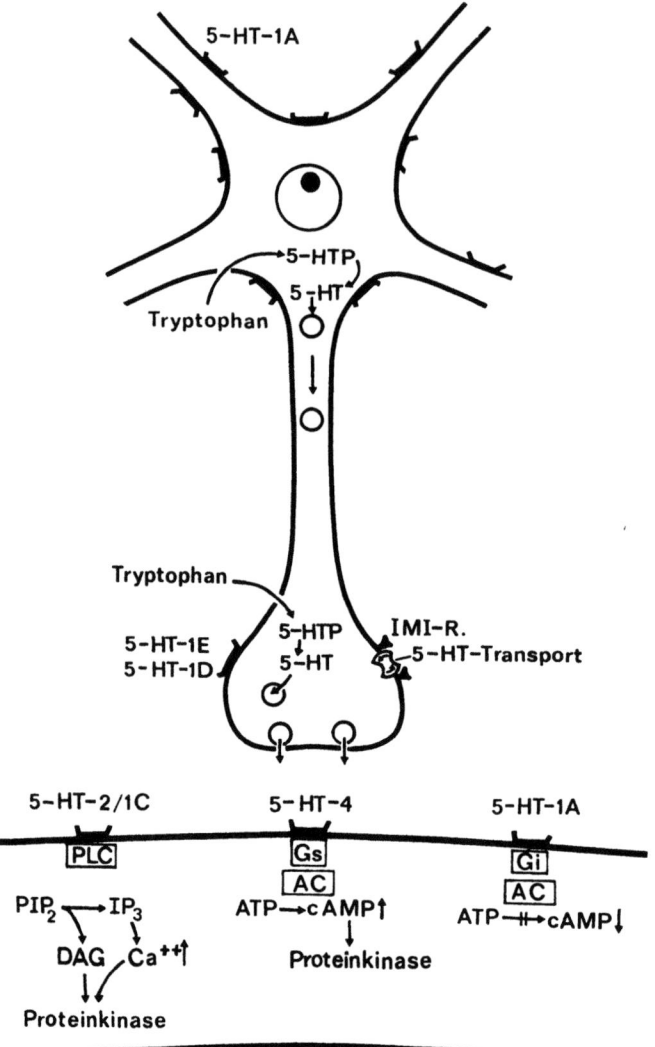

Abb. 3. Prä- und postsynaptisch lokalisierte Serotoninrezeptoren mit den zugehörigen Übersetzungsmechanismen. *Oben:* Modell eines Serotoninneurons mit somatodendritischen Autorezeptoren. *Unten:* präsynaptische Endigung des Serotoninneurons mit terminalen Autorezeptoren, dem Transportprotein (5-HT-Aufnahme) und der benachbarten Imipraminbindungsstelle *(IMI-R.)*; unter der Präsynapse ist ein postsynaptisches Element (z. B. Dendrit) dargestellt mit unterschiedlichen 5-HT-Rezeptoren. *PLC* Phospholipase c; *PIP$_2$* Phosphatidylinositoldiphosphat; *IP$_3$* Inositoltriphosphat; *DAG* Diacylglycerol; *AC* Adenylatzyklase; *Gs* stimulierendes G-Protein; *Gi* hemmendes G-Protein

neuronen selbst beschränkt bleiben. Präsynaptische 5-HT-Rezeptoren an Nervenendigungen anderer Neuronen (z. B. Dopamin-, Glutamat-, ACh-Neuronen) sollten als 5-HT-Heterozeptoren bezeichnet werden. Gemeinsame Eigenschaft ist die Hemmwirkung auf die Aktionspotentialbildung (Perikaryon) und die Serotoninfreisetzung (Dendriten oder präsynaptische Axonvarikositäten). Alle Subtypen dieses 5-HT-1-Rezeptors sind negativ an Adenylatzyklase gekoppelt (über ein G_i-Protein), sie verhindern daher die Bildung von cAMP.

Neben den präsynaptischen existieren aber auch postsynaptisch lokalisierte (hemmende und fördernde) 5-HT-1A-Rezeptoren (d. h. im Hippokampus, Kortex und Mittelhirntectum). Nach Blockade des hyperpolarisierenden 5-HT-1A-Rezeptors im Hippokampus mit substituierten Benzamiden läßt sich durch 5-HT eine Depolarisation an Pyramidenzellen erzeugen (Dumuis et al. 1988; Shenter et al. 1987). Dieser depolarisationsfördernde Rezeptor im Hippokampus ähnelt in seinen Eigenschaften dem von Bockaert et al. (1990) charakterisierten 5-HT-4-Rezeptor, der positiv mit Adenylatzyklase gekoppelt ist. Solche Rezeptoren sind im enterischen Nervensystem als 5-HT-1P-Rezeptoren klassifiziert worden. Der 5-HT-4-Rezeptor (Bockaert et al. 1990; Chaput et al. 1990) paßt in keine der bekannten Unterfamilien.

Der 5-HT-2-Rezeptor (die Ketanserinbindungsstelle, die positiv mit dem Phosphoinositidsystem gekoppelt ist) hat eine restriktive Regionalverteilung im ZNS (Lamina IV des Neokortex, Basalganglien, Amygdala). Nach McKenna et al. (1990) besteht dieser Rezeptor aus der Ketanserinbindungsstelle im engeren Sinne (5-HT-2B-Rezeptor) und der Bindungsstelle für halogenierte Dimethoxyphenylisopropylamine und 4-hydroxylierte oder -methoxylierte Indolalkylamine, die halluzinogene Eigenschaften besitzen (5-HT-2A-Rezeptor). Überwiegend handelt es sich um experimentelle Psychotomimetika, die nicht endogen im Säugerorganismus gebildet werden. Für diese Bindungsstellen gibt es klinisch verfügbare Antagonisten (Methysergid, Mergoline, Ritanserin, Ketanserin sowie Mianserin und einige Trizyklika). Nach neueren Befunden ist dieser fördernde Rezeptor unter physiologischen Bedingungen nur teilweise aktiviert (als Schutzmechanismus gegen die gefährlichen Auswirkungen einer Überstimulierung des Zellstoffwechsels durch die Phosphoinositidhydrolyseprodukte, d. h. potente Ca^{++}-Ionenmobilisierer) und wird durch Gabe von Antagonisten schnell herabreguliert (andere Rezeptoren werden durch Antagonistenbehandlung überempfindlich, d. h. die β-Rezeptoren). Da dieser Rezeptor nur teilweise aktiviert ist, haben selektive (nebenwirkungsfreie) Antagonisten (Ritanserin) keine neurologisch relevanten Eigenwirkungen; erst bei krankheitsbedingter Dysregulation (besonders bei Überaktivierung) des Rezeptors entfalten sie therapeutisches Potential. Ein erhöhtes synaptisches Angebot an Serotonin (etwa durch Vorbehandlung mit einem selektiven Wiederaufnahmehemmer) führt nicht zur sofortigen Empfindlichkeitsabnahme, so daß durch eine zusätzliche, hochgradig unphysiologische Erhöhung des Serotoninangebots durch Synthesevorläufer (Tryptophan, 5-OH-Tryptophan, MAO-Hemmer) ein Überstimulationssyndrom ausgelöst werden kann (s. Übersicht S. 32–33: „Funktionelle Bedeutung von 5-HT-2- und 5-HT-1 C-Rezeptor"). Eine solche (unsinnige) Kombinationsbehandlung überfordert die gegenregulatorischen Leistungen serotonerger Neurone, die bei richtig dosierter Behandlung mit einem selektiven Wiederaufnahmehemmer zur kompensatorischen Reduktion der Feuerungs- und Freisetzungsrate über die Stimulation von 5-HT-1 A- und -1 D-Autorezeptoren führt.

Der 5-HT-1 C-Rezeptor, der bisher wegen der mangelnden Selektivität der verwendeten Liganden nicht sauber vom 5-HT-2-Rezeptor getrennt werden konnte und zunächst v. a. im Plexus chorioideus aufgefunden wurde, hat nach gentechnologischen Befunden (Expression der m-RNA) eine weitreichende allokortikale (Hippokampus, Gyrus cinguli) und subkortikale Verteilung (Molineaux et al. 1989). Diesem Rezeptor sollte daher eine fördernde Rolle bei Lernen und Gedächtnis zukommen. Er ergänzt den neokortikal konzentrierten 5-HT-2-Rezeptor. Die exakte neuronale Zuordnung dieser Bindungsstellen ist erst möglich, wenn Antikörper gegen die Rezeptorproteine verfügbar werden.

Der zentrale 5-HT-3-Rezeptor aktiviert direkt einen Ionenkanal und fördert die Permeabilität von Kationen (Na^+, K^+); er ähnelt dem nikotinischen Acetylcholinrezeptor (Yakel u. Jackson 1988). Rezeptorligandenstudien mit neuentwickelten, selektiven 5-HT-3-Rezeptor-Antagonisten (substituierte Benzamide) zeigen, daß nicht nur die zentralen Endigungen des N. vagus im N. tractus solitarii (Viszeroafferenzkern) und der Chemorezeptorzone (Area postrema) reich mit diesem Rezeptor ausgestattet sind (Nausea, Emesis), sondern auch limbisch-kortikale und subkortikale Zentren (Cortices frontalis, cinguli, entorhinalis, Hippokampus, ventrales Striatum), die überwiegend dopaminerg innerviert sind. Da die neue Generation der 5-HT-3-Blocker Syndrome der dopaminergen Hyperaktivität (d. h. durch lokale Gabe von Amphetamin in den N. accumbens oder Infusion von Dopamin in den N. accumbens oder die Amygdala) aufheben kann, sind diese dopaminfreisetzungsfördernden Serotoninrezeptoren wahrscheinlich auf den dopaminergen Nervenendigungen lokalisiert (es sind daher fazilitatorische 5-HT-Heterozeptoren). Die Dopaminfreisetzungsmodelle gelten als Psychoseäquivalente; es ist deshalb verständlich, daß diese (im Vergleich zu den klassischen Neuroleptika) hochselektiven Pharmaka als alternative Antipsychotika getestet werden.

Zwei weitere Bindungsstellen an den Serotoninneuronen (Abb. 3) haben klinische Relevanz erlangt:
1. das *Transportprotein* (5-HT-Aufnahme in alle Abschnitte des Neurons; energieabhängiger Transport von Serotonin gegen einen Konzentrationsgradienten in Abhängigkeit vom Na^+-Transport) und
2. die sog. Imipraminbindungsstelle, ein allosterisches *Regulatorprotein* für die 5-HT-Aufnahme, das neben dem Transportprotein lokalisiert ist; für dieses Protein wird ein endogener Ligand vermutet, dessen Konzentration durch Langzeitbehandlung mit Antidepressiva verändert wird.

Die Lokalisation des Transportproteins für Serotonin kann durch hochmarkierte selektive Substrate wie $[^3H]$-Paroxetin oder $[^3H]$-Citalopram (d.h. durch fakultativ-antidepressive, selektive 5-HT-Aufnahmehemmer) autoradiographisch sichtbar gemacht werden, die sog. Imipraminbindungsstelle durch $[^3H]$-Imipramin. Die Regionalverteilung des Transportproteins entspricht derjenigen der Serotoninneuronen; die Verteilung des Regulatorproteins folgt im wesentlichen dem Serotoninsystem; Imipramin bindet aber auch an andere Rezeptoren. Außerdem folgen Expression und Markierbarkeit des Regulatorproteins bei krankheitsbedingten Veränderungen (Depression) nicht immer den Veränderungen der Serotoninaufnahme oder des Serotoninstoffwechsels. Diese Diskrepanz gilt nicht nur für das zentrale Nervensystem, sondern auch für die entsprechenden Verhältnisse an den Blutplättchen. Die Thrombozytenmarker des Serotoninsystems sind kein einfacher Spiegel der zentralen serotonergen Mechanismen (Mellerup u. Langer 1990).

Funktionelle Bedeutung von 5-HT-1 Rezeptoren
5-HT-1 A (präsynaptisch), 5-HT-1 A (postsynaptisch), 5-HT-1 B,D (präsynaptisch)

1. Autoregulatorische Kontrolle der Entladungsrate und der Transmittersynthese/-freisetzung in 5-HT-Neuronen (somatodendritisch ? 5-HT-1 A und terminal = 5-HT-1 B (Maus, Ratte) 5-HT-1 D (Mensch).
2. Hemmende Kontrolle der Freisetzung von Glutamat und Acetylcholin aus glutamatergen bzw. cholinergen Neuronen des Telenzephalon; Aktivierung der GABA-Freisetzung aus Interneuronen; Kontrolle der Schwellenempfind-

lichkeit effektorischer Nervenzellen für sensible Stimulusmuster. Hemmung der sensorischen Aktivierung von motorischen Reaktionen; Hebung der Schwelle für epileptiforme Entladungsmuster auf telenzephaler Ebene.
3. Tonische Hemmung der Entladungsrate langsam feuernder Dopaminneurone (S. nigra).
4. Thermoregulation (speziesabhängig).
5. Antinozizeption; β-Endorphinfreisetzung.
6. Dämpfung respiratorischer und kardiovaskulärer Reflexe.
7. Sollwertkontrolle des Sättigungsempfindens (Schwellensenkung bei erhöhter 5-HT-Freisetzung im Hypothalamus, z. B. nach Kohlehydrataufnahme); Sollwertkontrolle von Belohnungs- und Befriedigungsmechanismen (Senkung der Schwelle für Triebbefriedigungsempfinden, z. B. verringerte Selbstapplikation von Alkohol, Psychotomimetika, Opiaten nach Erhöhung der synaptisch verfügbaren 5-HT Konzentration).
8. Anxiolyse, Stimmungsausgleich, Impulskontrolle (Antiaggression, positive Beeinflussung des Sozialverhaltens).
9. Zirkadianperiodik der CRF-/ACTH-, LRF-/LH-, TRF-/TSH-Freisetzung.
10. Zyklusstadienabhängige Hemmung von Sexualverhaltensmustern (Förderung der Serotonin-1-Rezeptorsynthese durch Östrogene während des Dioestrus).
11. Prolaktin- und Kortisolsekretion (nach Verstärkung der synaptischen Wirkung von 5-HT durch Fenfluramin).
12. Koppelung von Schlaf-/Wach-, Inaktivitäts-/Aktivitäts-, endokrinen, thermoregulatorischen Zirkadianrhythmen.

5-HT-1A-Rezeptoragonist mit klinischer Bedeutung:
Buspiron (Anxiolyse); bindet mit vergleichbarer Affinität an 5-HT-1A-Rezeptoren und Dopamin-D_2-Rezeptoren (begrenzte Selektivität in Funktionstesten).

Funktionelle Bedeutung von 5-HT-2 und 5-HT-1C-Rezeptoren

1. Verbesserung der neokortikalen und limbisch-allokortikalen Vigilanz und damit der Auswertung von sensorischen Stimulusmustern bei Unterdrückung von reflektorischen Sofortreaktionen (Aktivierung hemmender Interneurone in Kooperation mit mesokortikalen Dopaminneuronen); vermittelt Alarmsignale (anxiogenes Potential); Unterscheidung wichtiger von unwichtigen, gefährlicher von ungefährlichen, angenehmer von aversiven Stimulusmustern; Diskriminierung halluzinogener von nichthalluzinogenen Phenylisopropylaminen und Indolalkylaminen.
2. Kataleptisches Potential, Psychosemodulation (auch 5-HT-3 Rezeptormechanismen beteiligt).
3. Erhöhung des kortikalen sensomotorischen Bereitschafts- und Reaktionstonus; Verbesserung der Glutamataktivierung von Motoneuronen im Hirnstamm und Rückenmark.
4. REM-Schlafregulierung und Beeinflussung des Verhältnisses von $S_{1,2}$ zu $S_{3,4}$).

> 5. Transportaktivierung im Plexus chorioideus (z. B. Ferritinsynthese und -transport).
> 6. Freisetzung von Renin, Vasopressin und β-Endorphin.
>
> *Bei Überstimulierung von 5-HT-2A- und 5-HT-2B-Rezeptormechanismen:* halluzinoges Potential, Antikatalepsie, Vigilanzverstärkung, psychomotorische Aktivierung, Hyperthermie (auch 5-HT-1-Rezeptoren beteiligt), myokloniforme Reaktionen.
>
> *5-HT-2-Rezeptorantagonisten:* schwachpotente Anxiolytika und Thymoleptika, Antipsychotika (besonders bei negativen Symptomen der Schizophrenie). Clozapin, Ketanserin, Ritanserin und einige Trizyklika (Amitriptylin, Imipramin, Mianserin) sind potente zentrale 5-HT-2-Rezeptorantagonisten.
>
> **Funktionelle Bedeutung von 5-HT-3-Rezeptoren**
>
> Depolarisation nozizeptiver Neurone (somato- und viszerosensibel); afferenzstimulierte bzw. durch zytotoxische Pharmaka ausgelöste Nausea/Emesis (Depolarisation chemorezeptorischer Vagusendigungen, Stimulierung der Chemorezeptorzone Area postrema); Modulation von Belohnungs- und Befriedigungsmechanismen bei Alkohol- und Nikotinabusus; Angstmodulation. Aktivierung von mesolimbischen Dopaminendigungen in Amygdala und N. accumbens (Teilkomponente von psychotischen Verhaltensmustern).
>
> *5-HT-3-Rezeptorblocker:* fragliches antipsychotisches Potential durch nichtsedierende Hemmung dopaminerger Hyperaktivität; Antiemetika; Gastrokinetika; Anxiolyse (?); Migränetherapie (?).

In den Übersichten (s. oben) werden Kataloge von serotoninrezeptormodulierten Funktionen vorgeschlagen, die mit künftigen Erkenntnisfortschritten präzisiert oder abgewandelt werden müssen; sie basieren u. a. auch auf den Verhaltensentgleisungen und Funktionsstörungen, die nach subtotaler Zerstörung serotonerger Projektionen an Versuchstieren zu beobachten sind und den Schluß erlauben, daß die Hauptaufgabe des zentralen Serotoninsystems im Schutz des Individuums gegen irritierende, verhaltensdesintegrierende, selbst- und fremdgefährdende Stimulusmuster zu suchen ist, in der Streßadaptation und der Anpassung grundlegender zerebraler Funktionen an zirkadianrhythmisch-oszillierende, globale Aktivitätsschwankungen. Die Zuordnung von Funktionsdimensionen zu den Hauptrezeptortypen ist auch deshalb unsicher, weil die zur Manipulation von funktionellen Antworten benutzten Rezeptoragonisten und -antagonisten nur eine begrenzte Selektivität aufweisen. Dies gilt besonders bei systemischer Gabe von Pharmaka. Die Begrenzung der Selektivität bezieht sich nicht nur auf die oft geringe Diskriminierung eines Pharmakons für die 5-HT-Rezeptoruntertypen, sondern auch auf die oft nur unvollkommen bekannten Wechselwirkungen mit Rezeptoren für andere Neurotransmitter. In jüngster Zeit sind außerdem Beispiele wechselseitiger Beeinflussung von Serotonin-1- und Serotonin-2-Rezeptormodulierten Funktionen bekanntgeworden, entweder im Sinne einer hemmenden Kontrolle des 5-HT-2-Rezeptors über die Intensität der funktionellen Antwort des 5-HT-1-Rezeptors (Beispiel: 5-HT-2-Antagonisten verstärken die 5-HT-1-agonistische Prolaktinantwort) oder im Sinne eines Antagonismus für die gleiche Funktion (Beispiel: Sexualverhalten, Temperaturregulation, Morphinanalgesie, motorische Reaktionen). Offenbar wird die Homöostase bestimmter zerebraler Funktionen durch Ausbalancieren von antagonistischen 5-HT-Rezeptormechanismen erreicht; dies gilt auch für höhere psychische Leistungen (anxiolytische Eigenschaften von 5-HT-1-Rezeptoren vs. anxiogene Eigenschaften von 5-HT-2-Rezeptoren). Das Abweichen von dem für die Homöostase notwendigen Gleichgewicht antagonistischer Mechanismen könnte krankheitserzeugende Bedeutung haben (Rezeptordysregulationskonzepte von psychischen Erkrankungen, d. h. Versagen von Streßadaptation und Angsttoleranz in ausweglosen Situationen infolge mangelhafter Aktivierung von 5-HT-1-Mechanismen mit relativem Übergewicht von 5-HT-2-Mechanismen). Solche Rezeptorungleichgewichte sollten durch Antidepressiva korrigiert werden (Desensitisierung von 5-HT-2-Rezeptoren bei allmählicher Bahnung von 5-HT-1-Rezeptormechanismen). Unter klinischen Bedingungen kann die qualitative oder quantitative Veränderung in der prolaktin- oder kortisolsekretorischen Antwort auf 5-HT-Freisetzungsförderer (d-Fenfluramin) oder direkte 5-HT-Rezeptoragonisten (m-CPP, Chlorphenylpiperazin, ein 5-HT-1-Agonist) erste Hinweise auf Rezeptordysregulationen und/oder Abweichungen der pharmakainduzierten Serotoninfreisetzung geben.

Die Rolle des Serotonins in Verhaltensmodellen

Serotonerge Mechanismen in der Vermeidung von Bestrafungs-, Frustrations- und Angsterlebnissen

Nach Eingriffen in den Serotoninstoffwechsel (Hemmung der 5-HT-Synthese mit p-Chlorphenylalanin) oder in die Integrität der serotonergen Übertragung (Zerstörung der aszendierenden Projektionen

Tabelle 3. Serotonerge Modulation von Verhaltensmustern

Testsituationen	Blockade der 5-HT-Transmission	Antwort	Belohnungssituation	Rolle des 5-HT-Systems[b]
Fremde Umgebung Hypophagie	reduziert[a]	Hemmung	erwartet, vorhanden	+
Bestrafungserlebnis akuter Konflikt	reduziert	Hemmung	erwartet, vorhanden	+
chronischer Konflikt	reduziert[a]	Hemmung	erwartet, vorhanden	++
Vermeidungsverhalten passiv erlernte Unterdrückung von aktiver Reaktion	beeinträchtigt	Hemmung	nicht erwartet	++−
aktiv Zwei-Wege-Entscheidung	verbessert[a]	Aktivierung	nicht erwartet	++−
Belohnungserwartung Fähigkeit, aktives Verhalten zu unterdrücken zum Erreichen einer besseren Belohnung	beeinträchtigt[a]	Hemmung	erwartet, vorhanden	++

[a] Gegenläufige Antwort im Test bei Erhöhung der 5-HT-Transmission.
[b] Daten in der Literatur.
+ positive Daten mit einigen Ausnahmen, ++ zahlreiche positive Daten mit einigen Ausnahmen, ++− viele Daten weisen auf eine Rolle des 5-HT-Systems hin, es existieren aber auch widersprüchliche Befunde (mod. nach Soubrié 1986).

durch lokale Injektion von Neurotoxinen in die oberen Raphekerne) ist die Quote der erlernten Unterdrückung von aktivem Verhalten zur Vermeidung eines Bestrafungserlebnisses reduziert (z. B. Verlassen eines sicheren Platzes; Tabelle 3); die serotoninverarmten Tiere müssen eine hohe Bestrafungsquote hinnehmen (Elektroschock) und haben Probleme mit der Unterdrückung von aktivem Verhalten. Das zentrale Serotoninsystem hat deshalb in angstauslösenden, gefährdenden Situationen eine verhaltenshemmende, protektive Bedeutung. Die Leistung solcher Versuchstiere ist aber in Testsituationen, in denen es nur auf die Geschwindigkeit der Ausführung einer einfachen, aktiven Ausweich- oder Fluchtreaktion ankommt, erhöht. Ähnliche Zusammenhänge gelten für die Fähigkeit, abzuwarten, bis nach einem Intervall eine Belohnung zugeteilt wird; vorzeitige Reaktion führt zum Ausbleiben der Belohnung. Die Unfähigkeit des Wartenkönnens und der Selbstbeherrschung (Unterdrückung von nichtbelohntem Verhalten) nach Eingriffen in die Funktionsfähigkeit des Serotoninsystems weist auf eine Störung der Impulskontrolle hin. Serotonin ist daher für Frustrationstoleranz und Verhaltenskontrolle in Konfliktsituationen von Bedeutung. Durch Elektrostimulation des Mittelhirns (zentrales Höhlengrau) kann beim Menschen, bei Primaten oder Ratten ein Syndrom mit Dysphorie, verbalen oder nichtverbalen Angstäußerungen, nichtlokalisierbaren Schmerzanfällen und affektiv-defensiven Aggressionsreaktionen gegen Artgenossen oder Fluchtverhalten ausgelöst werden (Graeff 1981, 1984, 1986); 5-HT-1-Rezeptorblockade verstärkt die proaversive Wirkung der Elektrostimulation (Senkung der Erregbarkeitsschwelle), zentrale 5-HT-2-Rezeptorblockade (z. B. durch Pirenperone) erhöht die Erregbarkeitsschwelle signifikant (Broekkamp u. Jenok 1989). Diese Resultate zeigen, daß der Akuteffekt einer Stimulierung von postsynaptischen 5-HT-2-/-1C-Rezeptoren aversive und dysphorische Erlebnisreaktionen (Arousal) auslöst; unter physiologischen Bedingungen kann die gleichzeitige Aktivierung anxiolytischer 5-HT-1-Rezeptormechanismen (postsynaptisch) ein Gegengewicht schaffen (Deakin 1989). Die pharmakologische Erzeugung einer postsynaptischen 5-HT-1-Rezeptoraktivierung mit Hilfe von Antidepressiva (z. B. mit selektiven Wiederaufnahmehemmern) erfordert eine Desensitisierung von präsynaptischen 5-HT-1-Rezeptoren (Autorezeptoren), die durch Blockade der Aktionspotentialbildung das serotonerge System inaktivieren. Eine solche Desensitisierung erfordert mehr Zeit als die Herabregulierung der (proaversiven, dysphorierzeugenden) 5-HT-2-/-1C-Rezeptoren. Die Zeit bis zur Bahnung serotonerger Mechanismen am postsynaptischen 5-HT-1-Rezeptor (mehrere Tage) könnte der Latenzzeit bis zum Einsetzen der antidepressiven Wirkung nach Gabe eines Wiederaufnahmehemmers beim Menschen entsprechen (Zemlan u. Garver 1990). Die Befunde zeigen, daß therapeutische Effekte (Thymolepsie, Anxiolyse) nur dann erreicht werden, wenn es gelingt, ein abgestimmtes Gleichgewicht von gebahnten 5-HT-1- bei gehemmten 5-HT-2/-1C-Mechanismen herzustellen. Die optimale Gleichgewichtseinstellung kann durch inadäquate Überdosierung von Wiederaufnahmehemmern gestört werden.

Serotonerge Mechanismen in der Bewältigung von unbekannten oder unberechenbaren Situationen (fremde Umgebung, Isolation oder Elektroschockapplikation)

Nach Eingriffen in den Serotoninstoffwechsel (Synthesehemmung) zeigen Versuchstiere in fremder Umgebung Anzeichen erhöhter Angst, z. B. Abnahme des explorativen Verhaltens, inadäquate vegetativ-motorische Reaktionen (Urination, Defäkation) oder Immobilität. Serotoninverarmte Tiere sind hyperemotional und reagieren auf normale sensible Stimulusmuster mit übersteigerten motorischen Reaktionen (Dalhouse 1976; Davis u. Sheard 1974); ihre Fähigkeit zur Adaptation an wiederholte, ungefährliche Reize ist verzögert. Exposition gegenüber nichtkontrollierbaren Stressoren (z. B. unberechenbare Elektroschocks) provoziert defensive und affektive Aggressionsreaktionen und hilfloses Verhalten (Unfähigkeit, gezielte Fluchtreaktionen bei Bedrohung ausführen zu können; Valzelli 1984; Soubrié 1986). Die Isolierung männlicher Ratten von den Artgenossen erzeugt ein defensives Aggressionsverhalten bei Beeinträchtigung des Serotoninumsatzes in limbischen und neokortikalen Regionen (Valzelli 1984; übermäßige Stimulierung von Glukokortikoidrezeptoren an Serotoninneuronen?). Maßnahmen, die zur Normalisierung des 5-HT-Umsatzes in limbischen Arealen führen (z. B. Antidepressivagabe), haben antiaggressive und sozialisierende Wirkung und steigern die Fähigkeit zur adäquaten Reaktion in Situationen aufgezwungener Hilflosigkeit. Der hilflosigkeitsantagonistische Effekt von selektiven Aufnahmehemmern (Fluvoxamin, Citalopram, Zimelidin) ist dosisabhängig; bei Überdosierung der Wiederaufnahmehemmer geht die verhaltenskorrigierende Wirkung verloren (Martin et al. 1990).

Klinische Korrelate von Serotonindysregulationszuständen

Inverse Korrelationen zwischen reduziertem Serotoninumsatz (gemessen als Konzentration des MAO-Metaboliten 5-Hydroxyindolessigsäure im Liquor) und bestimmten Schwerpunktsymptomen depressiver Zustandsbilder wie Angst, Aggressivität, Suizidalität, zeitlicher Verschiebung zirkadianrhythmischer Globalschwankungen von Aktivität, Antrieb und Stimmungslage sind mehrfach beschrieben worden, obwohl es keine einfachen kausalen Zusammenhänge zwischen der klinisch-nosologischen Entität Depression und Serotoninumsatzstörung gibt (van Praag 1988; Brown u. Linnoila 1990; Mann et al. 1989; Coccaro et al. 1989). Das Vorkommen ähnlicher Zusammenhänge bei Angststörungen (Panikattacken) und Störungen der Impulskontrolle (bei Anpassungsstörungen, Psychopathie, bei Zwangsneurosen und Eßstörungen) mit indirekten Hinweisen auf Abweichungen in der Empfindlichkeit prä- und postsynaptischer serotonerger Mechanismen und Rezeptoren (akute Symptomexazerbation nach Gabe von indirekten (Fenfluramin, Wiederaufnahmehemmern) oder direkten Agonisten (mCPP) läßt vermuten, daß Störungen zentraler serotonerger Mechanismen integraler Bestandteil der Pathogenese zahlreicher psychiatrischer Syndrome beim Menschen sind (Coccaro et al. 1989; Fischbein et al. 1989; Murphy et al. 1989; Murphy u. Pigott 1990; Den Boer u. Westenberg 1990; Brown u. Linnoila 1990; Hudson u. Pope 1990). Durch Eingriffe in die serotonerge Transmission lassen sich im Tierexperiment Verhaltensstörungen in speziesspezifischer Form darstellen, die als Arbeitsmodell der Pathogenese für Störungsmuster beim Menschen aufgefaßt werden können. Die an solchen Modellen erarbeiteten Strategien zur psychopharmakologischen Korrektur definierter Störungen im serotonergen Übertragungsgefüge versprechen neue Möglichkeiten zur gezielten und nebenwirkungsarmen Beeinflussung von Serotonindysregulationssymptomen (z.B. Ritanserin bei Schlafstörungen, Angst, Dysthymie; Buspiron, Gepiron oder Ipsapiron bei generalisierten Angststörungen und Depressivität; Odansetron bei Nausea und Angst; Sumatriptan bei Migräne; Eltroprazin und Fluprazin bei Aggressionsstörungen; selektive Serotoninaufnahmehemmer: Fluvoxamin bei Depression, Panikattacken, „seasonal affective disorder", Zwangsneurosen, Eßstörungen; Charney et al. 1990; Gonzalez-Heydrich u. Peroutka 1990). Tabelle 4 gibt eine Übersicht über die Hauptangriffspunkte der neueren, klinisch relevanten Serotoninrezeptoragonisten und -antagonisten.

Zusammenfassung

Das zentrale Serotoninsystem ist ein phylogenetisch altes, klassisches retikuläres Modulatorsystem, das intensive direkte Verbindungen zum Kortex unterhält. Von 9 Ursprungskernen im Hirnstamm (Nuclei raphes) projizieren 3 ins Telodienzephalon. Der Nucleus raphe dorsalis innerviert Neo- und Allokortex, das Striatum, die Amygdala, den Thalamus, die Substantia nigra und den Locus coeruleus; der Nucleus raphe medianus den Neokortex (mit Ausnahme frontaler Felder), den

Tabelle 4. Hauptangriffspunkte der neueren, klinisch relevanten 5-HT-Rezeptoragonisten und -antagonisten

Ritanserin	Antagonist am 5-HT-1 C-/-2-Rezeptor
Buspiron, Gepiron, Ipsapiron	Agonisten am 5-HT-1 A-Rezeptor
Odansetron	Antagonist am 5-HT-3-Rezeptor
Sumatriptan	Agonist am 5-HT-1 D-Rezeptor
Eltoprazin[a]	Agonist an 5-HT-1 A-/1 B-Rezeptoren schwachpotenter Antagonist am 5-HT-1 C-Rezeptor
Fluprazin[a]	schwachpotenter Agonist am 5-HT-1 A-, -1 B-, -1 C-/-2-Rezeptor

[a] Antiaggressiva („Serenika").

Hippokampus, hypothalamische Zentren und Septumkerne. Axonterminale des dorsalen Raphekernes bilden einen reich entwickelten supraependymalen Plexus im Ventrikelraum. Terminalfelder der hochgradig kollateralisierten Axone von beiden aszendierenden Hauptsystemen überlappen in vielen Zielgebieten. Im Neokortex existiert eine laminäre Spezialisierung der Terminalplexus: das dorsale System dominiert in den Laminae IV bis VI, das mediane System in den Laminae I bis III. Die meisten Kontakte serotonerger Axone zu Zielstrukturen haben keine synaptische Spezialisierung. Die Serotoninneurone bilden außer 5-HT auch Peptide (Substanz P, Galanin, TRH und Enkephaline), die als sog. Komodulatoren die Empfindlichkeit von Serotoninrezeptoren im Umfeld der Synapse beeinflussen. Pharmakologisch (Rezeptorligandentechnik) sind 9 Serotoninbindungsstellen mit charakteristischer Regionalverteilung im ZNS beschrieben worden (5-HT-1 A prä- und postsynaptisch; 5-HT-1 B, C, D; 5-HT-2 A und B; 5-HT-3; 5-HT-4), molekularbiologisch gehören sie zu 2 Superfamilien: zur G-Protein-Superfamilie (alle außer 5-HT-3) und zur ligandengesteuerten Ionenkanalsuperfamilie (5-HT-3). Nimmt man das Kriterium der Second-Messenger hinzu, dann besteht die G-Protein-Superfamilie aus 2 Unterfamilien: aus der Familie der adenylatzyklase-gekoppelten 5-HT-1- und 5-HT-4-Rezeptoren und der Familie der phosphoinositidzyklus-gekoppelten 5-HT-2-Rezeptoren. Die Zahl (und die Empfindlichkeit) der 5-HT-1-Rezeptoren in limbischen Gehirnregionen wird von Sexualsteroiden (Östrogenen) beeinflußt; Serotonin moduliert über diese Rezeptoren in zyklusphasenabhängiger Weise typische Muster von weiblichem Sexualverhalten. Vielfältige Aspekte komplexer Verhaltensmuster (Strategien zur

Vermeidung von Bestrafungserlebnissen oder Frustrationen in Konfliktsituationen oder Situationen mit aversivem Charakter, Verhalten in angstauslösenden Situationen; Kontrolle über Sozialverhaltensmuster, Aggressivität und Impulsivität) werden serotonerg (teils in antagonistischer Weise) moduliert im Sinne einer Schutzfunktion gegen schädigende Einflüsse irritierender Stimulusmuster. Die in Tierexperimentalmodellen als Folge erheblicher Eingriffe in die Integrität serotonerger Mechanismen erzeugten Verhaltens- und Befindlichkeitsstörungen (Aggressivität, antisoziales Verhalten, gesteigerte Impulsivität und gestörte Angstverarbeitung, erhöhte Schmerzempfindlichkeit, Dysphorie) lassen sich z. T. durch Normalisierung serotonerger Übertragungsmechanismen (u. a. durch selektive 5-HT-Aufnahmehemmer) korrigieren. Eine Übersteuerung serotonerger Mechanismen kann die Wiederherstellung einer ausgewogenen Verhaltenskontrolle verhindern bzw. die Richtung der Verhaltensmodulation (im Vergleich zum Transmissionsdefizit) umkehren. Die serotonerge Modulation komplexer Verhaltensmuster erfolgt in Abstimmung mit anderen Neurotransmittern, die limbische Vorderhirnzentren aktivierend beeinflussen (mesolimbische und mesokortikale Dopaminneurone). Elektrophysiologisches Charakteristikum ist das vigilanzkorrelierte, stabile Entladungsverhalten von Serotoninneuronen in Abstimmung mit zirkadianrhythmischen Schwankungen der Grundaktivität des ZNS.

Literatur

Audet MA, Descarriers L, Doucet G (1989) Quantified regional and laminar distribution of the serotonin innervation in the anterior half of adult rat cerebral cortex. J Chem Neuroanat 2:29–44

Azmitia EC (1987) The CNS serotonergic system: Progression toward a collaborative organization. In: Meltzer HY (ed) Psychopharmacology: The 3rd generation of progress. Raven, New York, pp 61–73

Azmitia EC, Gannon PJ (1986) The primate serotonergic system: A review of human and animal studies and a report of macaca fascicularis. Adv Neurol 43:407–468

Azmitia EC, Segal M (1978) An autoradiographic analysis of the differential ascending projections of the dorsal and median raphe nuclei in the rat. J Comp Neurol 179:641–668

Basbaum AI, Fields HL (1984) Endogenous pain control systems: Brainstem spinal pathways and endorphin circuitry. Ann Rev Neurosci 7:309–338

Baumgarten HG (1974) Biogenic monoamines in the cyclostome and lower vertebrate brain. Prog Histochem Cytochem 41:1–90

Baumgarten HG, Lachenmayer L (1985) Anatomical features and physiological properties of central serotonin neurons. Pharmacopsychiatry 18:180–187

Bockaert J, Sebben M, Dumuis A (1990) Pharmacological characterization of 5-hydroxytryptamine $_4$(5-HT$_4$) receptors positively coupled to adenylate cyclase in adult guinea pig hippocampal membranes: Effect of substituted benzamide derivatives. Mol Pharmacol 37:408–411

Den Boer JA, Westenberg HGM (1990) Serotonin function in panic disorder: a double blind placebo controlled study with fluvoxamine and ritanserin. Psychopharmacology 102:85–94

Broekkamp CL, Jencok F (1989) The relationship between various animal models of anxiety, fear-related psychiatric symptoms and response to serotonergic drugs. In: Bevan P, Cools A, Archer T (eds) Behavioural pharmacology of 5-HT. Erlbaum, Hillsdale Hove London, pp 321–335

Brown GL, Linnoila M (1990) CSF serotonin metabolite (5-HIAA) studies in depression, impulsivity, and violence. J Clin Psychiatry 51/4:31–43

Chaput Y, Araneda RC, Andrade R (1990) Pharmacological and functional analysis of a novel serotonin receptor in the rat hippocampus. Eur J Pharmacol 182:441–456

Charney DS, Krystal JH, Delgago PL, Heninger GR (1990) Serotonin-specific drugs for anxiety and depressive disorders. Annu Rev Med 41:437–446

Coccaro EF (1989) Central serotonin and impulsive aggression. Br J Psychiatry 155/8:52–82

Coccaro EF, Siever LJ, Klar HM et al (1989) Serotonergic studies in patients with affective and personality disorders. Arch Gen Psychiatry 46:587–598

Coccaro EF, Siever LJ, Owen KR, Davis KL (1990) Serotonin in mood and personality disorders. In: Coccaro EF, Murphy DL (eds) Serotonin in major psychiatric disorders. American Psychiatric Press, Washington London, pp 71–97

Costall B, Naylor RJ (1990) 5-Hydroxytryptamine: New receptors and novel drugs for gastrointestinal motor disorders. Scand J Gastroenterol 25:769–787

Costall B, Naylor RJ, Tyers MB (1988) Recent advances in the neuropharmacology of 5-HT$_3$ agonists and antagonists. Rev Neurosci 2/1:41–65

Costall B, Naylor RJ, Tyers MB (1990) The psychopharmacology of 5-HT$_3$ receptors. Pharmacol Ther 47:181–202

Dalhouse AD (1976) Social cohesiveness, hypersexuality and irritability induced by p-CPA in the rat. Physiol Behav 17:679–686

Davis M, Sheard MH (1974) Habituation and sensitisation of the rat startle response: effect of raphe lesions. Physiol Behav 12:425–431

Deakin IFW (1989) 5-HT receptor subtypes in depression. In: Bevan P, Cools AR, Archer T (eds) Behavioural pharmacology of 5-HT. Erlbaum, Hillsdale Hove London, pp 179–204

Dumuis A, Bouhelal R, Sebben M, Bockaert JA (1988) 5-HT receptor in the central nervous system, positively 930. Eur J Pharmacol 146:187–188

Fishbein DH, Lozovsky D, Jaffe JH (1989) Impulsivity, aggression, and neuroendocrine responses to serotonergic stimulation in substance abusers. Biol Psychiatry 25:1049–1066

Foote SL, Morrison JH (1987) Extrathalamic modulation of cortical function. Ann Rec Neurosci 10:67–95

Frazer A, Maayani S, Wolfe BB (1990) Subtypes of receptors for serotonin. Ann Rev Pharmacol Toxicol 30:307–348

Fuxe K, Agnati LF, Euler G von et al (1990) Galanin/5-HT receptor interactions. A new integrative mechanism in the control of 5-HT neurotransmission in the central nervous system. In: Paoletti R, Vanhoutte PM, Brunello N, Maggi FM (eds) Serotonin: From cell biology to pharmacology and therapeutics. Kluwer, Dordrecht Boston London, pp 169–185

Glazer EJ, Basbaum AI (1981) Immunohistochemical localization of leucine-enkephalin in the spinal cord of the cat: Enkephalin-containing marginal neurons and pain modulation. J Comp Neurol 196:377–389

Goldman-Rakic PS, Lidov MS, Gallager DW (1990) Overlap of dopaminergic, adrenergic, and serotonergic receptors and complementarity of their subtypes in primate prefrontal cortex. J Neurosci 10/7:2125–2138

Gonzalez-Heydrich J, Peroutka SJ (1990) Serotonin receptor and reuptake sites: Pharmacologic significance. J Clin Psychiatry 51:5–13

Graeff FG (1981) Minor tranquilizers and brain defense systems. Braz J Med Biol Res 14:239–265

Graeff FG (1984) The anti-aversive action of minor tranquilizers. Trends Pharmacol Sci 5:230–233

Graeff FG (1986) 5-Hydroxytryptamine, aversion, and anxiety. Behav Brain Sci 9:339–340

Hartig PR (1989) Molecular biology of 5-HT receptors. TiPS 10:64–69

Hökfelt T, Ljungdahl A, Steinbusch H et al (1978) Immunohistochemical evidence of substance-P like immunoreactivity in some 5-hydroxytryptamine containing neurons in the rat central nervous system. Neuroscience 3:517–538

Hökfelt T, Terenius L, Kuypers HGJM, Dann O (1979) Evidence for enkephalin immunoreactive neurons in the medulla oblongata projecting to the spinal cord. Neurosci Lett 14:55–60

Hökfelt T, Johansson O, Holets V, Meister B, Melander T (1987) Distribution of neuropeptides with special reference to their coexistence with classical transmitters. In: Meltzer HY (ed) Psychopharmacology: The 3rd generation of progress. Raven, New York, pp 401–416

Hudson JI, Pope HG Jr (1990) Affective spectrum disorder: Does antidepressant response identify a family of disorders with a common pathophysiology? Am J Psychiatry 147/5:552–564

Imai H, Steindler DA, Kitai ST (1986) The organization of divergent axonal projections from the midbrain raphe nuclei in the rat. J Comp Neurol 243:363–380

Jacobs BL (1987) Central monoaminergic neurons: Single-unit studies in behaving animals. In: Meltzer HY (ed) Psychopharmacology: The 3rd generation of progress. Raven, New York, pp 159–169

Jacobs BL, Fornal CA, Wilkonson LO (1990) Neurophysiological and neurochemical studies of brain serotonergic neurons in behaving animals. Ann NY Acad Sci 600:260–271

Kilpatrick GJ, Jones BJ, Tyers MB (1987) Identification and distribution of 5-HT$_3$-receptors in rat brain using radioligand binding. Nature 330:746–748

Kosofsky BE, Molliver ME (1987) The serotonergic innervation of cerebral cortex: Different classes of axon terminals arise from dorsal and median raphe nuclei. Synapse 1:153–168

Lidov HGW, Grzanna R, Molliver ME (1980) The serotonin innervation of the cerebral cortex in the rat – An immunohistochemical analysis. Neuroscience 5:207–227

Mann JJ. Arango V, Marzuk PM, Theccanat S, Reis DJ (1989) Evidence for the 5-HT hypothesis of suicide. Br J Psychiatry 155/8:7–14

Martin P, Soubrié P, Puech AJ (1990) Reversal of helpless behavior by serotonin uptake blockers in rats. Psychopharmacology 101:403–407

McKenna DJ, Repke DB, Lo L, Peroutka SJ (1990) Differential interactions of indolealkylamines with 5-hydroxytryptamine receptor subtypes. Neuropharmacology 29/3:193–198

Mellerup E, Langer SZ (1990) Validity of imipramine platelet binding sites as a biological marker of endogenous depression. Pharmacopsychiatry 23:113–117

Molineaux SM, Jessell TM, Axel R, Julius D (1989) 5-HT1c receptor is a prominent serotonin receptor subtype in the central nervous system. Proc Natl Acad Sci 86:6793–6797

Molliver ME (1987) Serotonergic neuronal systems: What their anatomic organization tells us about function. J Clin Psychopharmacol 7/6:3S–23S

Morrison JH, Foote SL (1986) Noradrenergic and serotonergic innervation of cortical, thalamic, and tectal visual structures in old and new world monkeys. J Comp Neurol 243:117–138

Murphy DL, Pigott TA (1990) A comparative examination of a role for serotonin in obsessive compulsive disorder, panic disorder, and anxiety. J Clin Psychiatry 51/4:53–60

Murphy DL, Zohar J, Benkelfat C, Pato MT, Pigott TA, Insel TR (1989) Obsessive-compulsive disorder as a 5-HT subsystem-related behavioural disorder. Br J Psychiatry 155/8:15–24

Nieuwenhuys R (1985) Chemoarchitecture of the brain. Springer, Berlin Heidelberg New York Tokyo

Pazos A, Probst A, Palacios JM (1987) Serotonin receptors in the human brain-III. Autoradiographic mapping of serotonin-1 receptors. Neuroscience 21/1:97–122

Praag HM van (1988) Serotonergic mechanisms and suicidal behavior. Psychiatr Psychobiol 3:335–346

Richardson BP, Engel G (1986) The pharmacology and function of 5-HT_3 receptors. TINS 9:424–428

Schmidt AW, Peroutka SJ (1989) 5-Hydroxytryptamine receptor „families". FASEB J 3:2242–2249

Séguéla P, Watkins KC, Descarriers L (1989) Ultrastructural relationships of serotonin axon terminals in the cerebral cortex of the adult rat. J Comp Neurol 289:129–142

Shenker A, Maayani S, Weinstein H, Green JP (1987) Pharmacological characterization of two 5-hydroxytryptamine receptors coupled to adenylate cyclase in guinea pig hippocampal membranes. Mol Pharmacol 31:357–367

Soubrié P (1986) Reconciling the role of central serotonin neurons in human and animal behavior. Behav Brain Sci 9:319–364

Steinbusch HWM (1981) Distribution of serotonin-immunoreactivity in the central nervous system of the rat. Neuroscience 4:557–618

Törk I, Hornung J-P (1990) Raphe nuclei and the serotonergic system. In: Paxinos G (ed) The human nervous system. Academic Press, San Diego New York Boston, pp 1001–1022

Valzelli L (1984) Reflections on experimental and human pathology of aggression. Prog Neuropsychopharmacol Biol Psychiatry 8:311–325

Waeber C, Schoeffter P, Hoyer D, Palacios JM (1990) The serotonin 5-HT_{1D} receptor: A progress review. Neurochem Res 15/6:567–582

Wilson MA, Ricaurte GA, Molliver ME (1989) Distinct morphologic classes of serotonergic axons in primates exhibit differential vulnerability to the psychotropic drug, 3,4-methylenedioxymethamphetamine. Neuroscience 28/1:121–137

Yakel JL, Jackson MB (1988) 5-HT_3 receptors mediate rapid responses in cultured hippocampus and a clonal cell line. Neuron 1:615–621

Zemlan FP, Garver DL (1990) Depression and antidepressant therapy: Receptor dynamics. Prog Neuropsychopharmacol Biol Psychiatry 14:503–523

Serotonin –
der Depressionsneurotransmitter?

MANFRED ACKENHEIL

Einführung

Serotonin (chemische Bezeichnung: 5-Hydroxytryptamin, 5-HT) fand nach seiner Entdeckung im Jahr 1948 durch Rapport et al. sehr schnell das Interesse der Forscher, die sich mit der Funktion des Gehirns beschäftigten, da Gaddum (1953) herausgefunden hatte, daß ein Antagonismus zwischen LSD und Serotonin besteht. Sehr ausführlich beschäftigte sich später die Arbeitsgruppe um Brodie am National Institute of Mental Health mit der Wirkung von Serotonin auf das Verhalten von Tieren, die davon ausging, daß Serotonin eine eher hemmende Wirkung hat (Pletscher et al. 1956). Serotonin wurde dann von Woolley zum erstenmal im Zusammenhang mit der Depression erwähnt. Woolley (1962) untersuchte die Wirkung von Serotonin im Zusammenhang mit dem LSD-Antagonismus und den halluzinogenen Eigenschaften von LSD. Ausgehend von den halluzinogenen Eigenschaften des LSD, die die Bedeutung des Serotonins für die Schizophrenie nahelegten, wurde in Verbindung mit dem Konzept der Einheitspsychose auch das Serotonin zum erstenmal als möglicher Transmitter der Depression diskutiert. Eine verminderte Aktivität serotonerger Neurone wurde schließlich von Coppen et al. (1967) für die Pathogenese affektiver Erkrankungen postuliert. Coppen ging dabei vom Wirkmechanismus der klassischen trizyklischen Antidepressiva aus, die im Tierversuch die durch Reserpin hervorgerufene Sedation über eine Serotoninaufnahmehemmung aufzuheben vermögen. Das Hochdruckmittel Reserpin, das bei ungefähr 15 % hiermit behandelter Patienten eine depressive Symptomatik hervorruft, führt in den Nervenendigungen zu einer Entleerung der Speichergranula an Serotonin und Noradrenalin. Durch den verstärkten Abbau dieser beiden Transmitter entsteht ein Serotonin- und Noradrenalinmangel. Die verminderte Aktivität serotonerger Neurone erklärt viele bei der Depression auftretender Symptome. Depressive Stimmungen, Schlafstörungen, gestörte zirkadiane Rhythmik, abnorme endokrine Funktionen, Angst und verminderte motorische Aktivität werden in diesem Zusammenhang diskutiert. Basierend auf dem angenommenen Wirkmechanismus der klassischen trizyklischen Antidepressiva standen sich von Ende der 60er bis in die 80er Jahre die Katecholaminhypothese (z. B. Matussek 1966) und die Serotoninhypothese der Depression (Coppen 1967; Meltzer u. Lowry 1987) gegenüber und führten zu bis heute anhaltenden heftigen Diskussionen.

Serotonin und Gehirn

Zum heutigen Kenntnisstand über Wirkung und Funktion von Serotonin haben die Grundlagenwissenschaften Neurochemie, Neuropharmakologie, Neuroanatomie und Neurophysiologie das Wesentlichste beigetragen. Im folgenden wird dieser Kenntnisstand kurz skizziert.

Eine Beschreibung serotonerger Neurone im Gehirn erfolgte durch Fuxe et al. (1983), die mit Hilfe von fluoreszenzhistochemischen Methoden serotonerge Nervenbahnen sichtbar machten. Ihre Befunde wurden durch neuere Arbeiten bestätigt. Heute weiß man, daß die Zellkörper serotonerger Neurone fast ausschließlich im Hirnstamm in den verschiedenen Raphekernen liegen und von dort aus zahlreiche Hirnregionen innervieren. Von besonderer Bedeutung sind wahrscheinlich die Nervenfasern, die in Teilen des limbischen Systems, dem Septum, Hippokampus und endokrinalem Kortex enden, d. h. in Hirngebieten, die eine wichtige Rolle bei der Steuerung von Emotionen und Affekten spielen. Der Hippokampus weist dabei eine besonders hohe Dichte von 5-HT-1A-Rezeptoren auf.

Andere Fasern enden im nigrostriären Gebiet, das für die Steuerung der Motorik von großer Bedeutung ist.

Serotonin (5-HT; Abb. 1) wird aus der Aminosäure Tryptophan, die die Blut-Hirn-Schranke durchdringen kann und im Neuron aufgenommen wird, mit Hilfe des Enzyms Tryptophanhydroxylase über 5-Hydroxytryptophan (5-HTP) und mit Hilfe des Enzyms 5-Hydroxytryptophandecarboxylase gebildet. Serotonin wird in den Nervenendigungen in Speichergranula (sog. Vesikeln) vor dem Abbau geschützt und vorrätig gehalten und beim Ankommen eines Nervenimpulses durch Exozytose in den synaptischen Spalt freigesetzt (Abb. 2). Ein großer Teil des Serotonins wird über einen aktiven Transportmechanismus wieder in die Synapse aufgenommen, neu gespeichert und auf diese Weise inaktiviert. Das Enzym Monoaminoxidase, das es in den beiden Formen A und B gibt, baut das Serotonin zur 5-Hydroxindolessigsäure (5-HIES) ab, die in Körperflüssigkeiten wie Blut, Liquor

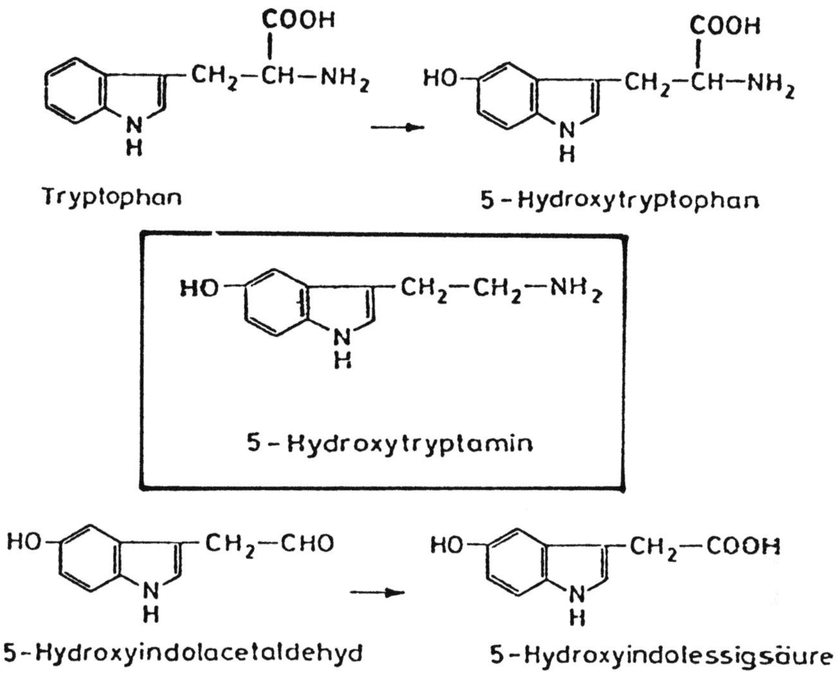

Abb. 1. Serotoninstoffwechsel

und Urin gemessen werden kann. Die Menge der ausgeschiedenen 5-Hydroxyindolessigsäure erlaubt einen Rückschluß auf den Serotoninumsatz. Die beiden Katecholamine Noradrenalin und Dopamin werden auf ähnliche Weise synthetisiert, gespeichert, freigesetzt, abgebaut und inaktiviert (Enzyme: Tyrosinhydroxylase, DOPA-Decarboxylase).

Die Regulation der Aktivität serotonerger und auch katecholaminerger Neurone erfolgt über den Stoffwechsel (Auf- und Abbau) des jeweiligen Transmitters, die Freisetzung und die Empfindlichkeiten der jeweiligen Rezeptoren, mit denen der Transmitter reagiert und über die seine Wirkung weitergeleitet wird. Zwischen Transmitter und Rezeptor besteht ein enges Wechselspiel. Für das Serotonin sind inzwischen mindestens 6 verschiedene Rezeptoren bekannt (Übersicht Peroutka 1987). Die Unterscheidung dieser Rezeptoren erfolgt auf der Grundlage von Bindungsstudien mit radioaktiv markierten Liganden und deren unterschiedlicher Affinität. bzw. auf der Aufklärung der Proteinstruktur mit molekularbiologischen Methoden. Die meisten der Serotonin-Rezeptoren, 5-HT-1 A/-1 B/-1 C und 5-HT-2 sind an das

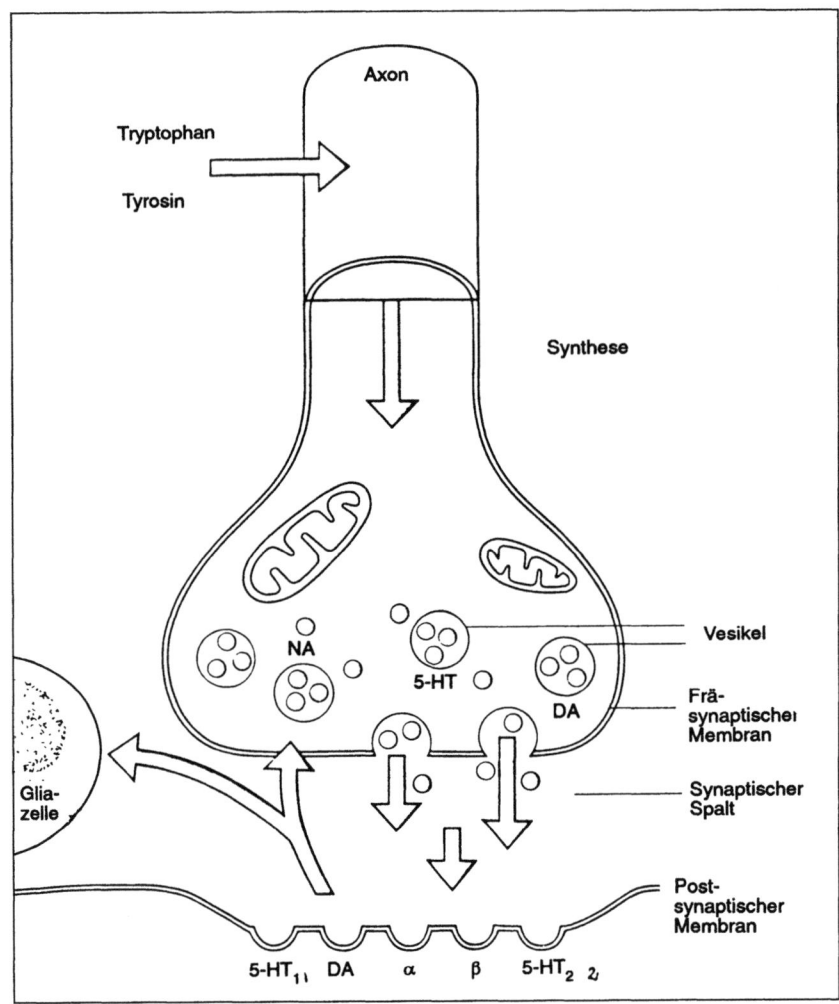

Abb. 2. Schema einer Synapse.
NA Noradrenalin, *DA* Dopamin, *5-HT* Serotonin

sog. G-(Guanosin-)Protein gekoppelt und gehören zu der sog. G-Protein-Rezeptorfamilie, ebenso wie z. B. die verschiedenen β-Rezeptoren (Prichett et al. 1988). Der 5-HT-3-Rezeptor ist an Ionenkanäle gekoppelt (Kilpatrick et al. 1987). Die verschiedenen Subtypen von 5-HT-Rezeptoren sind am Neuron unterschiedlich verteilt. Grob schematisch kann gesagt werden, daß 5-HT-1A-Rezeptoren sich an

Zellkörpern (somatodendritische Rezeptoren) und auch an postsynaptischen Membranen zusammen mit 5-HT-2-Rezeptoren befinden. Zwischen beiden Rezeptoren besteht möglicherweise ein Gleichgewicht, d. h. eine pharmakogene Stimulation oder Antagonisierung des jeweiligen Rezeptortyps führt zu einem Überwiegen des jeweiligen anderen Rezeptors. Dies gilt für die Verteilung im Hippokampus und im Raphezellkerngebiet.

Wirkmechanismus von Antidepressiva

Schon sehr frühzeitig wurde eine Störung des Serotonins als Ursache depressiver Erkrankungen diskutiert. Dies beruhte auf dem vermuteten Wirkmechanismus klassischer trizyklischer Antidepressiva (Übersicht s. Ackenheil 1990), die durch Hemmung des wichtigen Inaktivierungsschrittes, der Wiederaufnahme in die Nervenendigung, eine Anreicherung der Transmitter Serotonin, Noradrenalin und Dopamin im synaptischen Spalt bewirken und damit ein mögliches Defizit ausgleichen. Trizyklische Antidepressiva besitzen eine unterschiedlich starke Potenz für die Hemmung der Wiederaufnahme von Noradrenalin und Serotonin (Abb. 3). Es wurde daher angenommen, daß Substanzen mit starker Noradrenalinwiederaufnahmehemmung eher antriebssteigernd, Substanzen mit starker Serotoninwiederaufnahmehemmung eher stimmungsaufhellend und angstlösend sind. Es ist jedoch fraglich, ob eine solche Trennung heute noch aufrechterhalten werden kann, da diese Wiederaufnahmehemmung möglicherweise nicht der entscheidende Mechanismus ist, sondern – hierdurch bedingt – andere Änderungen an der Synapse eine größere Bedeutung besitzen. Die Wiederaufnahmehemmung erfolgt bei akuter Gabe, die antidepressive Wirkung tritt jedoch meist erst nach 8–14 Tagen ein. Zu diesem Zeitpunkt findet man eine verminderte Empfindlichkeit β-adrenerger Rezeptoren, die als „β-Down regulation" (Vetulani u. Sulser 1975) bezeichnet wird. Diese β-Down-Regulation an noradrenergen Neuronen erfordert ein intaktes Serotoninsystem (Racagni u. Brunello 1984). Möglicherweise führt auch eine gesteigerte Aktivität serotonerger Neurone allein zu einer solchen β-Down-Regulation. Gleichzeitig wird eine gesteigerte Empfindlichkeit α-adrenerger Rezeptoren beschrieben (Mogilnicka et al. 1987). Auch Veränderungen der Aktivität dopaminerger Neurone werden beschrieben. Neben einer schwachen Wiederaufnahmehemmung des Dopamins (Randrup u. Baestrup 1977) findet man auch nach Wiederaufnahmehemmung des Serotonins durch spezifische Antidepressiva, z. B. Fluvoxamin,

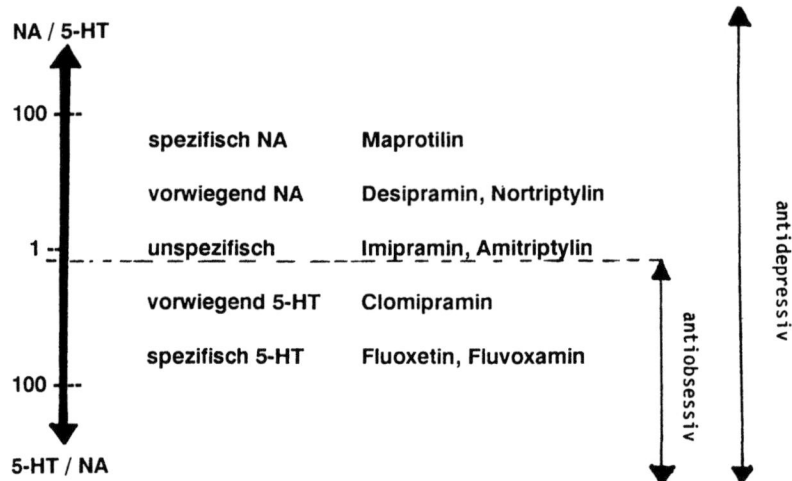

Abb. 3. Relative Spezifität verschiedener NA-/5-HT-Aufnahmehemmer.
NA/5-HT Verhältnis der NA/5-HT-Aufnahmehemmung
5-HT/NA Verhältnis der 5-HT/NA-Aufnahmehemmung

eine gesteigerte Aktivität dopaminerger Neurone, die anhand des Abbauprodukts Homovanillinsäure gemessen werden kann.

Auch die direkte Beeinflussung der unterschiedlichen Serotoninrezeptoren, sei es durch Stimulation oder Blockade, ergibt Hinweise auf den Wirkmechanismus von Antidepressiva. Vor allem die Entwicklung neuer spezifischer Psychopharmaka erlaubte weitere Einblicke in die Funktion serotonerger Neurone. Abhängig von Stimulation oder Blockade eines bestimmten Rezeptortyps resultiert im Tierversuch ein anderes Verhalten. Spezifische Substanzen, die 5-HT-1 A-Rezeptoren stimulieren (z. B. Buspiron, Ipsapiron), wirken im Tierversuch antiaggressiv, anxiolytisch und auch – soweit dies erkennbar ist – antidepressiv (Spencer u. Traber 1987). Dieselbe Wirkung zeigen blockierende Substanzen der 5-HT-2-Rezeptoren, die mit den 5-HT-1 A-Rezeptoren im Gleichgewicht stehen. Man kann davon ausgehen, daß die spezifische Serotoninwiederaufnahmehemmung diese beiden Rezeptortypen in unterschiedlicher Weise stimuliert und daß damit der erste Schritt für die antidepressive Wirkung zustande kommt.

Aufgrund der gegenseitigen Beeinflussung der verschiedenen Transmittersysteme fällt es schwer, einem einzigen Transmitter allein eine vorherrschende Rolle für die Wirkung von Antidepressiva zuzuschreiben. Weiterhin ist unklar, ob nicht Veränderungen, die sich auf der Ebene der „second messenger" abspielen, genauso wichtig sind. Lithium und Carbamazepin, die v. a. bei phasenhaft verlaufenden Depressionen eingesetzt werden, greifen wahrscheinlich an einem dieser Systeme, z. B. dem Adenylatzyklasesystem oder dem Phosphatidylinositolsystem ein. Schließlich wurde neuerdings mit molekularbiologischen Methoden festgestellt, daß auch die sog. „Third-messenger-Systeme", über die die Genexpression von Proteinen gesteuert wird, durch die chronische Gabe von Antidepressiva verändert werden (Perez et al. 1989). Aufgrund des verzögerten Wirkungseintritts der antidepressiven Behandlung kann man annehmen, daß diesen Systemen eine große Rolle zukommt. Zukünftige Untersuchungen werden sich wahrscheinlich auf diese Systeme konzentrieren. Allerdings muß festgehalten werden, daß der erste Schritt für eine solche Beeinflussung auf der Ebene des Stoffwechsels der Transmitter, also z. B. bei der Wiederaufnahmehemmung beginnt. Die Entwicklung neuer Antidepressiva, die an „Second"- und „Third-messenger-Systemen" angreifen, steckt erst in den Anfängen.

Biochemische Befunde beim Menschen

Der Nachweis von Störungen des Serotoninsystems bei depressiven Patienten konnte bis heute nur unzureichend geführt werden. Man muß allerdings dabei berücksichtigen, daß die Messung der Aktivität serotonerger Neurone im Gehirn beim Menschen bis jetzt kaum möglich war. Der Stoffwechsel des Serotonins kann beim Menschen nur mit Hilfe des Abbauproduktes 5-Hydroxyindolessigsäure analysiert werden. Dabei muß beachtet werden, daß der größte Teil der 5-Hydroxyindolessigsäure im Blut, Urin und selbst im Liquor aus der Körperperipherie stammt. Bei einer Untergruppe depressiver Patienten fanden Åsberg u. Nordström (1988) eine Verminderung der 5-Hydroxyindolessigsäure im Liquor. Bei diesen Patienten waren Symptome der Suizidalität und teilweise auch der Aggressivität vorherrschend. Diese Befunde konnten nur teilweise repliziert werden. Als Erklärung hierfür wurde die Heterogenität depressiver Erkrankungen bzw. die unterschiedliche Symptomatologie herangezogen.

Einen weiteren möglichen Zugang für die Untersuchung des Zustands serotonerger Neurone bzw. Rezeptoren im Gehirn bieten Blutzellen, die Analogien zu Nervenzellen aufweisen. Blutzellen besitzen ähnliche Rezeptoren wie Nervenzellen; sie ermöglichen wahrscheinlich die Kommunikation zwischen beiden Systemen (s. Arbeiten über Psychoneuroimmunologie). An Thrombozyten wurde eine Verminderung der Imipraminbindungsstellen, die mit dem Serotonintransportsystem in Zusammenhang stehen, bei depressiven Patienten beschrieben (Langer et al. 1981). Mit Hilfe von radioaktiv markiertem Ketanserin, welches 5-HT-2-Rezeptoren markiert, wurden erhöhte 5-HT-2-Rezeptorbindungsstellen an Thrombozyten und auch im Gehirn verstorbener depressiver Patienten nachgewiesen. Eine erhöhte Anzahl von Bindungsstellen kann als Ausdruck eines verminderten Serotoninumsatzes interpretiert werden. Die meisten dieser Ergebnisse wurden jedoch nur teilweise repliziert und finden deshalb keine allgemeine Anerkennung.

Einen weiteren Zugang zum Gehirn („window to the brain") bietet die Neuroendokrinologie. Hypothalamisch-hypophysäre Hormone werden durch verschiedene Transmitter, u. a. auch durch serotonerge Neurone, reguliert. Eine Veränderung der Aktivität dieser Neurone führt zu einer veränderten Freisetzung hypophysärer Hormone, die im Blut nachweisbar ist. Serotonin reguliert z. B. die Sekretion von Prolaktin. Die Serotoninvorstufen Tryptophan und 5-Hydroxytryptophan, auch Chlorimipramin, welches hauptsächlich die Serotoninwiederaufnahme hemmt, führen deshalb zu einer Steigerung der Prolaktinsekretion. Veränderungen der Prolaktinsekretion nach Gabe dieser Substanzen wurden bis jetzt jedoch beim depressiven Patienten kaum beschrieben. Allerdings muß dabei berücksichtigt werden, daß die Prolaktinsekretion zusätzlich durch dopaminerge Neurone gehemmt wird. Eine verminderte ACTH-Kortisolsekretion wurde nach Applikation des spezifischen 5-HT-1 A-Agonisten Ipsapiron bei depressiven Patienten beschrieben (Lesch 1990). Auch dieser Befund, der noch der Bestätigung bedarf, würde auf eine verminderte Empfindlichkeit von 5-HT-1 A-Rezeptoren hinweisen. Untersuchungen mit den modernsten heute zur Verfügung stehenden Methoden, z. B. Positron Emission Tomography, mit deren Hilfe Stoffwechselvorgänge und Rezeptoren im Gehirn lebender Menschen sichtbar gemacht werden können (Übersicht s. Ackenheil u. Hippius 1985), wurden bis jetzt noch kaum durchgeführt, eröffnen jedoch für die Zukunft neue Perspektiven. Auch die Untersuchung der Gene, die Enzyme und die Rezeptoren des Serotoninsystems kodieren und damit genetisch bedingte Veränderungen sichtbar machen können, stehen noch in den Anfängen, werden jedoch sicherlich in Zukunft weitere Erkenntnisse bringen (Übersicht s. Wildenauer u. Ackenheil 1988).

Die bis heute vorliegenden Ergebnisse sind kontrovers wie fast alle biologischen Befunde und legen den Schluß nahe, daß die Depression

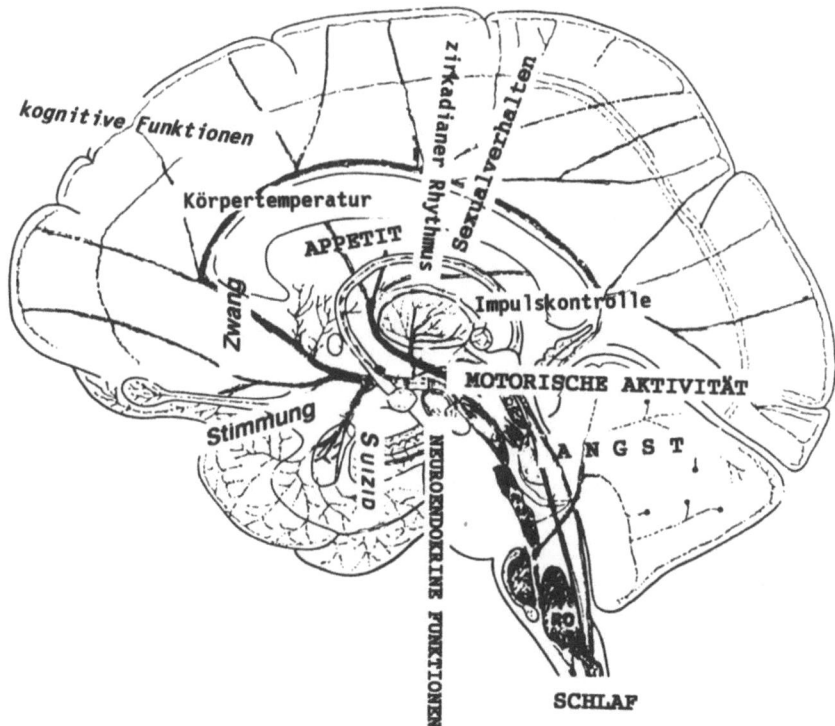

Abb. 4. Serotonin und seine Funktionen im Gehirn

als solche nicht als einheitliche Erkrankung anzusehen ist. Das Serotoninsystem wird deshalb zunehmend mit einzelnen Symptomen in Verbindung gebracht (Abb. 4). Dieses nosologieübergreifende Konzept erklärt damit auch die Wirkung serotonerger Substanzen, die ja nicht nur bei der Depression, sondern auch bei Zwangshandlungen, bei Angsterkrankungen, bei Schlafstörungen und bei Störungen des Eßverhaltens eingesetzt werden. Dieses Konzept („denosological concept") wurde von van Praag et al. (1987) entwickelt. Da jedoch ein enges Zusammenspiel aller Transmitter besteht, wird es schwierig sein, jedes Symptom einem einzelnen Transmitter zuzuschreiben. Möglicherweise kommt Serotonin die Rolle eines sog. *permissiven Transmitters* zu, d.h. Serotonin ist in der Lage, überschießendes Verhalten zu dämpfen. Diese würde auch seine vielen Funktionen, die z.Z. hypothetisch angenommen werden, verständlich machen.

Zusammenfassung

Der Neurotransmitter Serotonin wird seit 3 Jahrzehnten im Zusammenhang mit der Pathophysiologie affektiver Erkrankungen diskutiert. Grundlage der Serotoninhypothese der Depression, welche einen Serotoninmangel im Gehirn postuliert, und auch der Katecholaminhypothese war ursprünglich die Wirkung von Reserpin, welches in den Nervenendigungen die Speicher an Serotonin und Katecholaminen entleert und bei etwa 15% der Patienten, die mit diesem Medikament gegen Hochdruck behandelt wurden, eine Depression hervorruft. Die Kenntnis des Serotoninstoffwechsels im Neuron und der biochemischen Vorgänge in der Synapse ermöglicht eine pharmakologische Beeinflussung der Aktivität serotonerger Neurone und erklärt auch die Wirkungen von verschiedenen Psychopharmaka. Die Serotoninvorstufen Tryptophan und 5-Hydroxytryptophan, u. U. zusammen mit der Gabe von Hemmern des Serotoninabbaus (Monoaminoxidasehemmer), erhöhen das zur Verfügung stehende Noradrenalin. Klassische trizyklische Antidepressiva, die im Tierversuch die Wirkungen von Reserpin umkehren können, hemmen die Wiederaufnahme von Serotonin und Noradrenalin in die Nervenendigungen – ein Schritt, der zur Inaktivierung dieser Transmitter dient – und erhöhen auf diese Weise das Angebot an Transmittern im synaptischen Spalt. Klassische trizyklische Antidepressiva sind in bezug auf diese Wiederaufnahmehemmung unspezifisch. Deshalb trugen sie nicht dazu bei, eine der beiden Hypothesen zu bestätigen oder zu verwerfen.

Durch die Entwicklung neuer spezifischer Substanzen, die selektiv die Wiederaufnahme hemmen, z. B. Fluvoxamin, oder anderer Substanzen, die Serotoninrezeptoren direkt stimulieren oder blockieren, ergeben sich neue Ansatzpunkte für die Erforschung der Serotoninhypothese. Serotonin ist in der Lage, eine Vielzahl von Verhaltensvariablen zu modifizieren, die als Symptome bei der Depression und anderen psychiatrischen Erkrankungen vorkommen. Es handelt sich dabei um Symptome bzw. Verhaltensvariablen wie z. B. Schlafstörungen, Angst, Aggression, Suizidalität, Sexualität, Zwangshandlungen u. a. Da solche Symptome nicht nur bei der Depression auftreten, sondern auch bei anderen psychiatrischen Erkrankungen, die nicht mit den klassischen nosologischen Einteilungen übereinstimmen, spricht man von *„denosological concepts"* (Entnosologisierung), d. h. von Störungen, die durch einzelne Transmitter – wie Serotonin – beeinflußt und modifiziert werden. Die Vielzahl dieser Verhaltensvariablen läßt sich einmal durch die unterschiedliche Lokalisation serotonerger Neurone im Gehirn erklären; andererseits scheinen die verschiedenen Serotoninrezeptoruntertypen von wesentlicher Bedeutung zu sein. Wir unterscheiden heute mindestens 5 verschiedene Serotoninrezeptorsubtypen, die sowohl präsynaptisch als auch postsynaptisch lokalisiert sind. Die Stimulation oder Hemmung dieser Rezeptoren ruft unterschiedliche Verhaltensänderungen hervor. Besondere Bedeutung für die Depression scheinen die 5-HT-1 A- und die 5-HT-2-Rezeptoren zu sein. Beide Rezeptoren beeinflussen sich jedoch gegenseitig bzw. stehen in einem Gleichgewicht zueinander. Hemmung der 5-HT-2-Rezeptoren bzw. Stimulation der 5-HT-1 A-Rezeptoren führt deshalb unter bestimmten Bedingungen zu gleichen Verhaltensänderungen. Diese gegenseitige Beeinflussung betrifft jedoch auch andere Transmittersysteme. Es ist seit langem bekannt, daß Serotonin noradrenerge Neurone, ebenso wie dopaminerge, cholinerge und GABA-erge Neurone beeinflußt. Auf diese Weise lassen sich ebenfalls einige Wirkungen spezifischer serotonerger Substanzen erklären. Neuere Konzepte berücksichtigen diese Interaktionen, wobei auch Wirkungen auf der Ebene der „Second-messenger-Systeme" und der sog. „Third-messenger-Systeme", der Genexpression, die wahrscheinlich eher für Langzeitwirkungen verantwortlich sind, berücksichtigt werden müssen. Neuere spezifische Antidepressiva, wie z.B. Fluvoxamin, haben auf diese Weise eine neue Ära in der biologisch-psychiatrischen Forschung eingeleitet.

Literatur

Ackenheil M (1990) The mechanism of action of antidepressants revised. J Neural Transm 32:29–37

Ackenheil M, Hippius H (1985) Windows to the brain: NMR and PET. Excerpta Med 3:1–3

Åsberg M, Nordström P (1988) Biological correlates of suicidal behavior. In: Möller H-J, Schmidtke A, Welz R (eds) Current issues of suicidology. Springer, Berlin Heidelberg New York Tokyo, pp 221–241

Coppen A (1967) The biochemistry of affective disorders. Br J Psychiatry 113/504:1237–1264

Fuxe K, Calza L, Benfenati F, Zini I, Agnati LF (1983) Quantitative autoradiographic localization of (^{3}H)imipramine binding sites in the brain of the rat: relationship to ascending 5-hydroxytryptamine neuron systems. Proc Natl Acad Sci USA 80:3836–3840

Gaddum JH (1953) Antagonism between LSD and 5-hydroxytryptamine. J Physiol (Lond) 121

Kilpatrick GJ, Jones BJ, Tyers MB (1987) Identification and distribution of 5-HT$_3$ receptors in rat brain using radioligand binding. Nature 330:746–748

Langer SZ, Zarifian E, Briley M, Raisman R, Sechter D (1981) High-affinity binding of ^{3}H-imipramine in brain and platelets and its relevance to the biochemistry of affective disorders. Life Sci 29/3:211–220

Lesch KO (1990) Depression, Glukokortikoide und der 5-HT$_{1A}$-Rezeptor/G$_1$-Adenylatzyklase-Komplex. Fortschr Neurol Psychiatr 58/1:41

Matussek N (1966) Neurobiologie und Depression. Med Wochenschr 20:109

Meltzer HY, Lowry MT (1987) The serotonin hypothesis of depression. In: Meltzer HY (ed) Psychopharmacology: the 3rd generation of progress. Raven, New York, pp 513–526

Mogilnicka E, Zazula M, Wedzony K (1987) Functional supersensitivity to the α_1-adrenoceptor agonist after repeated treatment with antidepressant drugs is not conditioned by β-down regulation. Neuropharmacology 26/10:1457–1461

Perez J, Tinelli D, Brunello N, Racagni G (1989) cAMP-Dependent phosphorylation of soluble and crude microtubule fractions of rat cerebral cortex after prolonged desmethylimipramine treatment. Eur J Pharmacol Mol Pharmacol 172:305–316

Peroutka SJ (1987) Serotonin receptors. In: Meltzer HY (ed) Psychopharmacology: the 3rd generation of progress. Raven, New York, pp 303:311

Pletscher A, Parkhurst AS, Brodie BB (1956) Serotonin as a mediator of reserpine action in brain. J Pharmacol Exp Ther 116/1:84–89

Praag HM van, Kahn RS, Asnis GM, Wetzler S, Brown SL, Bleich A, Korn ML (1987) Denosologization of biological psychiatry or the specificity of 5-HT disturbances in psychiatric disorders. J Affective Disord 13:1–8

Pritchett DB, Bach AW, Wozny M, Taleb O, Dal Toso R, Shih J, Seeburg PH (1988) Structure and functional expression of cloned rat serotonin r-HT$_2$ receptor. EMBO J 7:4135–4140

Racagni G, Brunello N (1984) Transsynaptic mechanisms in the action of antidepressant drugs. Trends Pharmacol Sci 5:527

Randrup A, Baestrup C (1977) Uptake inhibition of biogenic amines by newer antidepressant drugs: relevance to the dopamine hypothesis of depression. Psychopharmacology 53:309–314

Rapport MM, Green AA, Page IH (1948) Serum vasoconstrictor (serotonin) IV. Isolation and characterization. J Biol Chem 176:1243–1251

Spencer DG Jr, Traber J (1987) The interoceptive discriminative stimuli induced by the novel putative anxiolytic TVX Q 7821: behavioral evidence for the specific involvement of serotonin 5-HT$_{1a}$ receptors. Psychopharmacology 91:25–29

Vetulani J, Sulser F (1975) Action of various antidepressant treatments reduces reactivity of noradrenergic cyclic AMP-generating system in limbic forebrain. Nature 257:495–497

Wildenauer D, Ackenheil M (1988) Molekulargenetik in der psychiatrischen Forschung II. MMW 130/10:174–176

Woolley DW (1962) The biochemical basis of psychoses; or, the serotonin hypothesis about mental illness. John Wiley & Sons, New York

Präklinische Befunde für differenziertes Verhalten von Serotoninrezeptoren bei Angst und Aggression*

BEREND OLIVIER, JAN MOS, MARTIN TULP

Einleitung

5-Hydroxytryptamin (5-HT) wurde ursprünglich als gefäßverengendes Mittel entdeckt und als Serotonin (Rapport et al. 1948) bezeichnet. Kurz darauf stellte man sein Vorkommen im ZNS fest (Twarog u. Page 1953). Nur wenige Jahre später wurde es als möglicher Neurotransmitter diskutiert (Brody u. Shore 1957).

Einen ersten Hinweis auf eine serotonerge Beteiligung bei psychiatrischen Erkrankungen enthielt der Befund, wonach die halluzinatorische Substanz d-LSD aufgrund ihrer Blockade Serotonin-vermittelter Kontraktionen der glatten Muskulatur auf Serotonin wirkte (Woolley u. Shaw 1954). Erkenntnisse der letzten 4 Jahrzehnte sprechen zunehmend für die Bedeutung des Serotonins bei Depression, Angst, Schizophrenie und Aggression, wobei sich ein eindeutiger, kausaler Zusammenhang zwischen serotonerger Aktivität und diesen Erkrankungen bis heute jedoch nicht herstellen ließ.

Während der 60er und 70er Jahre wurden große Fortschritte in der topographischen Anatomie serotonerger Neurone erzielt, einschließlich ihrer Zellkörper, Axone und Endigungen (Dahlström u. Fuxe 1964; Fuxe 1965; Steinbusch 1981; Törk 1990). Die Verteilung serotonerger Nervenbahnen spricht entschieden für eine Serotoninbeteiligung an emotionalen Vorgängen, insbesondere weil aufsteigende Projektionsfasern den zerebralen Kortex, den Hippokampus, das Putamen caudatus, den Globus pallidus, das Septum und mehrere hypothalamische Gebiete versorgen – Gebiete, die bekanntermaßen bei emotionalen Prozessen mitwirken.

Bis zum Ende der 70er Jahre gab es mit Ausnahme der Unterscheidung peripherer „M"- und „D"-Rezeptoren (Gaddum u. Picarelli 1957) keine Indizien für die Existenz unterschiedlicher Serotoninre-

---

* Wir danken Marijke Mulder und Rund van Oorschot für ihre technische Unterstützung.

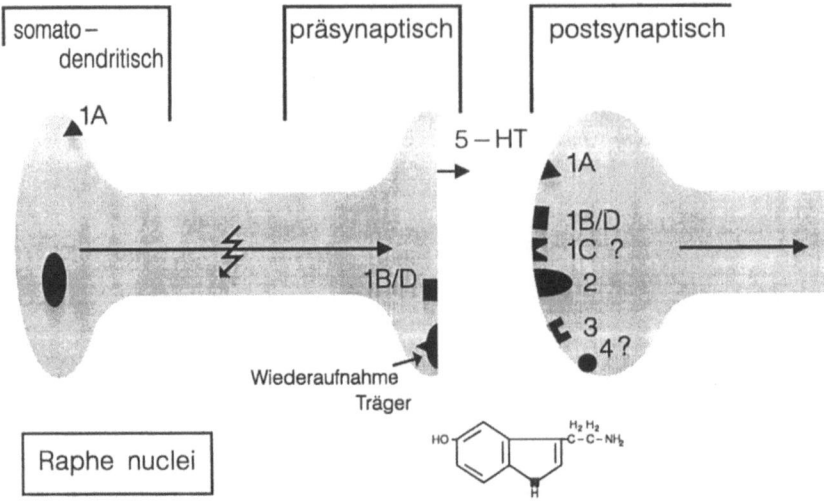

Abb. 1. Schematische Darstellung der Lokalisierung der verschiedenen serotonergen Rezeptoren auf einigen hypothetischen Neuronen

zeptoren. Weitere Fortschritte erbrachte die Entdeckung zweier als 5-HT-1- und 5-HT-2-Rezeptoren bezeichneter Serotoninerkennungsorte im Rattenhirn durch Peroutka u. Snyder (1979). Dies bildete den Anfang einer explosiven Entwicklung der 5-HT-„Rezeptorlehre".

Serotonin-(5-HT-)Rezeptoren

Durch die Entwicklung spezifischer Substanzen und den Einsatz nuklearmedizinischer Bindungstechniken konnte eine beachtliche Anzahl an Serotoninrezeptoren entdeckt werden (vgl. Peroutka et al. 1990; Hamon et al. 1990; Middlemiss u. Hutson 1990; Hartig et al. 1990; Hoyer et al. 1990; Leysen u. Pauwels 1990; Tyers 1990). Zur Zeit geht man von mindestens 7 verschiedenen 5-HT-Rezeptoren aus: 5-HT-1A, 5-HT-1B, 5-HT-1C, 5-HT-1D, 5-HT-2, 5-HT-3 und 5-HT-4. Neben diesen 7 5-HT-Hauptrezeptortypen werden zwar weitere Untertypen postuliert (z. B. 5-HT-1E, 5-HT-1P, 5-HT-1R, 5-HT-3A, 5-HT-3B und 5-HT-3C), die jedoch nicht gesichert sind.

Tabelle 1 listet die wesentlichen Charakteristika dieser 7 Serotoninrezeptoren auf. Einige dieser 5-HT-Rezeptoren konnten bereits erfolgreich kloniert werden (5-HT-1A, 5-HT-1C, 5-HT-2); ihre biochemischen und strukturellen Eigenschaften zeichnen sich langsam ab.

Tabelle 1. Überblick über die wesentlichen Eigenschaften der sieben 5-HT-Rezeptoren

Receptor	5-HT-1A	5-HT-1B	5-HT-1C	5-HT-1D	5-HT-2	5-HT-3	5-HT-4
Cloned	Yes	No	Yes	No	Yes	No	No
Radioligand [³H]	5-HT 8-OH-DPAT	5-HT [¹²⁵I]ICYP	5-HT Mesulergine	5-HT	Ketanserin Spiperone	GR 65360 ICS 205-930	–
Agonists[a]	8-OH-DPAT Ipsapirone Flesinoxan	RU 24969 TFMPP mCPP	DOI TFMPP mCPP	5-CT RU 24969 Sumatriptan	DOB DOI DOM	2-methyl 5-HT Phenylbiguanide	5-MeOT Cisapride Renzapride
Antagonist[a]	Pindolol Propranolol Methiothepine	Cyanopindolol Propranolol Methiothepine	Mesulergine Mianserin Ritanserin	Methiothepine Metergoline	Ketanserin Ritanserin Mianserin	MDL 72222 ICS 205-930 Ondansetron	ICS 205-930
High density CNS area	Hippocampus Dorsal raphe	Basal ganglia Substantia nigra	Chorioid plexus	Basal ganglia Substantia nigra	Neocortex Claustrum	N. trachus solitarius Entorhinal cortex	Colliculi Hippocampus
Species[b]	All	Rat, mouse hamster, opossum	All	Man, monkey pigeon, pig, calf guineapig	All	All	?
Second messengers	Adenylate cyclase (↓ ↑)	Adenylate cyclase (↓)	PI turnover (↑)	Adenylate cyclase (↓)	PI turnover (↑)	Directly top ion channel	Adenylate cyclase (↑)
Functional correlates	Lower lip ↑ Sex behaviour Hypotension Hypothermia	Release Inhibition Aggression	?	Release Inhibition?	Head twitch	v. Bezold-Jarish reflex	Tachycardia?
Putative therapeutic areas	Anxiety Depression	Aggression?	?	Migraine	Anxiety? Sleep disorders?	Nausea Anxiety Psychosis Drug abuse	?

[a] we have restricted ourselves to the most widely used ligands
[b] All means: found in all species investigated sofar.

Abbildung 1 zeigt ein Schema der verschiedenen serotonergen Rezeptoren auf einem hypothetischen, serotonergen Neuron und faßt deren aufgrund des gegenwärtigen Erkenntnisstands angenommene Lokalisation zusammen.

Serotonerge Liganden

Das Studium der verschiedenen serotonergen Rezeptortypen auf eine mögliche Beteiligung bei Angst und Aggression hin erfordert ortsspezifische Liganden. Unter optimalen Gegebenheiten würde man für jeden einzelnen 5-HT-Rezeptor über spezifische Agonisten und Antagonisten verfügen. Leider ist man von diesem Idealzustand noch weit entfernt (vgl. van Wijngaarden et al. 1990). Obwohl mittlerweile mehrere Substanzen zur Verfügung stehen, stellte sich mit wachsender Erkenntnis heraus, daß die ursprünglich vermutete Spezifität für einen bestimmten serotonergen Rezeptor nicht oder nur grenzwertig ausgebildet war. Gelegentlich fehlt bei Spezifität innerhalb serotonerger Rezeptortypen (z. B. Buspiron 5-HT-1A) die globale Spezifität (Dopamin-D_2-Rezeptor).

Tabelle 2 enthält eine Übersicht der Substanzen, die häufig für serotonerge Untersuchungen und auch oft im Rahmen von Forschungsprojekten über Angst und Aggression eingesetzt werden. Zwar gibt es für bestimmte Serotoninrezeptortypen hochspezifische Antikörper (5-HT-1A, 5-HT-3), aber die meisten Substanzen, wie die 5-HT-1B- und 5-HT-1D-Antikörper, sind weniger spezifisch. Hierdurch wird das Verständnis dieser Rezeptortypen erheblich kompliziert.

Angst im Tiermodell

Psychoaktive Substanzen werden im Prinzip mit Hilfe zweier Tiermodelle auf ihre Wirkung bei Angst untersucht.

Das eine Modell bedient sich konditionierter Verhaltensweisen, um anxiolytische oder anxiogene Reaktionen zu entdecken. Bei dieser Methode wirken Reaktionen mit, die durch Vorgänge operanten Konditionierens kontrolliert werden. Bekannte Beispiele sind Bestrafung oder Konfliktsituationen, „potentiated startle" (kombinierte Schreckreaktion) und konditionierte Geschmacksaversion (Übersichten: Barrett und Witkin, im Druck; Gardner 1988; Broekkamp et al. 1989; Chopin u. Briley 1987; Treit 1985).

Tabelle 2. Affinitäten (K_i in nM) serotonerger Substanzen für die verschiedenen 5-HT-Rezeptoren und andere wichtige Bindungsstellen

Drugs	receptor 1A	1B	5-HT 1C	1D	2	3	Other significant affinities[a]	Agonist or antagonist
Serotonin	3.1	3.4	3.1	2.8	2500	4.3		Ag (by definition)
8-OH-DPAT	2.8	1800	7800	930	>10000	2950		Ag (1A)
Buspirone	15	3000	4800	>10000	1000	>10000	D_2 (42); E (110)	Ag (1A)
Ipsapirone	5.5	3500	>10000	>10000	2700	>10000	D_2 (420); α_1 (230)	Ag (1A)
Flesinoxan	1.7	810	>10000	160	4500	>10000	D_2 (140)	Ag (1A)
Gepirone	26	8500	>10000	>10000	3800	>10000	D_2 (560)	Ag (1A)
NAN-190	1.3	620	630	790	220	>10000	α_1 (0.67); D_2 (15); E (31)	Ant (1A), Ag (α_1)
(s)-(−)Pindolol	210	400	>10000	8700	>10000	>10000	β (0.20)	Ant (1A, 1B), Ant (β)
(±) Propranolol	140	540	1100	>10000	>10000	4000	β (1.3)	Ant (1A, 1B), Ant (β)
TFMPP	200	49	13	690	780	2100		Ag
mCPP	210	79	29	1100	140	6.2	α_1 (330), α_2 (590); 5-HT uptake (270)	Ag (1B, 1C)
RU 24969	8.7	5.9	48	42	1700	3800	5-HT uptake (280)	Ag (1A, 1B, 1C, 1D)
Eltoprazine	40	52	81	390	1700	1300	β (420); α_1 (790)	Ag (1A, 1B), Ant (1C)
Cyanopindolol	5.9	17	>10000	410	>10000	>10000	β (0.20)	Ant (1A, 1B, β)
DOI	6900	2100	6.5	7200	210	>10000		Ag (1C, 2)
Ritanserin	830	1700	0.55	410	3.2	7200		Ant (1C, 2)
Ketanserin	>1000	>10000	110	2200	1.7	>10000	D_2 (13); H_2 (22); α_1 (90)	Ant (2)
Sumatriptan	250	160	8100	68	>10000	>10000	α_1 (8.7); D_2 (340)	Ag (1A, 1B, 1D)
Ondansetron	>10000	3700	5000	>10000	>10000	1.6		Ant (3)
Granisetron	>10000	>1000	>10000	>10000	>10000	0.48		Ant (3)
Zacopride	>10000	>10000	2600	>10000	3600	0.53		Ant (3)
ICS 205,930	>10000	>10000	>10000	>10000	>10000	1.6		Ant (3)
2 Methyl-5-HT	1700	810	540	1800	>10000	36		Ag (3)

Ag, agonist; Ant, antagonist
[a] Significant defined as less than a factor 100 difference from the highest affinity.

Die zweite Methode bedient sich unkonditionierter Verhaltensweisen, indem eine mögliche Beeinflussung der Angst durch Einsatz natürlicher Neigungen und des spezieesspezifischen Verhaltensrepertoires der Tiere entdeckt werden soll. Beispiele sind Erkundungsverhalten, Hochlabyrinth, defensives Krallen, Ultraschallvokalisation und verschiedene andere, natürliche Verhaltensweisen (vgl. Barrett 1991; Insel u. Winslow 1991). Obwohl die meisten Tiermodelle für Angst hochempfindlich und hilfreich bei der Untersuchung von Substanzen sind, die ihre Wirkung über den GABA-BDZ-Rezeptorenkomplex entfalten, gelten sie als weniger bzw. gar nicht empfindlich für anxiolytische Substanzen mit anderem Wirkmechanismus, wie z. B. den 5-HT-1 A-Agonisten (z. B. Buspiron). Dies intensivierte Bemühungen, weitere Angstmodelle zu entwickeln, die das Studium dieser neuartigen, anxiolytischen Substanzen ermöglichen. Insbesondere den Fortschritten auf dem oft als ethologisch fundiert bezeichneten Gebiet unkonditionierter Lernmodelle verdanken wir empfindliche Angstmodelle, und zwar gerade für serotonerge Substanzen.

Aggression im Tiermodell

Aggressives Verhalten unterteilt man in *offensive* und *defensive* Aggression (Olivier u. Mos 1986). Bei offensiver Aggression werden Initiativen des Angriffs oder der Drohung unternommen, bei defensiver Aggression Initiativen, eine Bedrohung abzuwehren. Offensive Aggression wird in mehreren Tiermodellen dargestellt, u. a. durch isolationsinduzierte Aggression bei Mäusen, Revierverletzung (territoriale Aggression) bei Ratten, mütterliche Aggression bei Mäusen und Ratten und durch Gehirnstimulation induziertes, offensives Verhalten bei Ratten.

Defensives Verhalten läßt sich bei Ratten und Mäusen untersuchen, die sich nach Applikation von Fußsohlenschocks defensiv verhalten, sowie am defensiven Verhalten der eindringenden Ratte, wenn sie von der revierbesitzenden Ratte angegriffen wird (vgl. Olivier et al. 1989; Miczek 1987).

Aggressives Verhalten wird mit Hilfe weiterer Situationen untersucht, die oft kombiniert offensive und defensive Aspekte agonistischen Verhaltens umfassen, wobei serotonerge Substanzen ihre Wirkung auf aggressives Verhalten nicht schwerpunktmäßig bei diesen Modellen zeigen.

Bedeutung der Serotoninrezeptoren bei Angst

5-HT-1 A-Rezeptoren

Mehrere 5-HT-1 A-Agonisten wurden in unterschiedlichen Konfliktsituationen untersucht, z. B. in dem Geller-Seifter-Test, dem Vogel-Test oder dem Vier-Platten-Test (Übersicht bei Barrett 1991). Im Gegensatz zu Benzodiazepinen, die in diesen Situationen zuverlässige und stabile anxiolytische Reaktionen auslösen, kommt es bei 5-HT-1 A-Agonisten (8-OH-DPAT, Buspiron, Ipsapiron, Gepiron, Flesinoxan u. v. a.) zu widersprüchlichen Reaktionen. Zum Teil positive, aber auch negative Wirkungen wurden bei Ratten, Mäusen und Affen beschrieben (vgl. Howard u. Pollard 1990; Barrett 1991). Sofern anxiolytische Effekte nachweisbar sind, haben diese oft eine geringere Größenordnung als bei Benzodiazepinen.

Eine den Benzodiazepinen vergleichbare, auffällig starke Wirkung der 5-HT-1 A-Agonisten fand sich in einer Konfliktsituation mit Tauben (Barrett et al. 1989; Gleeson et al. 1989).

Problematisch ist der Effekt der 5-HT-1- A-Agonisten auf die „Potentiated startle"-Reaktion (konditionierte Angst; Davis 1988): Buspiron und Gepiron blockierten die Potentiated-startle-Reaktion, 8-OH-DPAT und Ipsapiron dagegen nicht. Trotzdem erzielten Mansbach u. Geyer (1988) mit letzteren positive Ergebnisse. 5-HT-1 A-Agonisten (Buspiron, 8-OH-DPAT) zeigen gegensätzliche Wirkungen, wenn Angst nach Stimulation der periaquäduktal liegenden grauen Substanzen (PEG) gemessen wird (Jenck et al. 1989a, b). Auch andere, mutmaßliche Anxiolytika zeigen in diesem Verfahren komplexe Wirkungen. Von daher ist zu vermuten, daß diese Methode ein weniger geeignetes Angstmodell darstellt. Wirksam waren 5-HT-1 A-Agonisten im Hell-dunkel-Versuch bei Mäusen (Costall et al. 1989; Onaivi u. Martin 1990), obwohl auch hier negative Befunde vorliegen (Olivier et al. 1990 b).

Im Hochlabyrinth fand sich ein ähnliches Wirkprofil; sowohl anxiolytische als auch fehlende und anxiogene Wirkungen werden für die verschiedenen 5-HT-1 A-Agonisten berichtet (Critchley u. Handley 1987; Pellow 1986; Pellow u. File 1986; Moser et al. 1990). Vergleichbar gemischte Wirkeffekte der 5-HT-1 A-Agonisten fanden sich auch in weiteren, mutmaßlichen Angstparadigmen, z. B. defensives Krallen (Craft et al. 1988; Meert u. Colpaert 1986; Treit u. Fundytus 1988) und soziale Interaktion (File 1988; Guy u. Gardner 1985).

Am ehesten deckten sich die Ergebnisse, die mit 5-HT-1A-Agonisten nach Ultraschallaufzeichnung der Angstrufe von der Mutter getrennter junger Ratten („ultrasonic distress vocalization") erzielt wurden. Hier erwiesen sich 5-HT-1-Agonisten als genauso wirksam wie Benzodiazepine (Gardner 1985; Mos u. Olivier 1988, 1989, 1990; Hard u. Engel 1988).

Weitere Verhaltenssituationen wurden als Angstparadigma diskutiert, so die streßinduzierte Hyperthermie und die niederlageninduzierte Analgesie, in denen 5-HT-1A-Agonisten wirksam sind. Bevor diese Situationen jedoch in das Instrumentarium anerkannter Testverfahren auf der Suche nach anxiolytischen Substanzen eingereiht werden können, bedarf es einer genaueren Validierung.

5-HT-1B-, 5-HT-1C- und 5-HT1D-Rezeptoren

Insgesamt ergibt sich für Substanzen mit Affinität zu diesen Rezeptortypen ein sehr verschwommenes Bild. Zum Teil liegt dies am Fehlen spezifischer Antikörper (alle verfügbaren Substanzen üben kombinierte Wirkungen auf die verschiedenen 5-HT-1-Rezeptoren aus). Auf der anderen Seite sind die Ergebnisse oft widersprüchlich: Sowohl anxiolytische als auch anxiogene Wirkungen werden beschrieben (vgl. Barrett 1991).

5-HT-2-Rezeptoren

5-HT-2-Antagonisten (Ritanserin, Ketanserin) erwiesen sich zwar wiederholt, aber nicht in allen Testsituationen als anxiolytisch (s. Tabelle 3). 5-HT-2-Agonisten (DOI, DOM, DOB) wurden nicht in allen Situationen umfassend untersucht und die vorhandenen Befunde werfen Fragen auf: Durch Modulation der 5-HT-2-Rezeptoren verursachte Wirkungen lassen sich nur schwer von denjenigen trennen, die durch die hohe Affinität dieser Substanzen zu 5-HT-1C-Rezeptoren verursacht werden.

5-HT-3-Rezeptoren

Die anxiolytischen Eigenschaften der 5-HT-3-Antagonisten werden kontrovers diskutiert. In Konfliktsituationen waren diese Substanzen unwirksam (Mos et al. 1989; Gleeson et al. 1989; Jones et al. 1988),

Table 3. Zusammenfassung der Effekte von 5-HT-Agonisten und -Antagonisten in verschiedenen Angstmodellen

		5-HT agonists			5-HT antagonists				
Procedure	Species	1A	1B	1C	1A	1B	1C	2	3
Conflict test	Rat	+/o	o/–	o/–	o	o	+	+	o
	Mouse	+/o	o/–	+/o/–	o	o	+/o	+/o	o
	Pigeon	+	o	o	o	o	+	+	o
	Monkey	+/o	?	?	o	o	+/o	+/o	o
Potentiated startle	Rat	+/o	o/–	o/–	o	o	o	o	+
PAG stimulation	Rat	–	o/–	o/–	o	o	+	+	o
Light-dark box	Mouse	+/o/–	o/–	o/–	o	o	+/o	+/o	+/o
Elevated-plus maze	Rat	+/o/–	o/–	o/–	o	o	+/o	+/o	–
Defensive burying	Rat	+/o	+/o	+/o	o	o	+/o	+/o	o
Social interaction	Rat	+/o	o/–	o/–	o	o	o	o	+/o
Distress vocalization	Rat	+	+/o	+/o	o	o	o	o	o
Stress-induced hyperthermia	Rat	+	o	o	o	o	+/o	+/o	o

Because of the absence of data on 5-HT-1D and 2 and 3 agonists and 5-HT-1D antagonists, these columns have been left out.
+, anxiolytic effects; o, no effects; –, anxiogenic effects; ?, not tested

obwohl einmal von geringer Wirkung die Rede ist (Papp u. Przegalinski 1989). Ondansetron wirkte bei der „Potentiated-startle"-Reaktion (Glenn u. Green 1989), während bei PAG-Stimulierung eine Wirkung der 5-HT-3-Antagonisten ausblieb (Broekkamp et al. 1989; Jenck et al. 1989a, b). Im Hell-dunkel-Versuch bei Mäusen wurde sowohl anxiolytische (Costall et al. 1988; Jones et al. 1988; Kilfoil et al. 1989; Onaivi u. Martin 1989) als auch fehlende Wirkung beobachtet (Kshama et al. 1990; Mos et al. 1989).

Keine Wirkung der 5-HT-3-Antagonisten zeigte sich im Hochlabyrinth (File u. Johnson 1989; Kshama et al. 1990) und im Test sozialer

Interaktion, obwohl bei letzterem Ondansetron in einer Studie anxiolytische Aktivität zeigte.

5-HT-3-Antagonisten waren beim Ultraschallvokalisationstest junger Ratten (Mos et al. 1989) und bei streßinduzierter Hyperthermie (Lecci et al. 1990; Zethof et al., in Vorbereitung) unwirksam. In Testanordnungen zur Substanzdifferenzierung erwies sich die Trennfunktion der 5-HT-3-Antagonisten als unzureichend (Slangen u. Olivier, in Vorbereitung).

Es hat sich also gezeigt, daß es ganz von den verschiedenen experimentellen Modellen, der Tierspezies und auch von den verschiedenen Labors abhängt, ob die anxiolytischen Effekte von 5-HT-3-Rezeptor-Antagonisten beobachtet werden können oder nicht. Weitere (klinische) Untersuchungen sind erforderlich, um das psychoaktive Wirkprofil dieser neuartigen und potentiell sehr interessanten Substanzklasse darzustellen.

Die Bedeutung der Serotoninrezeptoren bei Aggression

5-HT-1 A-Rezeptoren

Diverse Studien beschreiben antiaggressive Eigenschaften der 5-HT-1A-Agonisten (8-OH-DPAT, Buspiron, Gepiron, Flesinoxan) in unterschiedlichen, offensiven Verhaltenssituationen (isolationsinduzierte Aggression bei Mäusen, Revierverletzung bei Ratten, mütterliche Aggression bei Ratten – Übersicht bei Olivier et al. 1989; Olivier u. Mos 1989). Diese Studien zeigen aber auch, daß diese antiaggressiven Eigenschaften in ihrer Wirkung verhaltensunspezifisch sind. Darüber hinaus fehlt in einigen Tests [hypothalamisch induzierte Aggression bei Ratten, Murizid (Maustötung) bei Ratten] die antiaggressive Wirksamkeit (Olivier et al. 1900a). Dies könnte bedeuten, daß in manchen Situationen die Aktivierung von 5-HT-1A-Rezeptoren Verhaltensstörungen auslöst, die ihrerseits eine antiaggressive Handlung bewirken, daß jedoch eine direkte Beeinflussung der Aggression ausbleibt.

Verwirrend ist die Beobachtung, daß Propranolol, ein hypothetischer 5-HT-1 A-Antagonist und potenter noradrenerger β-Blocker, in einigen Modellen antiaggressiv wirksam ist, in anderen dagegen keine Wirkung zeigt. Dies unterstreicht die komplexe Rolle, die 5-HT-1 A-Rezeptoren (zumindest beim Nagetier) bei der Modulation agonistischen Verhaltens innehaben.

Table 4. Zusammenfassung der Effekte serotonerger Substanzen auf verschiedene Aggressionsmodelle

		Aggression paradigm							
		IIA	SI	RI	MA	BI	MU	FID	DI
5-HT-1A	Agonists	o/↓	o/↓	↓	↓	o	o	o	–
	Antagonists	o	o	+	o	+?	o	o	–
5-HT-1B	Agonists	+	+	+	+	+	+	o	o
	Antagonists	o	o	+	o	+?	o	o	–
5-HT-1C	Agonists	o	–	↓	↓	↓	–	–	–
	Antagonists	o	o	–	o	o	o	o	–
5-HT-2	Agonists	o	–	↓	↓	–	–	–	–
	Antagonists	o	o	–	o	o	o	o	–
5-HT-3	Agonists	–	–	–	–	–	–	–	–
	Antagonists	o	–	–	o	–	o	–	–

IIA, isolation-induced aggression (mouse); SI, social interaction (mouse); RI, resident intruder (rat); MA, maternal aggression (rat); BI, brain stimulation induced (rat); MU, muricide (rat); FID, footshock-induced defense (mouse); DI, defense intruder (rat); +, specific reduction; ↓, nonspecific reduction; o, no effect; –, not investigated; ?, ambiguous

5-HT-1B-Rezeptoren

Nach allem, was wir wissen (Übersicht bei Olivier et al. 1989, 1990a), üben 5-HT-1B-Agonisten eine hochspezifische Rolle bei der Verminderung offensiver Aggression aus. Obwohl keine spezifischen 5-HT-1B-, sondern nur kombinierte 5-HT-1-Agonisten zur Verfügung stehen, erlauben die verfügbaren Studien (Eltoprazin, RU 24969, TFMPP) die Annahme, daß 5-HT-1B-Rezeptoren zumindest bei Nagetieren an aggressivem Verhalten beteiligt sind. Ob in bezug auf Aggression 5-HT-1D-Rezeptoren eine ähnliche Rolle bei Spezies spielen, die nicht zu den Nagetieren gehören, bleibt bis zur Verfügbarkeit spezifischer 5-HT-1D-Antikörper abzuwarten.

5-HT-1C-/-1D-Rezeptoren

Unklar ist, welche Bedeutung 5-HT-1C-Rezeptoren bei der Aggression zukommt. Unsere Erkenntnisse hinsichtlich der Agonisten (DOI: ein 5-HT-1C-/-2-Agonist) zeigen, daß aggressives Verhalten unspezifisch gehemmt wird, während in den meisten Untersuchungen mit Antagonisten (Ritanserin, Ketanserin) keine spezifische Wirkung sichtbar wird. Dies läßt auf fehlende Beteiligung der 5-HT-1 C-Rezeptoren an der Modulation offensiver Aggression schließen (Olivier et al. 1989, 1990a).

Leider stehen keine spezifischen 5-HT-1 D-Liganden zur Verfügung (Sumatriptan weist ebenfalls Affinität zu 5-HT-1 B-Rezeptoren auf). Sobald solche Substanzen erhältlich sind, können sie aufgrund des bei Ratten und Mäusen fehlenden 5-HT-1 D-Rezeptors nur an Nichtnagetieren getestet werden.

5-HT-2- und 5-HT-3-Rezeptoren

Für 5-HT-2-Rezeptoren ergibt sich dasselbe Bild wie für 5-HT-1 C-Rezeptoren. 5-HT-3-Rezeptoren, zumindest soweit sie über 5-HT-3-Antagonisten beeinflußt werden, scheinen bei aggressivem Verhalten nicht beteiligt zu sein (Olivier et al. 1989, 1990a).

Schlußfolgerungen

Unser Wissen über Serotonin und Verhalten befindet sich in einem Zustand rascher Änderung. Neue Rezeptortypen werden laufend entdeckt, und ein Ende scheint nicht absehbar. Auf der anderen Seite erleben wir eine explosionsartige Zunahme an neuen Substanzen mit Spezifität für 5-HT-Rezeptoruntertypen. Infolgedessen befindet sich die Diskussion über den Zusammenhang zwischen 5-HT-Rezeptorfunktion und Angst/Aggression in ständiger Bewegung und kann sich schnell ändern. Im Moment sind wir aufgrund präklinisch-pharmakologischer Erkenntnisse der Auffassung, daß vieles für eine Beteiligung von 5-HT-1-Rezeptoren, insbesondere des Typs 5-HT-1 A, an Angstvorgängen spricht. Dagegen sind die Befunde für 5-HT-2- und 5-HT-3-Rezeptoren weniger stichhaltig.

Aggressives Verhalten scheint gleichfalls unter dem Einfluß von 5-HT-1-Rezeptoren, und zwar überwiegend (zumindest beim Nagetier) 5-HT-1 B-Rezeptoren, zu stehen. Keine Bedeutung scheint den 5-HT-2- und 5-HT-3-Rezeptoren für die Modulation aggressiven Verhaltens zuzukommen.

Literatur

Barrett JE (1991) Animal behaviour models in the analysis and understanding of anxiolytic drugs acting at serotonin receptors. In: Olivier B, Mos J, Slangen JL (eds) Animal models in psychopharmacology. Birkhäuser, Basel, pp 37–52
Barrett JE, Witkin JM (in press) Buspirone in animal models of anxiety. In: Tunicliff G, Eison AS, Taylor DP (eds) Buspirone: mechanisms and clinical aspects. Academic Press, Tampa/FL
Barrett JE, Gleeson S, Nader MA, Hoffman SM (1989) Anticonflict effects of the 5-HT$_{1A}$ compound flesinoxan. J Psychopharmacol 3:64–69
Brody BB, Shore PA (1957) A concept for a role of serotonin and norepinephrine as chemical mediators in the brain. Ann NY Acad Sci 66:631–642
Broekkamp CLE, Berendsen HHG, Jenck F, Delft AML van (1989) Animal models for anxiety and response to serotonergic drugs. Psychopathology [Suppl 1] 22:2–12
Chopin P, Briley M (1987) Animal models of anxiety: the effect of compounds that modify 5-HT neurotransmission. Trends Pharmacol Sci 8:383–388
Costall B, Naylor RJ, Tyers MB (1988) Recent advances in the neuropharmacology of 5-HT$_3$ agonists and antagonists. Rev Neurosci 2:41–65
Costall B, Jones BJ, Kelly ME, Naylor RJ, Tomkins DM (1989) Exploration of mice in black and white test box: Validation as a model of anxiety. Pharmacol Biochem Behav 32:777–785
Craft RM, Howard JL, Pollard GT (1988) Conditioned defensive burying as a model of identifying anxiolytics. Pharmacol Biochem Behav 30:775–780
Critchley MAE, Handley SL (1987) Anxiolytic-like effects of three 5-HT agonists. Psychopharmacology 93:502–506
Dahlström A, Fuxe K (1964) Evidence for the existence of monoamine containing neurons in the central nervous system. I. Demonstration of monoamines in cell bodies of brain stem neurons. Acta Physiol Scand [Suppl 232] 62:1–55
Davis M (1988) The potentiated startle response as a measure of conditioned fear and its relevance to the neurobiology of anxiety. Anim Models Psychiatr Disord 1:61–89
File S (1988) How good is social interaction as a test of anxiety? Anim Models Psychiatr Disord 1:151–166
File SE, Johnson AL (1989) Lack of effects of 5-HT$_3$ receptor antagonists in the social interaction and elevated plus-maze tests of anxiety in rats. Psychopharmacology 99:248–251
Fuxe K (1965) Evidence for the existence of monoamine neurons in the central nervous system. IV. Distribution of monoamine terminals in the central nervous system. Acta Physiol Scand [Suppl 247] 64:37–85
Gaddum JH, Picarelli ZP (1957) Two kinds of tryptamine receptor. Br J Pharmacol 12:323–328
Gardner CR (1985) Inhibition of ultrasonic distress vocalizations in rat pups by chlordiazepoxide and diazepam. Drug Dev Res 5:185–193
Gardner CR (1988) Potential use of drugs modulating 5-HT activity in the treatment of anxiety. Gen Pharmacol 19:347–356
Gleeson S, Ahlers ST, Mansbach RS, Foust JM, Barrett JE (1989) Behavioral studies with anxiolytic drugs. VI. Effects on punished responding of drugs interacting with serotonin receptor subtypes. J Pharmacol Exp Ther 250:809–817
Glenn B, Green S (1989) Anxiolytic profile of GR38032F in the potentiated startle paradigm. Behav Pharmacol 1:91–94

Guy AP, Gardner CR (1985) Pharmacological characterisation of a modified social interaction model of anxiety in the rat. Neuropsychobiology 13:194–200

Hamon M, Gozlan H, El Mestikawy S, Emerit MB, Bolaños F, Schechter L (1990) The central 5-HT$_{1A}$ receptors: Pharmacological, biochemical, functional and regulatory properties. Ann NY Acad Sci 600:114–131

Hård E, Engel J (1988) Effects of 8-OH-DPAT on ultrasonic vocalization and audiogenic immobility reaction in pre-weaning rats. Neuropharmacology 27:981–987

Hartig PR, Hoffman BJ, Kaufman MJ, Hirata F (1990) The 5-HT$_{1C}$ receptor. Ann NY Acad Sci 600:149–167

Howard JL, Pollard GT (1990) Effects of buspirone in the Geller-Seifter conflict test with incremental shock. Drug Dev Res 19:37–49

Hoyer D, Schoefter P, Waeber C, Palacios JM (1990) Serotonin-5-HT$_{1D}$ receptors. Ann NY Acad Sci 600:168–182

Insel TR, Winslow JT (1991) Rat pup ultrasonic vocalizations: an ethological relevant behaviour response to anxiolytics. In: Olivier B, Mos J, Slangen JL (eds) Animal models in psychopharmacology. Birkhäuser, Basel, pp 15–36

Jenck F, Broekkamp CLE, Delft AML van (1989a) Effects of serotonin receptor antagonists on PAG stimulation induced aversion: different contributions of 5-HT$_1$, 5-HT$_2$ and 5-HT$_3$ receptors. Psychopharmacology 97:489–495

Jenck F, Broekkamp CLE, Delft AML van (1989b) Opposite control mediated by central 5-HT$_{1A}$ and non 5-HT$_{1A}$ (5-HT$_{1B}$ or 5-HT$_{1C}$) receptors on periaqueductal gray aversion. Eur J Pharmacol 161:219–221

Jones BJ, Costall B, Domeney AM, Kelly ME, Naylor RJ, Oakley NR, Tyers MB (1988) The potential anxiolytic activity of GR3803F, a 5-HT$_3$-receptor antagonist. Psychopharmacology 93:985–993

Kilfoil T, Michel A, Montgomery D, Whiting RL (1989) Effects of anxiolytic and anxiogenic drugs on exploratory activity in a simple model of anxiety in mice. Neuropharmacology 28:901–905

Kshama D, Hrishikeshavan HJ, Shanbhogue R, Munonyedi US (1990) Modulation of baseline behavior in rats by putative serotonergic agents in three ethoexperimental paradigms. Behav Neural Biol 54:234–253

Lecci A, Borsini F, Mancinelli A, D'Aranno V, Stasi MA, Volterra G, Meli A (1990) Effects of serotonergic drugs on stress-induced hyperthermia (SIH) in mice. J Neural Transm 82:219–230

Leysen JE, Pauwels PJ (1990) 5-HT$_2$ receptor, roles and regulation. Ann NY Acad Sci 600:183–193

Mansbach RS, Geyer MA (1988) Blockade of potentiated startle responding in rats by 5-hydroxytryptamine$_{1A}$-receptor ligands. Eur J Pharmacol 156:375–383

Meert TF, Colpaert FC (1986) The shockprobe conflict procedure. A new assay responsive to benzodiazepines, barbiturates and related compounds. Psychopharmacology 88:445–450

Miczek KA (1987) The psychopharmacology of aggression. In: Iversen LL, Iversen SD, Snyder SH (eds) Handbook of psychopharmacology, vol 19. Plenum, New York, pp 183–328

Middlemiss DN, Hutson PH (1990) The 5-HT$_{1B}$ receptor. Ann NY Acad Sci 600:132–148

Mos J, Olivier B (1988) Ultrasonic vocalizations by rat-pups as an animal model for anxiolytic activity: effects of antidepressants. In: Olivier B, Mos J (eds) Depression, anxiety and aggression. Preclinical and clinical interfaces. Medidact, Houten, pp 85–93

Mos J, Olivier B (1989) Ultrasonic vocalizations as an animal model for anxiolytic activity: effects of serotonergic drugs. In: Bevan P, Cools AR, Archer T (eds) Behavioural pharmacology of 5-HT. Erlbaum, Hillsdale/NJ, pp 361–366

Mos J, Olivier B (1990) Separation-induced ultrasound in rat pups as a model for anxiety disorders: psychopharmacological profile. In: Westenberg HGM (ed) Stress, biological rhythms and psychiatric disorders. Medidact, Houten, pp 89–96

Mos J, Heyden JAM van der, Olivier B (1989) Behavioural effects of 5-HT$_3$ antagonists in animal models for aggression, anxiety and psychosis. In: Bevan P, Cools AR, Archer T (eds) Behavioural pharmacology of 5-HT. Erlbaum, Hillsdale/NJ, pp 389–395

Moser PC, Tricklebank MD, Middlemiss DN, Mir AK, Hibert MF, Fozard JR (1990) Characterization of MDL 73005EF as a 5-HT$_{1A}$ selective ligand and its effects in animal models of anxiety: comparison with buspirone, 8-OH-DPAT and diazepam. Br J Pharmacol 99:343–349

Olivier B, Mos J (1986) Serenics and aggression. Stress Med 2:197–209

Olivier B, Mos J (1989) Serotonin, serenics and aggressive behaviour in animals. In: Swinkels JA, Blijleven W (eds) Depression, anxiety and aggression. Factors that influence the course. Medidact, Houten, pp 133–165

Olivier B, Mos J, Tulp M, Schipper J, Bevan P (1989) Modulatory action of serotonin in aggressive behaviour. In: Bevan P, Cools AR, Archer T (eds) Behavioural pharmacology of 5-HT. Erlbaum, Hillsdale/NJ, pp 89–115

Olivier B, Mos J, Rasmussen D (1990a) Behavioural pharmacology of the serenic, eltoprazine. Drug Metab Drug Interact 8:31–83

Olivier B, Mos J, Tulp MTM, Heyden JAM van der, Ybema C, Slangen JL (1990b) Flesinoxan: a potent and selective 5-HT$_{1A}$ agonist. In: Westenberg HGM (ed) Stress, biological rhythms and psychiatric disorders. Medidact, Houten, pp 79–87

Onaivi ES, Martin BR (1990) Neuropharmacological and physiological validation of a computer-controlled two-compartment black and white box for the assessment of anxiety. Prog Neuropsychopharmacol Biol Psychiatry 13:963–976

Papp M, Przegalinski E (1989) The 5-HT$_3$ receptor antagonist ICS 205-930 and GR 38032 F, putative anxiolytic drugs, differ from diazepam in their pharmacological profile. J Psychopharmacol 3:14–20

Pellow S (1986) Anxiolytic and anxiogenic drug effects in a novel test of anxiety: are exploratory models of anxiety in rodents valid? Methods Find Exp Clin Pharmacol 8:557–565

Pellow S, File SE (1986) Anxiolytic and anxiogenic drug effects in exploratory activity in an elevated plus-maze: a novel test of anxiety in the rat. Pharmacol Biochem Behav 24:525–529

Peroutka SJ, Snyder SH (1979) Multiple serotonin receptors: Differential binding of [^{3}H]5-hydroxytryptamine, [^{3}H]lysergic acid diethylamine and [^{3}H]spiroperidol. Mol Pharmacol 16:687–699

Peroutka SJ, Schmidt AW, Sleight AJ, Harrington MA (1990) Serotonin receptor „families" in the central nervous system: an overview. Ann NY Acad Sci 600:104–113

Rapport MM, Green AA, Page IH (1948) Serum vasoconstrictor (serotonin) IV. Isolation and characterization. J Biol Chem 176:1243–1251

Steinbusch HWM (1981) Distribution of serotonin-immunoreactivity in the central nervous system of the rat-cell bodies and terminals. Neuroscience 6:557–618

Törk I (1990) Anatomy of the serotonergic system. Ann NY Acad Sci 600:9–35

Treit D (1985) Animal models for the study of antianxiety agents: a review. Neurosci Biobehav Rev 9:203–222

Treit D, Fundytus M (1988) A comparison of buspirone and chlordiazepoxide in the shock-probe/burying test for anxiolytics. Pharmacol Biochem Behav 30:1071–1075

Twarog BM, Page IH (1953) Serotonin content of some mammalian tissues and urine and a method for its determination. Am J Physiol 175:157–161

Tyers MB (1990) 5-HT$_3$ receptors. Ann NY Acad Sci 600:194–205

Wijngaarden I van, Tulp MTM, Soudijn W (1990) The concept of selectivity in 5-HT receptor research. Eur J Pharmacol Mol Pharmacol 188:301–312

Woolley DW, Shaw E (1954) A biochemical and pharmacological suggestion about certain mental disorders. Science 199:587–588

Diskussion

Diskutanten: MANFRED ACKENHEIL, München;
NORBERT BOHLEN, Mönchengladbach;
HELMUT BUSCH, Gießen;
MATTHIAS DOSE, Ansbach.

BOHLEN:

Kann man zwischen den einzelnen Psychosen – zwischen den affektiven und den produktiven – eigentlich überhaupt noch trennen?
Wie steht es mit den Mischpsychosen? Gibt es die überhaupt, oder ist das Ganze jetzt im Fluß?

ACKENHEIL:

Die Theorie ist so, daß einerseits eine Vulnerabilität auf einer bestimmten biologischen Ebene, z. B. im Serotoninsystem, besteht und daß dann möglicherweise die Persönlichkeit, wie sie vor der Erkrankung besteht, für die Ausgestaltung oder für die Phänomenologie von Bedeutung ist.
Über dieses Vulnerabilitätskonzept könnte man allerdings sehr lange diskutieren.

DOSE:

Mir fällt an dem geschichtlichen Überblick folgendes auf: Wir haben 4 Befunde und 4 Hypothesen, Rapoport, Brody, Åsberg und Linnoila. Zur Hälfte unterstützen die Befunde die Serotoninhypothese, zur Hälfte sprechen sie dagegen. Ich kann mich noch gut daran erinnern, wie Frau Åsberg Anfang der 80er Jahre erstmals ihre Befunde hier vorgetragen hat; sie rief großes Erstaunen hervor, aber auch viele methodologische Nachfragen. Einige kritische Punkte haben Sie selbst erwähnt, nämlich die Frage nach der körperlichen Aktivität dieser Patienten, die sich auf die meßbaren Parameter niederschlägt. Ich finde es schon bezeichnend für den Fortgang unserer Hypothesenbildung, daß diese relativ einfach durchzuführende Studie von Frau Åsberg meines Wissens niemals repliziert worden ist. Meine erste Frage: Ist Ihnen darüber etwas bekannt? Wenn ja, würde mich interessieren, von wem und mit welchen Ergebnissen: Wenn nein, frage ich mich, ob es denn legitim ist, daß wir seit 1976 zu jeder Gelegenheit, wo Serotoninhypothesen diskutiert werden, eine Arbeit herausziehen, die nicht wirklich unter vernünftigen Bedingungen repliziert worden ist. Daß Serotonin auf das Verhalten wirkt, was Brody 1957 gefunden hat, will ich gerne glauben. Daß zur antidepressiven Wirksamkeit die Beeinflussung von Serotonin und Noradrenalin gehört, will ich auch gern glauben. Aber bei allem, was dann kommt und in Richtung Differenzierung geht, – gerade am Beispiel Åsberg gezeigt –, bewegen wir uns m. E. teilweise auf einer sehr dünnen Decke und sollten vorsichtig sein.

ACKENHEIL:

Sie haben teilweise recht. Frau Åsbergs Befunde wurden auch von van Praag gefunden. Auch Sedval in Schweden fand verminderte 5-HIES-Werte bei Patienten mit familiärer Belastung. Hinsichtlich der Replizierbarkeit bestehen ethische Probleme, da wir in Deutschland keine depressiven Patienten ohne medizinische Indikation punktieren können. Andere Hypothesen habe ich hier aus Zeitgründen nur gestreift. Diese betreffen das Katecholaminsystem, aber auch andere. Diese Hypothesen beruhen auf Verhaltensänderungen bei Tieren bzw. auf der Wirkung von Psychopharmaka in Tierversuchen. Biochemische Beweise beim Menschen stehen aus technischen Gründen noch aus. Am besten geeignet wäre die Positronenemissionstomographie, die bisher jedoch auch keine eindeutigen Resultate erbracht hat.

Weitere Möglichkeiten ergeben sich durch die Anwendung von molekularbiologischen Methoden. In Familien, bei denen gehäuft eine bestimmte Form einer psychiatrischen Erkrankung auftritt, kann man theoretisch überprüfen, ob Veränderungen von Serotoninrezeptoren oder Enzymen vorhanden sind. Dies sind jedoch im Augenblick noch Zukunftsperspektiven.

BUSCH:

Gibt es Untersuchungen über die Einwirkung von Carbamazepin und Diazepam auf Serotonin vor dem Hintergrund, daß Serotonin etwas mit der Temperaturregulation zu tun hat?

ACKENHEIL:

Carbamazepin beeinflußt die Adenosinrezeptoren und wirkt auf die Second-messenger-Systeme. Befunde über die Zusammenhänge mit der Temperaturregulation sind mir nicht geläufig.

II Die Bedeutung von Serotonin bei psychiatrischen Erkrankungen

Serotonin und Suizid

PIERRE BAUMANN

Einleitung

Suizid ist bei Adoleszenten und jungen Erwachsenen eine der häufigsten Todesursachen; aber auch bei der älteren Bevölkerung ist die große Häufigkeit von Selbstmord beunruhigend. Bestimmt spielen Faktoren, die mit der Lebensweise unserer Zivilisation zusammenhängen, eine ausschlaggebende Rolle. Forschung auf allen Gebieten, die zum besseren Verständnis der Ursachen von Selbstmord führen, ist notwendig (Möller et al. 1988), doch fällt es schwer, in einer Übersichtsarbeit die sozialen und politischen Aspekte völlig auszuklammern, d.h. nur die biochemischen Grundlagen zu berücksichtigen.

Serotonin (5-HT) steht neben Noradrenalin und Dopamin im Zentrum der biologisch-psychiatrischen Forschung. Seit Jahrzehnten wird vermutet, daß dieser Neurotransmitter v.a. bei Depressionen eine bedeutende Rolle spielt. So haben Messungen seines Metaboliten, der 5-Hydroxyindolessigsäure (5-HIAA) im Liquor Anlaß zu der Hypothese gegeben, daß im Zentralnervensystem von depressiven Patienten eine reduzierte serotonerge Aktivität vorliegt. Schon beinahe klassisch ist indes die Beobachtung von Asberg et al. (1976) über erniedrigte 5-HIAA-Spiegel im Liquor von Patienten, die nicht nur depressiv, sondern auch suizidär waren. Dies gab Anlaß dazu, die Serotoninhypothese zu revidieren, indem nun eine Störung im Serotoninstoffwechsel hauptsächlich im Zusammenhang mit Suizid gesehen wurde. Andere Autoren wiesen auf den möglichen Zusammenhang zwischen Aggression, Selbstaggression, Suizid, Impulsivität und Stimmung hin; zahlreiche Übersichtsartikel beweisen die Schwierigkeit, Auffälligkeiten bei Messungen von serotonergen Variabeln eindeutig einem einzigen klinischen Parameter zuzuweisen (Asberg u. Nordstrom 1988; Träskman-Bendz et al. 1989; Mann et al. 1989, 1990; Roy u. Linnoila 1988; Stanley u. Stanley 1990; Apter et al. 1990; Baumann 1989; Coccaro 1989). In Anbetracht der bedeutenden Literatur soll

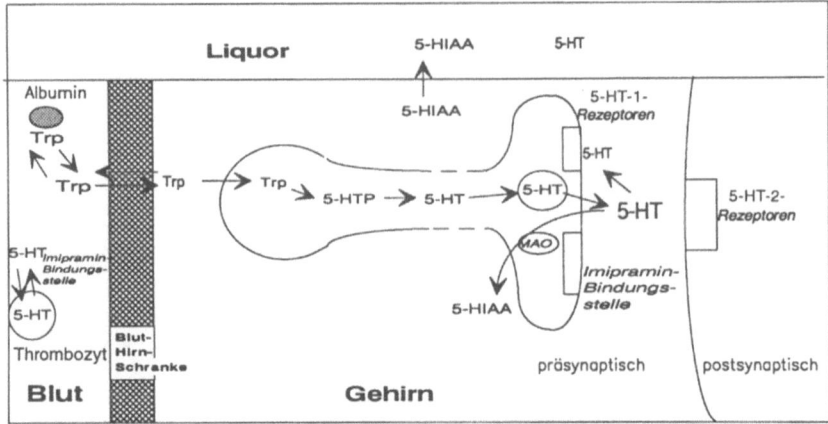

Abb. 1. Schematische Darstellung des Stoffwechsels von Serotonin. *Trp* Tryptophan; *5-HT* Serotonin; *5-HIAA* 5-Hydroxyindolessigsäure; *5-HTP* 5-Hydroxytryptophan

hier keine vollständige Übersicht über alle bisherigen Befunde dargestellt werden, sondern es werden anhand kürzlich erschienener Arbeiten methodologische Punkte analysiert, um daraus künftige Forschungsstrategien abzuleiten.

Grundlagen

Serotoninstoffwechsel

Abbildung 1 stellt die Synthese von 5-HT aus seinen Vorstufen Tryptophan (Trp) und 5-Hydroxytryptophan (5-HTP) sowie seinen Abbau zu 5-Hydroxyindolessigsäure (5-HIAA) im Zentralnervensystem schematisch dar (s. auch Beitrag Ackenheil, in diesem Band). Von Bedeutung ist auch, daß Serotonin in Thrombozyten gespeichert wird und daß sowohl in diesen wie im Zentralnervensystem Imipraminbindungsstellen beschrieben wurden, die den Transport des Serotonins in die Nervenendigung mitsteuern. In letzter Zeit haben sich insbesondere die Kenntnisse über die Serotoninbindungsstellen bzw. -rezeptoren erweitert, auch wenn ihre prä- oder postsynaptische Lage sowie ihre spezifischen Funktionen nicht einwandfrei geklärt sind. Erwähnt werden soll noch, daß 5-HT und 5-HIAA auch im Liquor

Tabelle 1. Meßbare Parameter zur Überprüfung der Hypothese: Es gibt einen Zusammenhang zwischen Serotonin und Suizid

Serotoninstoffwechsel	5-HT, 5-HIAA im Liquor 5-HT im Blut 5-HT, 5-HIAA im Gehirn
Serotonintransport	5-HT-Aufnahme im Gehirn Imipraminbindungsstellen im Gehirn Imipraminbindungsstellen an Thrombozyten
Serotoninrezeptoren	5-HT-2-Rezeptoren an Thrombozyten 5-HT-2-Rezeptoren im Gehirn
Serotoninfunktionstests	Prolaktinstimulation durch Fenfluramin
Therapeutische Wirkung von serotonergen Substanzen	selektive Serotoninaufnahmehemmer Serenika: 5-HT-1-Agonisten Serotoninvorstufen (5-HTP, L-Trp)

gemessen werden. Da aber diese Verbindungen sowohl im Rückenmark als auch im Zentralnervensystem gebildet werden, dürfen Liquorergebnisse nur mit Vorsicht als Ausdruck von Vorgängen im Zentralnervensystem interpretiert werden.

Serotoninhypothese

Die Hypothese, daß beim Suizid eine erniedrigte serotonerge Aktivität im Zentralnervensystem vorliegt, ist wenig spezifisch, da sie im Zusammenhang mit Depression, aber auch mit impulsivem oder heteroaggressivem Verhalten ähnlich formuliert wurde. Nach den heutigen Kenntnissen der Biochemie von Serotonin sollte sich die Hypothese durch Messung folgender Parameter prüfen lassen (Tabelle 1):

Vergleichsweise niedrige 5-HT- und 5-HIAA-Spiegel im Hirn, Blut oder Liquor: Dies sollte wegen Mangel an Serotonin in der Synapse zu einer Up-Regulierung von postsynaptischen Serotoninrezeptoren führen, v.a. Typ 5-HT-2, und möglicherweise zu einer Abnahme der präsynaptischen 5-HT-1-Rezeptoren. Veränderungen könnten auch bei den Imipraminbindungsstellen auftreten, die an der präsynaptischen Membran an der Wiederaufnahme von Serotonin in die Nervenendigung beteiligt sind.

Methodologische Aspekte

Auf die klinische Spezifizität der Beobachtungen über die Veränderungen der serotonergen Parameter wurde bereits oben eingegangen. Zu dieser qualitativen Betrachtung gesellt sich die Frage nach dem Zusammenhang zwischen quantitativen Veränderungen des Verhaltens und denen des Serotoninhaushalts. Ist es wichtig zu berücksichtigen, ob ein Patient mehr oder weniger depressiv, impulsiv, aggressiv oder suizidär ist? Ganz wichtig ist die Frage, ob der untersuchte Parameter einen Trait- oder einen State-Marker darstellt. Im ersteren Fall kann es sich um einen Parameter handeln, der eine Veranlagung zeigt, der aber auf jeden Fall auch außerhalb der Indexperiode verändert ist. Der Parameter muß aber nicht kausal mit der Suizidalität zusammenhängen, – er kann ganz einfach ein Zeichen für eine höhere Vulnerabilität sein. Als State-Marker unterscheidet sich der untersuchte Parameter nur während der suizidalen Periode von den Kontrollen. Aus verständlichen methodologischen Gründen können manche Untersuchungen nur bei suizidären Patienten und nicht post mortem vorgenommen werden, z. B. die Funktionstests, andere wieder nur bei Suizidierten, z. B. die Messung von Neurotransmittern im Zentralnervensystem. In diesem Fall kann es sich beim gemessenen Parameter sowohl um einen Trait- als auch um einen State-Marker handeln. Diese und andere, im folgenden noch besprochenen methodologischen Probleme sind in Tabelle 2 zusammengefaßt.

Befunde zur Hypothese: Serotonin und Suizid

Konzentrationsmessungen von Serotonin und 5-HIAA

Es liegen Berichte zu Post-mortem-Untersuchungen beim Suizidierten vor, aber auch solche (v. a. Liquoruntersuchungen), die beim suizidären Patienten in mehr oder weniger zeitlichem Abstand vom Tentamen vorgenommen wurden, in der Hoffnung, der gemessene Parameter stelle einen Trait-Marker dar.

Zwischen Alkoholikern und Gesunden wurde kein Unterschied bezüglich 5-HIAA im Liquor gefunden, ob nun erstere einen Selbstmordversuch unternommen hatten oder nicht (Roy et al. 1990). Es gab diesbezüglich auch keinen zu beobachtenden Unterschied zwischen Schizophrenen, von denen die einen im Gegensatz zu den andern einen Selbstmordversuch verübt hatten (Lemus et al. 1990).

Tabelle 2. Serotonin, Aggression, Selbstaggression und Suizid: methodologische Aspekte

Klinik	Spezifizität der Befunde im Hinblick auf die Diagnose und das Verhalten: Depression, Persönlichkeitsstörungen, Hetero- und Autoaggressivität, Suizidalität Verwendung von gewaltsamen oder nichtgewaltsamen Mitteln zum Suizid quantitative Veränderungen des Verhaltens (Aggression, Depression, „expressed emotion" etc.) Einfluß der Komorbidität klinische Relevanz des untersuchten biochemischen Parameters State- oder Trait-Marker Prämedikation Alter, Geschlecht Ethik Einfluß von Umweltfaktoren: sozialer Kontext etc. Statistik: Umfang der untersuchten Gruppe etc.
Biochemie	Zeitintervall zwischen Suizid und Probenentnahme Chronobiologie Imipraminbindungsstellen: Wahl des Liganden Liquoruntersuchungen: Validität der Befunde für zentralnervöse Prozesse Liquoruntersuchungen: Gradient der Metabolitenkonzentrationen Rolle anderer Neurotransmitter und Modulatoren Fenfluramintest: pharmakokinetische Einflüsse

Hingegen fanden sich bei älteren depressiven Patienten, die einen Selbstmordversuch verübt hatten, niedrigere 5-HIAA-Spiegel im Liquor als bei nicht suizidären oder gesunden Kontrollen (Jones et al. 1990).

Vom klinischen Standpunkt her ist zu diskutieren, ob es grundsätzlich einen Unterschied gibt zwischen Patienten, die „nur" einen Selbstmordversuch verübt hatten und solchen, bei denen das Tentamen zum Tode geführt hat. So fanden Roy et al. (1989), daß suizidäre depressive Patienten, die während einer 5jährigen Untersuchungsperiode den Selbstmordversuch wiederholten – unabhängig davon, ob die Tat erfolgreich war oder nicht –, niedrigere 5-HIAA-Spiegel im Liquor aufweisen als solche, die nur einmal ein Tentamen verübten. Die festgestellten Unterschiede sind aber noch nicht für den täglichen klinischen Gebrauch relevant, da diese Studie mit einer verhältnismäßig kleinen Gruppe von Patienten realisiert wurde, was vom Aufwand her verständlich ist. Dieses methodologische Problem erlaubt auch keine Aussage darüber, ob sich in dieser Hinsicht endogen depressive von anderen depressiven Patienten unterscheiden und ob die Wahl des Mittels (gewaltsame oder nichtgewaltsame Methode) relevant ist. Sekunda et al. (1986) fanden in ihrer Studie keine Hinweise für Unterschiede in den 5-HIAA-Liquorwerten, wenn die Weise, in der der Selbstmordversuch verübt wurde, berücksichtigt wurde. Sie vermuteten vielmehr, daß niedrige 5-HIAA-Werte eher mit impulsivem Verhalten zusammenhängen – eine Hypothese, die durch die Untersuchungen von Virkkunen et al. (1989a, b) eine gewisse Unterstützung fand, indem gerade unter Gewalttätern und impulsiven Feuerlegern die Rezidivisten die tiefsten 5-HIAA-Werte aufwiesen. Brown u. Linnoila (1990) kamen in ihrer Übersichtsarbeit zu dem Schluß, daß niedrige 5-HIAA-Werte im Liquor mit impulsivem, destruktivem, mit Aggression und Gewalttätigkeit verbundenem Verhalten, also nicht spezifisch mit Suizidalität zusammenhängen.

Ist nun dieser biochemische Parameter ein Indiz für Depression, Suizidalität, Aggressivität, Autoaggression, Impulsivität oder Gewalttätigkeit? Mehrere Untersucher machen keine Angaben über die Art der klinischen Untersuchungsmethoden, wie diese Verhaltensparameter qualitativ und quantitativ gemessen werden können. Von Interesse ist deshalb das Vorgehen von Kruesi et al. (1990), bei Patienten, in diesem Falle Kinder und Adoleszenten, nicht nur 5-HIAA im Liquor, sondern auch Impulsivität und Aggression mittels verschiedener Skalen zu messen, obwohl im konkreten Fall die Ergebnisse Perplexität hervorrufen. Was z. B. bedeutet eine signifikante negative Korrelation zwischen den 5-HIAA-Spiegeln im Liquor und dem Grad der „expressed emotion" gegenüber der Mutter? Jedenfalls sehen diese Autoren im Gegensatz zu Brown u. Linnoila (1990) keinen Zusammenhang zwischen der Konzentration dieses Serotoninmetaboliten im Liquor und Impulsivität.

Eine der wenigen Studien, die post mortem erfolgte, zeigte im Liquor von Suizidierten höhere Serotoninspiegel als bei Kontrollen, sowohl im kranialen wie auch im lumbalen Liquor, was angesichts der Hypothese nicht erwartet wurde (Kauert et al. 1988). Mögliche methodologische Probleme wurden diskutiert, so z. B. die Tatsache, daß ein Serotoningradient im Liquor zu nicht reproduzierbaren Befunden führen kann, daß eine nicht immer genau feststellbare Zeitspanne zwischen der Tat und der Entnahme des Prüfmaterials auch Auswirkungen auf die zu messenden Parameter haben könnte. Gerade in diesem Fall, bei dem die Patienten erst in der Gerichtsmedizin untersucht werden, ist es besonders schwierig, im nachhinein die Fälle im Hinblick auf Prämedikation etc. zufriedenstellend zu dokumentieren.

Cheetham et al. (1989) bestimmten im Hirn von Kontrollen und von depressiven Suizidierten, mit oder ohne antidepressiver Vormedikation, Serotonin und 5-HIAA und berechneten als Maß für den Umsatz von Serotonin den Quotienten 5-HIAA/5-HT. Durch ihre Ergebnisse kamen sie zu der Aussage, daß es keinen Hinweis für einen verringerten Umsatz von Serotonin im Hirn von depressiven Patienten gebe, die Selbstmord verübten. Sie fanden jedoch einige Unterschiede in der regionalen Verteilung von Serotonin und 5-HIAA: Der Metabolit war signifikant höher in der Amygdala und niedriger im Putamen von medikamentfreien depressiven Selbstmördern. Schwer zu interpretieren sind die Befunde, wonach bei nicht gewaltsamem Selbstmord die Serotoninkonzentrationen im Hippokampus höher, aber im Putamen niedriger sind als bei gewaltsamem Selbstmord, wobei nur im ersteren Fall ein Unterschied zu den Kontrollen besteht.

Vor kurzem beobachteten Bräunig et al. (1989) bei suizidären schizophrenen weiblichen Patienten im Vergleich zu nichtsuizidären Schizophrenen und gesunden Kontrollen niedrigere Serotoninspiegel im Blut; dies steht im Einklang mit der anfangs geäußerten Hypothese. Die Patientinnen waren unter geringer neuroleptischer Medikation, die nach den Autoren keine Auswirkungen auf den Serotoninspiegel haben sollte.

Serotoninrezeptoren und Suizid

Für die Untersuchung von Serotoninrezeptoren bieten sich das Hirn und als peripheres Modell die Thrombozyten an, wobei letztere den Vorteil haben, daß sie beim suizidären Patienten untersucht werden können. Die bisherigen Studien befaßten sich ausschließlich mit den 5-HT-2-Rezeptoren, da ihre Dichte nach chronischer Antidepressivabehandlung eher abnimmt. Mann et al. (1989) haben der Hypothese entsprechend festgestellt, daß im frontalen Kortex von Selbstmördern die Anzahl dieser, aber auch die von β-adrenergen Rezeptoren höher war als bei Kontrollen, während bei den 5-HT-1-Rezeptoren nichts Auffälliges gemessen wurde. Leider liegen sowohl in dieser wie auch in der Arbeit von Arora u. Meltzer (1989a) keine Angaben über eine eventuelle Prämedikation vor. Letztere beobachteten an ihrem Patientengut sowohl eine Zunahme der Anzahl von 5-HT-2-Rezeptoren wie auch eine Zunahme der Affinität dieser Rezeptoren. Ersteres Ergebnis war besonders auffällig bei Selbstmord mit gewaltsamen Mitteln.

Cheetham et al. (1988a) versuchten, durch biochemische Bestimmungen im Hirn und Blut von Suizidierten, die früher als klinisch depressiv eingestuft wurden, die Anwesenheit von Medikamenten zu berücksichtigen und durch das Studium der klinischen Dossiers die möglichen Auswirkungen der Prämedikation auf die Rezeptoren zu ermitteln. Sie fanden keine Hinweise für unterschiedliche Eigenschaften des 5-HT-2-Rezeptors im frontalen Kortex, ob nun die Suizidierten im Vergleich zu den Kontrollen eine antidepressive Medikation hatten oder nicht oder ob gewaltsame oder andere Mittel verwendet wurden. Von möglicher Bedeutung ist der Befund, daß die Anzahl dieser Serotoninrezeptoren im Hippokampus von medikamentenfreien Suizidierten besonders niedrig war. Wichtig ist auch ihre Beobachtung, daß mit zunehmendem Alter die Anzahl der 5-HT-2-Rezeptoren abnimmt. Hingegen schien der Einfluß der Zeitspanne zwischen Tod und Entnahmezeit (16 h bis 3 Tage) oder der Dauer der Aufbewahrungszeit der gefrorenen Proben (11 Wochen bis 2 Jahre) gering zu sein.

Thrombozyten stellen als leicht zugängliche Blutzellen mit 5-HT-2-Rezeptoren ein gutes Modell für das Studium ihrer Rolle bei Depression und Suizid dar. Pandey et al. (1990) beobachteten, daß eine Untergruppe von depressiven Patienten, die suizidäre Absichten hatten oder vor kurzem gar einen Selbstmordversuch unternommen hatten, diese Serotoninrezeptoren eine höhere Bindungskapazität aufwiesen als die von nicht-suizidären depressiven Patienten und gesunden Kontrollen. Sie fanden aber keinen Hinweis für einen Zusammenhang zwischen diesem Parameter und psychopathologischen Symptomen, gemessen mittels der Hamilton-Depressionsskala oder der Brief Psychiatric Rating Scale (BPRS). Diese Daten lassen sich aber wegen der großen Überlappungen der Werte zwischen den Gruppen noch nicht für den klinischen Gebrauch verwenden. Zudem suggerieren die Daten stark, daß der Befund nicht spezifisch für Suizid ist, sondern daß auch bei depressiven Patienten mit einer Tendenz zu solchen Veränderungen zu rechnen ist. Biegon et al. (1990) stellten nämlich bei suizidären, nicht behandelten Patienten eine 50%ige Erhöhung der 5-HT-2-Rezeptoren fest, doch v. a. bei denen, die depressiv waren. Da diese Autoren bereits früher bei Depressiven ähnliche Befunde hatten, fragten sie sich nach der Spezifizität dieses Parameters.

Vor kurzem hat Glennon (1990) in seiner Übersicht über die klinische Rolle der Serotoninrezeptoren auch die der 5-HT-2-Rezeptoren kritisch beleuchtet. So muß berücksichtigt werden, daß diese auch im Zusammenhang mit der Schizophrenie genannt werden, indem neuere atypische Neuroleptika diese Rezeptoren blockieren und mutmaßlich durch diese Wirkung die negativen Symptome günstig beeinflussen. Es scheint unwahrscheinlich, daß ein einzelner Typ von Rezeptoren bei so verschiedenen Verhaltensweisen jeweils eine so wichtige Rolle spielt. Andererseits ist es auffallend, daß die sog. Serenika, eine neue Klasse von antiaggressiven Drogen, keine speziellen Interaktionen mit den 5-HT-2-Rezeptoren aufweisen, aber mit den 5-HT-1- und mit β-adrenergen Rezeptoren sind Interaktionen feststellbar (Olivier et al. 1986).

Serotonintransport und Suizid

Zwei Parameter bieten sich hierfür zur Messung an, im Hirn oder in Thrombozyten: Messung der Aufnahme von Serotonin selbst oder der Bindung von Imipramin an die sog. Imipraminbindungsstellen, die für die Aufnahme von Serotonin von Bedeutung sind. In einer Untersuchung von Brown et al. (1989) war die Serotoninaufnahme in Blutplättchen signifikant niedriger bei aggressiven Patienten im Vergleich zu gemachten Kontrollen im Hinblick auf Geschlecht und Alter. Die Überlappungen der Werte zwischen den beiden Gruppen waren aber so bedeutend, daß die tatsächliche klinische Signifikanz als sehr fragwürdig erscheint. Interessant sind jedoch die Befunde, wonach eine inverse Relation zwischen dem mit der Barratt-Impulsivitätsskala gemessenen Impulsivität und der 5-HT-Aufnahme besteht; vom methodologischen Standpunkt her ist zu bemerken, daß diese Serotoninaufnahme stark jahreszeitlich abhängig zu sein scheint. Untersuchungen zur Aufnahme von Serotonin in Thrombozyten von Adoleszenten, die nach Suizidalität und Aggressivität klassifiziert wurden, aber auch nach den diagnostischen Kriterien Borderline-Persönlichkeitsstörungen, Schizophrenie, affektive Störungen u. a. zeigten, daß es keine Hinweise gab für eine Besonderheit des Serotonintransports in Abhängigkeit von den Verhaltensweisen, sondern nur im Zusammenhang mit den diagnostischen Kriterien (Modai et al. 1989).

Vor kurzem analysierten Marazziti u. Pacifici (1989) die bisher veröffentlichten Ergebnisse betreffend der Imipraminbindung an Thrombozytenmembranen auf mögliche methodologische Probleme und auf ihre Bedeutung für die Suizidforschung. Es geht daraus und aus anderen Berichten hervor, daß sehr viele methodologische Fallen die Forschung erschweren: unterschiedliche Methoden in der Bereitung der Thrombozyten (Demet et al. 1990), Abhängigkeit der Bindungskonstanten vom Alter des Patienten, aber auch der Thrombozyten, chronobiologische Faktoren.

Es besteht ebenfalls eine Kontroverse über die Befunde bezüglich einer möglichen Erniedrigung von Imipraminbindungsstellen im frontalen Kortex von Suizidierten. Arora u. Meltzer (1989b) wiesen auf den Umstand hin, daß mehrere Autoren Desipramin als Werkzeug zum Studium der Bindungsstellen verwendeten, das sich auch unspezifisch an Membranen bindet, welche zu 85% nicht mit den für die Aufnahme von Serotonin verantwortlichen Bindungsstellen identisch sind. Diese Methode wurde von der WHO als Standardmethode empfohlen, eigentlich im Zusammenhang mit der biologischen Depressionsforschung (Marazziti et al. 1988). Auf jeden Fall konnten diese Autoren (Arora u. Meltzer 1989a, b) mit beiden Techniken keinen Unterschied in der Imipraminbindung zwischen Kontrollen und Suizidierten finden, unabhängig davon, ob gewaltsame Mittel verwendet wurden oder nicht. Diese den frontalen Kortex betreffenden Befunde konnten von Gross-Isseroff et al. (1989) mit einer autoradiographischen Methode bestätigt werden, doch fanden sie in bestimmten Hirnregionen eine bis zu 90% erhöhte Imipraminbindung, in anderen eine Erniedrigung bis zu 75%. Auffallend war wiederum die starke Altersabhängigkeit der Bindung. Marcusson u. Ross (1990) äußerten sich kürzlich kritisch über die Wahl von Imipramin als Marker des Serotonintransporters, da andere Antidepressiva wie Citalopram und Paroxetin spezifischere Liganden seien.

Serotoninfunktionstests bei suizidären Patienten

Die Sekretion von Prolaktin steht teilweise unter der Kontrolle von Serotonin. Deshalb gilt der Fenfluramintest als Funktionstest für Serotonin, in dem meist die Prolaktinsekretion nach einer 60-mg-Dosis razemischen Fenfluramins gemessen wird. Durch diesen Test wurde in verschiedenen Untersuchungen demonstriert, daß möglicherweise bei Depressiven, insbesondere bei endogen Depressiven, Serotonin eine Hypofunktion aufweist (Mitchell et al. 1990). Kürzlich haben nun Fishbein et al. (1989) an gesunden Versuchspersonen gezeigt, daß bei Impulsiven und Aggressiven nicht nur der Basisprolaktinspiegel, sondern auch der Prolaktinanstieg nach Fenfluramin höher ist als bei denjenigen, die einen niedrigen Aggressions- oder Impulsivitätsscore haben. Diese Ergebnisse sind mit denen von Coccaro et al. (1989) vergleichbar; sie fanden bei Patienten mit Persönlichkeitsstörungen eine geringere Prolaktinstimulierung als bei Kontrollen. Bei einer Gruppe von Patienten mit einer Major-Depression oder mit Persönlichkeitsstörungen war die Prolaktinausschüttung bei denen, die einen

Selbstmordversuch unternommen hatten, geringer als bei denen, die sich in der Prolaktinausschüttung nicht von gesunden Kontrollen unterschieden. Es wurde aber auch beobachtet, daß Patienten mit einer Major-Depression niedrigere Basiswerte von Prolaktin hatten als die Kontrollen.

Der Fenfluramintest stellt demnach ein interessantes Werkzeug zur Prüfung von serotonergen Funktionen dar. Es muß jedoch berücksichtigt werden, daß meist das Racemat von Fenfluramin verwendet wird, wobei aber nur das d-Isomer für die Prolaktinausschüttung zuständig ist und auch der Metabolit Norfenfluramin eine solche pharmakologische Aktivität aufweist. Mittels Fenfluramin wird das serotonerge System global erfaßt, ohne daß nun im einzelnen festgestellt werden kann, wo die serotonerge Störung ist. Auch ist die Spezifizität dieses Tests fragwürdig, da bei Depressiven, aber auch bei jungen, autistischen Erwachsenen, ebenfalls eine reduzierte Prolaktinstimulation nach Fenfluramin beobachtet wurde (McBride et al. 1989).

Therapie von suizidären Patienten mit Serotoninpräkursoren und anderen serotonergen Medikamenten

Tryptophan und 5-Hydroxytryptophan, die natürlichen Vorstufen von Serotonin, wurden als antiaggressive Medikamente empfohlen (Baumann 1989; Young u. Teff 1989). In einer klinischen Studie zeigte sich, daß Tryptophan zwar keine direkte Wirkung auf die Anzahl von aggressiven Ausbrüchen bei aggressiven Patienten hatte, daß aber diese unter Tryptophan weniger häufig eine sedative und neuroleptische Komedikation brauchten (Volavka et al. 1990). Es gibt keine Studien, in denen gezielt die Auswirkungen dieser Präkursoren auf die Suizidalität untersucht wurden. Erwähnenswert ist, daß verschiedene Serotoninaufnahmehemmer, als Antidepressiva bekannt, als antiaggressive Medikamente gegenwärtig geprüft werden. Vielleicht ist es wegweisend, daß inzwischen die bereits erwähnten Serenika entwickelt wurden, die pharmakologisch als 5-HT-1-Agonisten einzustufen sind und die zumindest im Tierversuch selektiv antiaggressiv wirken, z. B. Eltoprazin (Olivier u. Mos 1986; Sijebesma et al. 1990). Ob diese Medikamente möglicherweise auch suizidpräventiv wirken, ist noch nicht untersucht worden.

Serotonin, Genetik und Aggression

In den letzten Jahren haben Untersuchungen auf dem Gebiet der Genetik von Geisteskrankheiten durch die Einführung von molekularbiologischen Methoden einen großen Aufschwung erfahren. Nach den ersten enthusiastischen, aber dann nicht bestätigten Berichten auf dem Gebiet der Depression, der Schizophrenie und des Alkoholismus ist eine gewisse Ernüchterung eingetreten, obwohl natürlich die Molekulargenetik ein sehr wichtiges Instrument bleibt. Das gilt auch für genetische Untersuchungen auf dem Gebiet der Aggressivität und des kriminellen Verhaltens. Kurz erwähnt werden sollen Untersuchungen in der UdSSR; sie sind deshalb interessant, weil die Ergebnisse mittels einer aufwendigen Forschungsstrategie erhalten wurden: Vor etwa 20 Jahren fing man in Sibirien Ratten, von denen man über 20 Generationen hinweg die gegenüber dem Menschen am wenigsten aggressiven Tiere selektioniert hat. Diese Tiere zeichneten sich durch geringeres neophobes Verhalten und durch eine Abnahme der Aggressivität (Domestizierung) aus, aber nicht gegenüber männlichen Artgenossen oder Mäusen („mouse killing"). Bei diesen Tieren nahmen im Laufe der Generationen die Konzentrationen von Serotonin und 5-HIAA in bestimmten Hirnregionen wie erwartet eher zu.

Schlußbetrachtungen

Welche Rolle spielt nun eigentlich Serotonin bei der Aggression und v. a. bei Suizid? Diese Literaturübersicht zeigt eindeutig, daß mit den bisherigen Veröffentlichungen keine definitiven Schlüsse gezogen werden können. Es scheint eher, daß mit der bisherigen Strategie keine wesentlichen Fortschritte mehr erzielt werden können. So wurde hier nur die Rolle von Serotonin bei Suizid und Aggression besprochen, was nicht ausschließt, daß auch andere Befunde von Interesse sind, z. B. der, daß bei depressiven Suizidierten eine Erniedrigung von Benzodiazepinbindungsstellungen im frontalen Kortex gemessen wurde (Cheetham et al. 1988 b). Beim Studium der Literatur fällt auf, daß im deutschen Sprachraum biochemische Studien über Suizid und Aggression eine große Seltenheit darstellen, insbesondere wenn es sich um Liquoranalysen handelt. Möglicherweise handelt es sich um ein unterschiedliches Verständnis der Forschungsethik. Solche Probleme können nur teilweise durch bestens ausgearbeitete und motivierte Protokolle behoben werden. Die künftige Forschung wird sich weiterhin um das bessere Verständnis der Bedeutung von Serotonin in bezug auf Aggression und Suizid befassen müssen, unter Berücksichtigung anderer Neurotransmittersysteme. Da aber Aggression und Selbstaggression kein einheitliches Konzept darstellen, muß der Entwicklung und Validierung von Aggressionsskalen vermehrt Aufmerksamkeit geschenkt werden. Dies ist insbesondere indiziert zu einer Zeit, in der Psychopharmaka entwickelt werden, die über serotonerge Mechanismen spezifisch antiaggressiv wirken sollen. Vom methodologischen Standpunkt aus sollte auch der Einfluß einer evtl. vorhandenen Komorbidität berücksichtigt werden, z. B. Alkoholismus, Schizophrenie oder Depression. Ferner ist bei der Ausarbeitung des Protokolls vermehrt zu berücksichtigen, ob man einen Trait- oder einen State-Marker messen will.

Abschließend sei zitiert, was Wortis (1990) in einem Editorial der Fachzeitschrift *Biological Psychiatry* treffend formulierte und Aggressionsforscher sich immer vor Augen halten sollten:

> Eines Tages wird jemand dieser Zeitschrift ein Manuskript über die biochemischen Grundlagen von Mord zur Veröffentlichung unterbreiten, welches über signifikant unterschiedliche Spiegel von diesem oder jenem in sechs inhaftierten Mördern im Vergleich zu einigen gut „gemachten" Räubern berichtet (aber ohne zu berücksichtigen, daß die Mörder Bier, und die Räuber Whisky tranken). Das kann einem zwar zu einigen guten Ideen verhelfen, aber die wirkliche Ursache von Mord liegt anderswo. Wieweit auch Strafe notwendig sein mag, die schwierige aber essentielle Sache ist es, die Mentalität unserer Gesellschaft zu verändern.

Literatur

Apter A, Praag HM van, Plutchik R, Sevy S, Korn M, Brown SL (1990) Interrelationships among anxiety, aggression, impulsivity and mood: A serotonergically linked cluster? Psychiatr 32:191–199

Arora RC, Meltzer HY (1989a) Serotonergic measures in the brains of suicide victims: 5-HT2 binding sites in the frontal cortex of suicide victims and control subjects. Am J Psychiatry 146:730–736

Arora RC, Meltzer HY (1989b) ^{3}H-Imipramine binding in the frontal cortex of suicides. Psychiatr Res 30:125–135

Asberg M, Nordström P (1989) Biological correlates of suicidal behavior. In: Möller HJ, Schmidtke A, Welz R (eds) Current issues of suicidology. Springer, Berlin Heidelberg New York Tokyo, pp 221–241

Asberg M, Träskman L, Thoren P (1976) 5-HIAA in the cerebrospinal fluid: a biochemical suicide predictor? Arch Gen Psychiatry 33:1193–1197

Baumann P (1989) Aggression und Selbstaggression als ärztliches Problem. TW Neurol Psychiatrie (Sonderheft) 6–11

Biegon A, Grinspoon A, Blumenfeld B, Bleich A, Apter A, Mester R (1990) Increased serotonin 5-HT2 receptor binding on blood platelets of suicidal men. Psychopharmacology 100:165–167

Bräunig P, Rao ML, Fimmers R (1989) Blood serotonin levels in suicidal schizophrenic patients. Acta Psychiatr Scand 79:186–189

Brown CS, Kent TA, Bryant SG et al (1989) Blood platelet uptake of serotonin in episodic aggression. Psychiatr Res 27:5–12

Brown GL, Linnoila MI (1990) CSF serotonin metabolite (5-HIAA) studies in depression, impulsivity, and violence. J Clin Psychiatry [Suppl] 51/4:31–41

Bucht G, Adolfsson R, Gottfries CG, Roos BE, Winblad B (1981) Distribution of 5-hydroxytryptamine and 5-hydroxyindoleacetic acid in human brain in relation to age, drug influence, agonal status and circadian variation. J Neural Transm 51/3–4:185–203

Cheetham SC, Crompton MR, Katona CLE, Horton RW (1988a) Brain 5-HT$_2$ receptor binding sites in depressed suicide victims. Brain Res 443:272–280

Cheetham SC, Crompton MR, Katona CLE, Horton RW (1988b) Brain GABA$_A$/benzodiazepine binding sites and glutamic acid decarboxylase activity in depressed suicide victims. Brain Res 460:14–123

Cheetham SC, Crompton MR, Czudek C, Horton RW, Katona CLE, Reynolds GP (1989) Serotonin concentrations and turnover in brains of depressed suicides. Brain Res 502:332–340

Coccaro EF (1989) Central serotonin and impulsive aggression. Br J Psychiatry [Suppl] 155:52–62

Coccaro EF, Siever LJ, Klar HM et al (1989) Serotonergic studies in patients with affective and personality disorders. Arch Gen Psychiatry 46:587–599

Demet EM, Chicz-Demet A, Shaffer E (1990) Influence of protein concentration on platelet $_3$H-imipramine binding. Prog Neuropsychopharmacol Biol Psychiatry 14:553–561

Fishbein DH, Lozovsky D, Jaffe JH (1989) Impulsivity, aggression, and neuroendocrine responses to serotonergic stimulation in substance abusers. Biol Psychiatry 25:1049–1066

Glennon RA (1990) Serotonin receptors: clinical implications. Neurosci Behav Rev 14:35–47

Gross-Isseroff R, Israeli M, Biegon A (1989) Autoradiographic analysis of tritiated imipramine binding in the human brain post-mortem: effects of suicide. Arch Gen Psychiatry 46:237–241

Jones JS, Stanley B, Mann J et al (1990) CSF 5-HIAA and HVA concentrations in elderly depressed patients who attempted suicide. Am J Psychiatry 147:1225–1227

Kauert G, Zucker T, Gilg T, Eisenmenger W (1988) Measurement of biogenic amines and metabolites in the CSF of suicide victims and nonsuicides. In: Möller HJ, Schmidtke A, Welz R (eds) Current issues of suicidology. Springer, Berlin Heidelberg New York Tokyo, pp 252–262

Kruesi MJP, Rapoport JL, Hamburger S, Hibbs E, Potter WZ, Lenane M, Brown GL (1990) Cerebrospinal fluid monoamine metabolites, aggression, and impulsivity in disruptive behavior disorders of children and adolescents. Arch Gen Psychiatry 47:419–426

Lemus CZ, Lieberman JA, Johns CA, Pollack S, Bookstein P, Cooper TB (1990) CSF 5-Hydroxyindoleacetic acid levels and suicide attempts in schizophrenia. Biol Psychiatry 27:923–926

Mann JJ, Stanley M, McBride PA, McEwen BS (1986) Increased serotonin$_2$ and β-adrenergic receptor binding in the frontal cortices of suicide victims. Arch Gen Psychiatry 43:954–959

Mann JJ, Arango V, Marzuk PM, Theccanat S, Reis DJ (1989) Evidence for the 5-HT hypothesis of suicide. A review of post-mortem studies. Br J Psychiatry [Suppl 8] 155:7–14

Mann JJ. Arango V, Underwood MD, Baird F, McBride PA (1990) Neurochemical correlates of suicidal behavior: Involvement of serotonergic and non-serotonergic systems. Pharmacol Toxicol [Suppl 3] 66:37–60

Marazziti D, Pacifici GM (1989) Review of imipramine binding in platelets from psychiatric patients: Its relevance to the biology of suicide. In: Möller HJ, Schmidtke A, Welz R (eds) Current issues of suicidology. Springer, Berlin Heidelberg New York Tokyo, pp 270–275

Marazziti D, Perugi G, Deltito J, Lenzi A, Maremmani I, Placidi GF, Cassano GB (1987) High-affinity ^{3}H-imipramine binding sites: A possible state-dependent marker for major depression. Psychiatry Res 23:229–238

Marazziti D, de Leo D, Conti L (1989) Further evidence supporting the role of the serotonin system in suicidal behavior: a preliminary study of suicide attempts. Acta Psychiatr Scand 80:322–324

Marcusson JO, Ross SB (1990) Binding of some antidepressants to the 5-hydroxytryptamine transporter in brain and platelets. Psychopharmacology 102:145–155

McBride PA, Anderson GM, Hertzig ME, Sweeney JA, Kream J, Cohen DJ, Mann JJ (1989) Serotonergic responsivity in male young adults with autistic disorder. Results of a pilot study. Arch Gen Psychiatry 46:213–221

Mitchell P, Smythe G, Parker G, Wilhelm K, Hickie I, Brodaty H, Boyce P (1990) Hormonal responses to fenfluramine in depressive subtypes. Br J Psychiatry 157:551–557

Modai I, Apter A, Meltzer M, Tyano S, Walevski A, Jerushalmy Z (1989) Serotonin uptake by platelets of suicidal and aggressive adolescent psychiatric in patients. Neuropsychobiology 21:9–13

Möller HJ, Schmidtke A, Welz R (eds) (1988) Current issues of suicidology. Springer, Berlin Heidelberg New York Tokyo

Naumenko EV, Popova NK, Nikulina EM, Dygalo NN, Shishkina GT, Borodin PM, Markel AL (1989) Behavior, adrenocortical activity, and brain monoamines in Norway rats selected for reduced aggressiveness towards man. Pharmacol Biochem Behav 33:85–91

Olivier B, Mos J (1986) Serenics and aggression. Stress Med 2:198–209

Pandey GN, Pandey SC, Janicak PG, Marks RC, Davis JM (1990) Platelet serotonin-2 receptor binding sites in depression and suicide. Biol Psychiatry 28:215–222

Roy A, Linnoila M (1988) Suicidal behavior, impulsiveness and serotonin. Acta Psychiatr Scand 78:529–535

Roy A, de Jong J, Linnoila J (1989) Cerebrospinal fluid monoamine metabolites and suicidal behavior in depressed patients. Arch Gen Psychiatry 46:609–612

Roy A, Lamparski D, de Jong J et al (1990) Cerebrospinal fluid monoamine metabolites in alcoholic patients who attempt suicide. Acta Psychiatr Scand 81:58–61

Secunda SK, Cross CK, Koslow S, Katz MM, Kocsis J, Maas JW, Landis H (1986) Biochemistry and suicidal behavior in depressed patients. Biol Psychiatry 21:756–767

Sijbesma H, Schipper J, de Kloet ER (1990) Eltoprazine, a drug which reduces aggressive behaviour, binds selectively to 5-HT$_1$ receptor sites in the rat brain: an autoradiographic study. Eur J Pharmacol 177:55–66

Stanley M, Stanley B (1990) Post-mortem evidence for serotonin's role in suicide. J Clin Psychiatry [Suppl 4] 51:22–28

Träskman-Bendz L, Asberg M, Nordström P, Stanley M (1989) Biochemical aspects of suicidal behavior. Prog Neuropsychopharmacol Biol Psychiatry 13:S35–S44

Virkkunen M, de Jong L, Bartko J, Linnoila M (1989a) Psychobiological concomitants of history of suicide attempts among violent offenders and impulsive fire setters. Arch Gen Psychiatry 46:604–606

Virkkunen M, de Jong J, Bartko J, Goodwin FK, Linnoila M (1989b) Relationship of psychobiological variables to recidivism in violent offenders and impulsive fire setters. Arch Gen Psychiatry 46:600–603

Volavka J, Crowner M, Brizer D, Convit A, Praag H van, Suckow RF (1990) Tryptophan treatment of aggressive psychiatric in patients. Biol Psychiatry 28:728–732

Wortis J (1990) Getting away with murder. Biol Psychiatry 28:555

Young SN, Teff KL (1989) Tryptophan availability, 5HT synthesis and 5HT function. Prog Neuropsychopharmacol Biol Psychiatry 13:373–379

Serotonin und Depression*

STUART MONTGOMERY

Einleitung

Durch die Entwicklung einer Reihe von Antidepressiva, deren pharmakologische Wirkungen spezifischer und selektiver sind als die der älteren, klassischen trizyklischen Antidepressiva (TZA), entstand ein praktisches Verfahren zur Erforschung bestimmter Aspekte depressiver Erkrankungen. Man vermutete eine besondere Verbindung des Serotoninsystems zur Stimmungsregulation (van Praag 1972); die Entwicklung von Antidepressiva mit selektiver Wirkung auf Serotonin (5-HT) sollte einen Fortschritt in der Behandlung der Depression darstellen.

Obwohl sich die Hoffnung auf eine im Vergleich zu den älteren TZA verbesserte Wirksamkeit nicht erfüllte, erwiesen sich die 5-HT-Wiederaufnahmehemmer als genauso wirksam wie die klassischen TZA. Das Wirkungsprofil der 5-HT-Wiederaufnahmehemmer zeigt jedoch einige interessante Aspekte, die eine bessere Wirksamkeit bei der Behandlung der Angst- und Suizidkomponenten einer Depression vermuten lassen. Die Studien, die diese Möglichkeit aufzeigen, wurden oft retrospektiv durchgeführt und sollten vorsichtig interpretiert werden. Allerdings wurden sie anhand sehr vieler Patienten erstellt, was ihre Validität verstärkt. Die Übereinstimmung der Ergebnisse einer Fülle verschiedener, in unterschiedlichen Patientenpopulationen geprüften 5-HT-Wiederaufnahmehemmer zeigt recht deutlich, daß nach 5-HT-Wiederaufnahmehemmern nicht dasselbe Behandlungsergebnis wie mit Antidepressiva mit starken noradrenergen Eigenschaften und mit Referenz-TZA beobachtet wird. Die Relevanz dieser Befunde reicht über die bloße Indikation zur Behandlung hinaus, da sie den Hinweis auf ein biologisches Substrat für eine spezielle Komponente der Depression enthalten, die sich als Serotonin-gebunden beschreiben läßt.

---

* Aus dem Englischen übersetzt von Dr. Birgit Studtmann.

Die Suche nach einer „Serotonindepression"

Die ersten Forschungen nach einer „Serotonindepression" ergaben sich aus der Beobachtung, daß eine Untergruppe depressiver Patienten eine Fehlfunktion des Serotoninsystems zu haben schien, deren Kennzeichen ein niedriger Gehalt an 5-Hydroxyindolessigsäure (5-HIAA), des Serotoninmetaboliten, im Liquor war (Åsberg et al. 1976; van Praag 1972). Anscheinend sind bei einem nicht unerheblichen Teil depressiver Patienten mit niedrigen 5-HIAA-Liquorkonzentrationen die Spiegel auch nach Zustandsbesserung niedriger als bei Kontrollpersonen, selbst wenn ein gewisser Anstieg nach Behandlung meßbar ist (van Praag 1981; Traskman-Bendz et al. 1984). Erschwert werden Stabilitätsmessungen über die Zeit natürlich durch die saisonale Variabilität, die man bei Serotonin-gebundenen Funktionen findet (Anora et al. 1984).

Zur Untersuchung dieses Phänomens wurde eine kategorische Vorgehensweise gewählt und eine Gruppe von Patienten gesucht, die – so die Hypothese – selektiv auf 5-HT-Wiederaufnahmehemmer und weniger auf Noradrenalinwiederaufnahmehemmer ansprechen sollte. Falls sich eine unterschiedliche Wirkung nachweisen ließe, hatte dies erhebliche klinische Auswirkungen zur Folge, denn es stünde eine Methode zur Verfügung, spezifische Behandlungen für geeignete Patienten auszuwählen.

Mit früheren Studien ohne Einsatz selektiver Antidepressiva war es nicht gelungen, einen prädikativen Zusammenhang zwischen den Liquorkonzentrationen der Metaboliten vor Behandlung und dem Behandlungsergebnis herzustellen (Åsberg et al. 1973; Muscettola et al. 1978; van Praag 1977; Traskman et al. 1979). Die spezifische Prüfung auf Selektivität der therapeutischen Wirkung von Antidepressiva mit Einfluß auf verschiedene Aminsysteme erfolgte in Studien, die doppelblind die Wirksamkeit des selektiven 5-HT-Wiederaufnahmehemmers Zimelidin mit der Wirksamkeit der Noradrenalinwiederaufnahmehemmer Maprotilin und Desipramin verglichen (Montgomery et al. 1981 b; Aberg et al. 1982). Die Ergebnisse dieser Studien ergaben keine überzeugenden Hinweise für die Überlegenheit der einen oder anderen Substanzklasse bei der Behandlung der Depression. Signifikante Unterschiede im Gesamtergebnis zwischen den beiden Antidepressivatypen ließen sich nicht feststellen; die doppelblinde Cross-over-Zuordnung der Patienten zur alternativen Behandlung erbrachte keine feststellbare zusätzliche Wirksamkeit, die auf das Medikament zurückgeführt werden konnte (Montgomery et al. 1987). Jede Form einer selektiven Wirkung ging in der allgemeinen antidepressiven Wirkung unter, und es sah so aus, als ob sich der eine wie der andere pharmakotherapeutische Ansatz mit Erfolg anwenden ließe.

Widersprüchliche Ergebnisse liegen hinsichtlich der Wirkungsspezifität in bestimmten Gruppen vor. Eine Studie läßt vermuten, daß Patienten, deren 5-HIAA-Gehalt im Liquor vor Behandlung sehr niedrig ist, auf 5-HIAA-Wiederaufnahmehemmer ansprechen könnten (Aberg-Wistedt et al. 1982). In einer anderen Studie dagegen ließ sich kein Zusammenhang zwischen der prätherapeutischen Konzentration der Aminmetaboliten im Liquor und dem Behandlungsergebnis finden (Montgomery et al. 1981a). Es fehlen ausreichende Erkenntnisse, um behaupten zu können, daß Patienten, bei denen niedrige Liquorkonzentrationen der Aminmetaboliten auf Fehlfunktion eines bestimmten Aminsystems schließen lassen, differenziert auf ein Antidepressivum reagieren, welches spezifisch auf dieses System einwirkt.

Die kategorische Vorgehensweise zur Erkennung einer „Serotonindepression" hat keine eindeutigen Antworten erzielt. Neuere Erkenntnisse lassen vermuten, daß der von van Praag (1987) favorisierte, dimensionale Ansatz ein besseres Modell darstellt. Niedrige 5-HIAA-Konzentrationen finden sich nicht nur bei depressiven Patienten: mit gesunden Kontrollpersonen besteht eine beträchtliche Überschneidung; niedrige Spiegel finden sich auch bei abstinenten Alkoholikern (Banki et al. 1984), bei bestimmten Persönlichkeitsstörungen (Brown et al. 1982) und bei Schizophrenie (van Praag 1983; Ninan et al. 1984). Eine durch niedrige 5-HIAA-Konzentrationen im Liquor gekennzeichneten Störung der Serotoninfunktion scheint stärker an bestimmte Dimensionen des Verhaltens als an bestimmte Diagnosen gebunden zu sein.

Die ersten Studien über Aminmetaboliten im Liquor bei Depression enthielten Überlegungen, wonach sich eine Serotonin-gebundene Depression durch besondere Eigenschaften auszeichnen würde. Beispielsweise meinten Cronholm et al. (1977), daß sich eine Untergruppe depressiver Patienten mit niedrigen 5-HIAA-Liquorkonzentrationen anhand klinischer Parameter, z.B. lächelnde Verleugnung, Zurückhaltung, schwache emotionale Bindungen sowie suizidales Verhalten, erkennen ließe. Der bis jetzt am ausführlichsten beschriebene Zusammenhang ist der zwischen Suizidversuchen und niedrigen 5-HIAA-Konzentrationen im Liquor bei depressiven Patienten. Es zeigt sich in den Studien eine Übereinstimmung quer durch verschiedene Kulturkreise mit unterschiedlichen Suizidraten, die in der biologischen Forschung ihresgleichen sucht. Die frühe Beobachtung von Åsberg et al. (1976a) bestätigte sich seither in Untersuchungen mit Patienten, deren kulturelles und sozioökonomisches Umfeld stark variierte (Agren 1980; Traskman et al. 1981; van Praag 1982; Banki et al. 1984; Lopez-Ibor et al. 1985).

Die Beziehung zwischen suizidalem Verhalten und niedrigen 5-HIAA-Liquorkonzentrationen wurde in der Folge jenseits formaler psychiatrischer Erkrankungen beschrieben: in einer durch Persönlichkeitsstörungen gekennzeichneten Gruppe (Brown et al. 1979, 1982). Es wurde auch eine Verbindung zu Aggression (Brown et al. 1982; Lidberg et al. 1985) und Impulsivität (Linnoila et al. 1984) hergestellt. Der Zusammenhang mit Aggression stellt angesichts des aggressiven Aspekts des Suizids einen interessanten Befund dar. Gleiches gilt für Berichte, daß der 5-HIAA-Gehalt im Liquor bei denjenigen niedriger war, die gewaltsame Methoden beim Suizidversuch anwandten (Traskman et al. 1981).

Eventuellen Zusammenhängen zwischen niedrigen 5-HIAA-Konzentrationen und anderen klinischen Parametern bei depressiven Patienten wurde weit weniger Aufmerksamkeit zuteil. Beschrieben wurde jedoch bei depressiven Patienten ein Zusammenhang mit Angsterscheinungen (Banki 1977; Rydin et al. 1982).

Besonderen Stellenwert in bezug auf die Wahl der Behandlung für bestimmte Patientengruppen erlangten diese Befunde mit der Entwicklung von Substanzen mit selektiven pharmakologischen Wirkungen. Nun wird deutlich, daß bestimmte Faktoren der Depression – das Vorhandensein von suizidalen Gedanken, Handlungen oder Angsterscheinungen – solchen Substanzen einen dimensionalen Vorteil verleihen, die spezifisch auf das Serotoninsystem wirken.

Die Wirkung der 5-HT-Wiederaufnahmehemmer auf Angsterscheinungen

Nervosität, Angstgefühle oder Agitation wechselnden Ausmaßes sind als initiale Nebenwirkungen während der Behandlung depressiver Patienten mit 5-HT-Wiederaufnahmehemmern beschrieben worden. Diese Wirkungen treten nicht bei allen Patienten auf; sie erscheinen ganz zu Beginn der Behandlung und lassen schnell nach.

Man könnte erwarten, daß bei Patienten, deren Depression eine ausgeprägte Angstkomponente zeigt, solche Medikamente, die eben diese Wirkung ausüben, kaum wirken. Aber diese angstgebundenen Nebenwirkungen scheinen die Behandlung nicht zu beeinträchtigen, auch nicht in Untergruppen depressiver Patienten mit deutlicher Angstkomponente oder mit agitierter Depression. Vielmehr scheinen

5-HT-Wiederaufnahmehemmer einen selektiven Vorteil bei der Behandlung einer mit Depression in Zusammenhang stehenden Angst zu haben, wie dieses von Montgomery et al. (1981a) für Zimelidin im Vergleich zu Amitriptylin beschrieben wird. Diese Überlegenheit zeigt sich auf der Montgomery-Åsberg Depression Rating Scale MADRS (Montgomery u. Åsberg 1979) und der Hamilton Rating Scale (HRS; Hamilton 1960) in den Items für Angst.

Zwei Metaanalysen umfangreicher Datensammlungen wurden zur Überprüfung dieser selektiven Überlegenheit bei Angsterscheinungen durchgeführt. Die Metaanalyse der Wirkung auf Angstsymptome bei Depression zeigte für Fluvoxamin im Vergleich zu Placebo auf der HRS in der 3. und 4. Woche beim Item „somatische Angst" und in den Wochen 2, 3 und 4 beim Item „psychische Angst" ein signifikant besseres Abschneiden.

Beim Item „psychische Angst" war im Vergleich zu Imipramin die Fluvoxaminwirkung in der 2. und 4. Woche signifikant stärker. Beim Item „somatische Angst" unterschied sich Imipramin zu keiner Zeit von Placebo und beim Item „psychische Angst" nur in Woche 3. Diese Ergebnisse sprechen prinzipiell für einen Vorteil des Fluvoxamins im Vergleich zum TZA Imipramin bei der Behandlung der Angst im Zusammenhang mit Depression (Wakelin 1988). Eine vergleichbare, umfangreiche Metaanalyse wurde mit Fluoxetin, Referenzantidepressivum und Placebo erstellt. Anhand der Ergebnisse aus kontrollierten Studien mit Fluoxetin sollte die Wirkung bei Patienten mit agitierter Depression bewertet werden, definiert durch einen hohen Eingangsscore beim Item Agitation auf der HRS. Die Patienten zeigten nach Fluoxetin ein signifikant besseres Ergebnis als nach TZA ($p < 0{,}05$) oder Placebo ($p < 0{,}001$; Montgomery 1989). Eine weitere Metaanalyse unter Berücksichtigung aller kontrollierter Studien ermöglicht die begrenzte Beurteilung der Wirksamkeit von Fluoxetin bei den depressiven Patienten, die vor Beginn der Behandlung in erheblichem Ausmaß an Angsterscheinungen litten. Die mit Fluoxetin behandelten Patienten wiesen ein signifikant besseres Endergebnis auf als jene, die Placebo ($p < 0{,}001$) oder Referenzantidepressiva ($p < 0{,}01$) erhielten (Montgomery et al., im Druck).

Die beiden Metaanalysen liefern gute Argumente für den selektiven Vorteil, den 5-HT-Wiederaufnahmehemmer in der Behandlung der Angstsymptomatik einer Depression im Vergleich zu TZA haben. Sie sollten deshalb in der Therapie bevorzugt werden. Die Bedeutung dieser Befunde liegt darin, daß sie die weit verbreitete Auffassung in Frage stellen, nach der ein sedatives Antidepressivum als Mittel der Wahl gilt, sofern Angstsymptome ein wesentliches Merkmal der

Depression darstellen. Die mit TZA verbundene Sedierung scheint nicht den therapeutischen Nutzen der 5-HT-Wiederaufnahmehemmer zu haben und könnte u. U. das Gegenteil bewirken.

Panikerkrankung

Die Überlegenheit der 5-HT-Wiederaufnahmehemmer für die Therapie der Angst im Rahmen einer Depression zeigt sich, wenn reine, nicht mit Depression zusammenhängende Angsterkrankungen behandelt werden. In der Therapie der Panikerkrankung ohne Ausschluß einer Depression hat sich der Nutzen von Antidepressiva erwiesen. Selbstverständlich könnte jede Besserung der Panik der antidepressiven Wirkung auf die Depression zugeschrieben werden. Bei reiner Panik, wo Depression ausgeschlossen wurde, schien das Antidepressivum Maprotilin kaum wirksam zu sein; Fluvoxamin wurde mit einer signifikanten Verringerung in der Anzahl der Panikattacken und begleitender Angstsymptome (Den Boer u. Westenberg 1988) in Verbindung gebracht. Dieses Ergebnis läßt einen positiven Einfluß der 5-HT-Wiederaufnahmehemmer auf ein weites Spektrum von Angstsymptomen vermuten, unabhängig davon, ob sie zu einer Angst- oder einer depressiven Erkrankung gehören.

Zwangserkrankungen

Zu den Ergebnissen der 5-HT-Wiederaufnahmehemmer bei Angst und Depression passen die starken und selektiven Wirkungen der 5-HT-Wiederaufnahmehemmer bei der Zwangserkrankung (OCD). Die Wirksamkeit von Clomipramin wie Fluvoxamin wurde im Vergleich zu Placebo und zu klassischen Antidepressiva, die keine entscheidende Wirkung auf das Serotoninsystem ausüben, gezeigt. Für Clomipramin wurde die Wirksamkeit zunächst in einer kleinen Studie nachgewiesen (Montgomery 1980), danach in 2 großen (de Veaugh Geiss et al. 1989), bei denen eine gleichzeitige Depression ausgeschlossen wurde, so daß die Wirkung erwiesenermaßen zwangslösend und weniger antidepressiv ist. Die Placebowirkung in diesen Studien war mit 5 % gering, und der Unterschied Verum – Placebo zeigte sich bereits nach einer Woche. Zu diesem Zeitpunkt wurde Clomipramin in den großen Studien noch niedrig dosiert. Dies bestätigt den Befund, daß niedrige Dosen wirksam sind (Montgomery 1980). Die Studien mit 5-HT-Wiederaufnahmehemmern bei OCD mit begleitender Depression ergeben dieselben markanten und in den Studien mit reiner OCD sichtbaren Unterschiede zwischen Verum und Placebo; sie können als Hinweis darauf gewertet werden, daß eine Depression bei OCD integraler Bestandteil der OCD und keine unabhängige Erkrankung ist.

Will man bei kleinen Fallzahlen einen Unterschied aufdecken, muß die Placebowirkung gering und die Wirkung der aktiven Substanz stark sein. Die deutlichen Verum-Placebo-Unterschiede in diesen kleinen kontrollierten Studien wurden mit und ohne gleichzeitige Behandlung der Patienten mit Verhaltenstherapie beobachtet (Cottraux et al. 1990; Marks et al. 1980, 1988). Dies ist erstaunlich, weil man eigentlich erwarten sollte, daß eine allen Patienten gegebene, wirksame Begleittherapie nur zu leicht die Möglichkeit ausräumt, einen Verum-Placebo-Unterschied zu entdecken. Die Ergebnisse lassen daher ernsthafte Zweifel an der Wirksamkeit der in diesen Studien begleitend gegebenen Verhaltenstherapie aufsteigen, ungeachtet der Tatsache, daß diese in auf Verhaltenstherapie spezialisierten Zentren erfolgte.

5-HT-Wiederaufnahmehemmer und suizidale Gedanken bei Depression

Die Möglichkeit, daß Substanzen, die auf das Serotonin wirken, die Abnahme suizidaler Gedanken oder Triebe günstig beeinflussen könnten, besticht in wissenschaftlicher Hinsicht und ist von klinischer Relevanz. Vermutungen über eine solche Wirkung finden sich seit einigen Jahren in der Literatur. 1978 wurde Mianserin mit einer im Vergleich zu Maprotilin signifikanten Abnahme suizidaler Gedanken in Verbindung gebracht, und die 5-HT-antagonistischen Eigenschaften von Mianserin wurden als mögliche Mediatoren dieser Wirkung diskutiert (Montgomery et al. 1978). Die Indizien, die für den spezifischen Effekt der 5-HT-Wiederaufnahmehemmer auf die Abnahme suizidaler Gedanken sprechen, werden mit der Untersuchung weiterer Antidepressiva dieser pharmakologischen Klasse zunehmend stichhaltiger.

Das Phänomen wurde zuerst bei Zimelidin beobachtet, das suizidale Gedanken signifikant stärker reduzierte als Amitriptylin (Montgomery et al. 1981a). Später beschrieb man es in den jeweiligen Studien mit Citalopram (de Wilde et al. 1985) und Fluoxetin (Muijen et al. 1988). Derselbe Vorteil zeigte sich auch deutlich in einer Metaanalyse der Daten aus den umfangreichen Placebo-Imipramin-Vergleichen mit Fluvoxamin. Bei als gefährdet eingestuften Personen mit einem Eingangsscore von 3 oder mehr auf dem Suiziditem der Hamilton Rating

Scale sah das Fluvoxaminergebnis im Vergleich zu Placebo (Wochen 3 und 4) und Imipramin (Woche 4) signifikant besser aus. Imipramin schnitt in dieser Analyse nicht besser ab als Placebo (Wakelin 1988); so können 5-HT-Wiederaufnahmehemmer wohl als Mittel der Wahl bei suizidaler Depression gelten.

Die unlängst geäußerte, auf 7 Einzelbeobachtungen basierende Vermutung, daß 5-HT-Wiederaufnahmehemmer suizidale Triebe hervorrufen können (Teicher et al. 1990), ist daher um so erstaunlicher und steht im Widerspruch zu den kontrollierten Befunden. Die Interpretation vereinzelter Berichte ist aufgrund unkontrollierter Einflußfaktoren und Voreingenommenheit des Beobachters schwierig. Beispielsweise könnten die Autoren Personen mit rezidivierenden, depressiven Episoden kurzer Dauer beschrieben haben, bei denen ein plötzliches Wiederaufflammen der depressiven Symptome einschließlich suizidaler Gedanken als Bestandteil der rezidivierenden, depressiven Erkrankung zu erwarten wäre (Montgomery et al. 1989). Will man diesem Punkt wissenschaftlich nachgehen, ist es notwendig, sich auf angemessen kontrollierte Untersuchungen zu berufen, und diese sprechen eher für eine Abnahme suizidaler Triebe unter 5-HT-Wiederaufnahmehemmern.

Die beschriebene günstige Wirkung der 5-HT-Wiederaufnahmehemmer auf die Reduzierung suizidaler Gedanken kann als mögliche Erklärung dafür dienen, daß sie bei Überdosierung offensichtlich relativ sicher sind. Die Entwicklung dieser Substanzklasse entsprang dem Bedürfnis, über bessere und sicherere Antidepressiva als die klassischen, toxischen TZA zu verfügen; außerdem werden weniger Todesfälle durch Überdosierung erwartet.

Wirken Antidepressiva in bezug auf suizidales Verhalten neutral?

Untersuchungen über die Wirkung von Antidepressiva auf suizidales Verhalten bei Depression geschahen gewöhnlich unter dem Aspekt des mit Überdosierung verbundenen Risikos. Die Mortalitätsrate nach Überdosis, insbesondere in den Fällen, bei denen sich der Tod auf ein einziges Verum zurückführen läßt, ergibt ein Maß für das relative Risiko bei Überdosierung mit Antidepressiva. Die Mortalitätszahlen der amtlichen Leichenschau *(Coroners' inquests)* in England und Wales, die vom Amt für Bevölkerung und Statistik publiziert werden, dienten als Grundlage für die Berechnung eines Index für die relative Toxizität von Antidepressiva (Montgomery u. Pinder 1987).

Tabelle 1. Berechnete Häufigkeiten tödlicher Vergiftungen durch Antidepressiva in England (Vergleich)

Substanz	Tödliche Vergiftungen auf 1 Mio. Verordnungen[a] 1975–1984	Tödliche Vergiftungen auf 1 Mio. Patienten[b] 1977–1984
Dothiepin	50	143
Amitriptylin	46,5	166
Maprotilin	37,6	103
Doxepin	31,3	106
Imipramin	28,4	106
Trimipramin	27,6	87
Clomipramin	11,1	32
Mianserin	5,6	13

[a] Cassidy u. Henry (1987) – England, Schottland und Wales.
[b] Montgomery u. Pinder (1987) – England und Wales.

Für den Zeitraum von 1977 bis 1984 berichten Montgomery u. Pinder (1987) mittels einer Analyse weitverbreiteter Antidepressiva über große Schwankungen tödlicher Vergiftungen in England und Wales in bezug auf die Anzahl der mit verschiedenen Antidepressiva behandelten Patienten. Amitriptylin und Dothiepin scheinen bei Überdosierung am gefährlichsten zu sein (Tabelle 1). Cassidy u. Henry (1987) erstellen eine weitgehend vergleichbare Toxizitätsrangfolge mit Hilfe einer Analyse, die sich auf Todesfälle durch Überdosis pro Mio. Verordnungen in ganz Großbritannien stützt. Durch die Analysenmethode wird die relative Sicherheit der neueren Antidepressiva als Gruppe eher unterschätzt, da diese Gruppe Maprotilin einschließt, das eine den übrigen alten TZA vergleichbare Toxizität besitzt.

Die Unterschiede zwischen der hohen Zahl von Todesfällen nach Überdosierung mit den älteren TZA einschließlich Maprotilin und der niedrigen Anzahl durch neuere, nichttrizyklische Antidepressiva wurden gern der Toxizität der älteren TZA zugeschrieben. Eine solche Erklärung ist jedoch unbefriedigend, denn wir kennen ein TZA, Clomipramin, mit schweren unerwünschten Reaktionen und substantiellen anticholinergen Wirkungen, das trotzdem zur Gruppe relativ sicherer Substanzen gerechnet wird.

Indizes für relative Toxizität dieser Art basieren auf der Vermutung, daß in einer gegebenen, mit Antidepressiva behandelten Population Überdosierungen gleichmäßig vorkommen. Das Datenmaterial enthält jedoch einige Unregelmäßigkeiten, die Zweifel an der Richtigkeit dieser Vermutung aufkommen lassen. Die Vorstellung, Antidepressiva verhielten sich zwangsläufig indifferent in bezug auf die Häufigkeit von Suiziden oder versuchten Suiziden, läßt sich zunehmend schwieriger aufrechterhalten.

Die Verbindung eines niedrigen 5-HIAA-Gehalts im Liquor bei Suizid und Aggression und das Verständnis eines Suizidversuchs als aggressiver und oft impulsiver Akt führten zu der Hypothese, daß einige Antidepressiva die Anzahl versuchter Suizide durch direkte Einwirkung auf Impulsivität oder Aggression senken. Die 5-HT-Wiederaufnahmehemmer, die bei Überdosierung als verhältnismäßig sicher gelten, sind hinsichtlich der Verminderung suizidaler Gedanken den Vergleichs-TZA klinisch überlegen. Diskutiert wurde, ob die mit Clomipramin verbundene niedrige Suizidrate, die trotz der bekannten toxischen Wirkungen dieses Antidepressivums besteht, an den deutlichen 5-HT-aufnahmehemmenden Eigenschaften liegen könnte. Es wäre interessant zu wissen, ob Clomipramin durch die Verminderung suizidaler Gedanken oder Impulse den einzelnen gegen Überdosierung schützt, wodurch es ein sichereres Profil erhält als die älteren TZA. Leider wurden zu wenig Patienten in die kontrollierten Studien eingeschlosssen, um diese Hypothese auf einer angemessenen Grundlage zu prüfen.

Auf der anderen Seite weiß man, daß einige Substanzen Suizidversuche auslösen können. Alprazolam, ein Benzodiazepin, dem vereinzelt antidepressive Eigenschaften nachgesagt wurden, zeigt z.B. im Vergleich zu Placebo (Cowdry u. Gardner 1988) einen Anstieg von Suizidalität und Aggression. Neuer sind die Ergebnisse einer großen, placebokontrollierten Wirksamkeitsstudie mit Maprotilin bei Langzeitbehandlung, die Anlaß zu der Vermutung geben, daß Maprotilin Suizidversuche auslösen kann, obwohl Rückfälle oder neue depressive Episoden seltener vorkommen (Rouillon et al. 1989).

Die Studie wurde nicht speziell geplant, um relative Häufigkeiten versuchter Suizide zu erfassen, sondern sie beschreibt diejenigen, die sich im Laufe der Studie ereigneten. Neun Suizidversuche bei 777 Patienten traten während der Behandlung mit Maprotilin auf, dagegen gab es keinen Suizidversuch bei den 374 mit Placebo behandelten Patienten. Ferner kam es bei der Behandlung mit Maprotilin zu 5 Todesfällen nach Suizidversuch, dagegen nur zu einem bei Placebobehandlung; dieser Unterschied, obwohl statistisch nicht signifikant, entspricht dem Trend. Die direkte Toxizität von Maprotilin bei Überdosierung, die bekanntermaßen hoch ist, könnte einen Einfluß auf die Anzahl erfolgter Selbsttötungen im Vergleich zu Placebo gehabt haben. Eigentoxizität dürfte jedoch keine Auswirkung auf die Anzahl versuchter Suizide haben. Der Schlußfolgerung, daß Maprotilin Suizidversuche hervorruft, kann man sich nur schwer entziehen.

Maprotilin war in dieser Studie bei Langzeitbehandlung der Depression zweifelsohne wirksam. Es traten signifikant weniger Rückfälle oder Rezidive auf als in der mit Placebo behandelten Gruppe. Man darf daher vermuten, daß die Mechanismen der Behandlung einer Depression und der Auslösung von Suizidversuchen getrennt verlaufen. Bemerkenswert ist auch die Tatsache einer eindeutigen Dosis-Wirkungs-Beziehung, wobei die höhere Dosis von 75 mg wirksamer war als die niedrigere Dosis von 37,5 mg Maprotilin. Dagegen fand sich kein Unterschied hinsichtlich der Suizidversuche zwischen der höheren und der niedrigeren Dosierung; dies stützt die Vorstellung, daß die Suizidversuche durch einen anderen Mechanismus ausgelöst werden.

Maprotilin besitzt eine den übrigen TZA wie Amitriptylin, Dothiepin, Nortriptylin und Desipramin weitgehend vergleichbare Eigentoxizität. Dies spiegelt sich in der Anzahl der für diese Substanzen beschriebenen Todesfälle durch Überdosierung wider. Man ist zwangsläufig versucht, darüber zu spekulieren, ob diese erhöhten Todesraten z. T. einer Wirkung zuzuschreiben sind, die sowohl bei den anderen TZA als auch bei Maprotilin Suizidversuche auslöst. Für Maprotilin läßt sich das nicht mit Sicherheit sagen. Umfang und Dauer der Studie sprechen für die Glaubwürdigkeit des Ergebnisses, aber gerechterweise sollte auf die unzureichende Analyse oder Beschreibung der Daten hingewiesen werden. Es wäre z. B. interessant zu wissen, ob die versuchten Suizide oder vollendeten Suizide früh oder spät im Verlauf der Studie auftraten, und ob sich, wie zu erwarten wäre, die Aussagekraft des Ergebnisses durch Untersuchung der Sterblichkeitskurve der Suizidversuche erhöhen würde. Auf der Grundlage der zur Verfügung stehenden Befunde ist ein Zusammenhang zwischen Maprotilin und Suizidversuchen wahrscheinlich vorhanden.

Unklarheit besteht über die Art des Mechanismus, durch den Suizidversuche ausgelöst werden; erwähnen sollte man an dieser Stelle den von Brown et al. (1979) beschriebenen Zusammenhang zwischen Aggression und hohen Liquorkonzentrationen von MHPG, dem Metaboliten des Noradrenalin. Die Hypothese, daß die Interaktion der Noradrenalin-aufnahmehemmenden Eigenschaften des Maprotilins mit der Zunahme der Aggression zusammenhängen könnte, ist faszinierend. Hier liegt eine mögliche Erklärung dafür, daß die meisten Todesfälle durch Überdosierung pro 1 Mio. Verordnungen in England von solchen TZA berichtet werden, die entweder reine Noradrenalin-

Wiederaufnahmehemmer sind (Maprotilin, Nortriptylin, Desipramin) oder die auf dieses System eine starke Wirkung ausüben (Amitriptylin, Dothiepin).

Schlußfolgerung

Die Ergebnisse der Metaanalyse, die auf der Grundlage von Studienergebnissen erstellt wurde, lassen vermuten, daß 5-HT-Wiederaufnahmehemmer einen gewissen selektiven Effekt besitzen, der ihre Wirkung bei solchen Patienten verbessert, die als suizidgefährdet gelten. Entsprechend weist die Metaanalyse depressiver Patienten mit ausgeprägter Angstkomponente auf einen selektiven Vorteil der 5-HT-Wiederaufnahmehemmer beim Abbau der Angst hin. Diese Ergebnisse unterstützen die Vorstellung, wonach es eine Dimension oder Dimensionen innerhalb der Depression gibt, die auf spezifisch serotonerge Substanzen ansprechen. Von besonderem Interesse ist der Befund, daß ein selektiver Noradrenalinwiederaufnahmehemmer suizidauslösende Eigenschaften besitzen könnte. Da diese Wirkung von der antidepressiven Wirksamkeit unabhängig zu sein scheint, wird die Vermutung unterstützt, daß eine Depression Dimensionen beinhaltet, die sich durch spezifisch auf verschiedene Aminsysteme einwirkende Antidepressiva positiv oder negativ beeinflussen lassen.

Literatur

Aberg-Wistedt A, Ross SB, Jostell KG et al (1982) A doubleblind study of zimelidine, a serotonin uptake inhibitor, and desipramine, a noradrenaline uptake inhibitor, in endogenous depression. Clinical and biochemical findings. Acta Psychiatr Scand 66:50–82

Agren H (1980) Symptom patterns in unipolar and bipolar depression correlating with monoamine metabolites in the cerebrospinal fluid. Suicide Psychiatr Res 2:225–236

Anora RC, Kregel L, Meltzer HY (1984) Seasonal variations of serotonin uptake in normal controls and depressed patients. Biol Psychiatry 19:795–804

Asberg M, Bertilsson L, Tuck D et al (1973) Indolamine metabolites in the cerebrospinal fluid of depressed patients before and during treatment with nortriptyline. Clin Pharmacol Ther 14:277–286

Asberg M, Thoren P, Traskman L, Bertilsson L, Ringberger W (1976a) Serotinin depression: a biochemical subgroup within the affective disorders? Science 191:478–490

Asberg M, Traskman L, Thoren P (1976b) 5-HIAA in the cerebrospinal fluid: a biochemical suicide predictor? Arch Gen Psychiatry 33:1193–1197

Banki CM (1977) Correlation of anxiety and related symptoms with cerebrospinal fluid. 5-hydroxyindoleacetic acid in depressed women. J Neural Transm 41:135–143

Banki CM, Arato M, Papp Z, Kurcz M (1984) Biochemical markers in suicidal patients investigations with cerebrospinal fluid amine metabolites and endocrine tests. J Affect Disord 6:341–350

Brown GL, Goodwin FK, Ballenger JC et al (1979) Aggression in humans correlates with cerebrospinal fluid amine metabolites. Psychol Res 1:131–139

Brown GL, Ebert MH, Goyer PF et al (1982) Aggression suicide and serotonin: relationship to CSF amine metabolites. Am J Psychiatry 139:741–746

Cassidy S, Henry J (1987) Fatal toxicity of antidepressant drugs in overdose. Br Med J 295:1021–1024

Cottraux J, Mollard E, Bouvard M et al (1990) A controlled study of fluvoxamine and exposure in obsessive-compulsive disorder. Int Clin Psychopharmacol 5:17–30

Cowdry RW, Gardner DL (1988) Pharmacotherapy of borderline personality disorder. Arch Gen Psychiatry 45:111–119

Cronholm B, Asberg A, Montgomery S, Schalling D (1977) Suicidal behaviour syndrome with low CSF 5-HIAA. Br Med J 19:776

Den Boer JA, Westenberg GM (1988) Effects of serotonin and noradrenaline uptake inhibitors in panic disorders: a doubleblind comparative study with fluvoxamine and maprotiline. Int Clin Psychopharmacol 3:59–74

Evans L, Moore G (1981) The treatment of phobic anxiety by zimelidine. Acta Psychiatr Scand [Suppl 290] 61:342–345

Evans L, Kennardy J, Schneider P et al (1986) Effect of a selective serotonin uptake inhibitor in agoraphobia with panic attacks. Acta Psychiatr Scand 73:49–53

Fabre LF (1986) A study of paroxetine, imipramine and placebo in the treatment of depressed outpatients (Proceedings). CINP, Munich

Gardner DL, Cowdry RJW (1985) Alprazolam-induced dyscontrol in borderline personality disorder. Am J Psychiatry 141:98–100

Hamilton M (1960) A rating scale for depression. J Neurol Neurosurg Psychiatry 23:55–62

Lidberg L, Tuck JR, Asberg M, Scalia-Tomba GP, Bertilsson L (1985) Homicide, suicide and CSF 5-HIAA. Acta Psychiatr Scand 71:230–236

Linnoila M, Virkkunen M, Scheinin M et al (1984) Low cerebrospinal fluid 5-hydroxyindoleacetic acid concentration differentiates impulsive from nonimpulsive violent behaviour. Life Sci 33:2609–2614

Lopez-Ibor JJ, Saiz-Ruiz J, Perez De Los Cobos JC (1985) Biological correlations of suicide and aggressivity in major depression with melancholia. Neuropsychobiology 14:67–74

Marks IM, Stern RS, Mawson D, Cobb J, McDonald R (1980) Clomipramine and exposure for obsessive rituals. Br J Psychiatry 136:1–25

Marks IM, Lelliott P, Basoglu M, Noshirvani H (1988) Clomipramine and exposure for compulsive rituals. Br J Psychiatry 152:522–534

Montgomery SA (1980) Clomipramine in obsessional neurosis, a placebo controlled trial. Pharm Med 1:189–192

Montgomery SA (1989) The efficacy of fluoxetine as an antidepressant in the short and long term. Int Clin Psychopharmacol 4/s1:113–119

Montgomery SA (in press) 5-HT uptake inhibitors in the treatment of anxiety, agitation and suicidal thoughts. (Proceedings VIIIth World Congress of Psychiatry, Athens 1989. Elsevier, Amsterdam)

Montgomery SA, Asberg M (1979) A new depression scale designed to be sensitive to change. Br J Psychiatry 134:382–389

Montgomery SA, Pinder RM (1987) Do some antidepressants promote suicide? Psychopharmacology 92:265–266

Montgomery SA, Cronholm B, Åsberg M, Montgomery D (1978) Differential effects on suicidal ideation of mianserin, maprotiline and amitriptyline. Br J Clin Pharmacol 5:77S–80S

Montgomery SA, McAuley R, Rani SJ, Roy D, Montgomery D (1981a(A double blind comparison of zimelidine and amitriptyline in endogenous depression. Acta Psychiatr Scand [Suppl 290] 63:314–327

Montgomery SA, Rani SJ, McAuley R, Roy D, Montgomery DB (1981b) The antidepressant efficacy of zimelidine and maprotiline. Acta Psychiatr Scand [Suppl 290] 63:219–224

Montgomery SA, James D, Montgomery DB (1987) Pharmacological specificity is not the same as clinical selectivity. In: Dahl S, Gram LF, Paul SM, Potter WZ (eds) Clinical pharmacology in psychiatry. Springer, Berlin Heidelberg New York Tokyo (Psychopharmacology series 3)

Montgomery SA, Montgomery D, Baldwin D, Green M (1989) Intermittent 3-day depressions and suicidal behaviour. Neuropsychobiology 22:128–134

Montgomery SA, Fineberg N, Baldwin D, Montgomery D (in press) 5HT uptake inhibitors in the treatment of anxiety, agitation and suicidal thoughts. Exerpta Medica

Muijen M, Roy D, Silverstone T, Mehmet A, Christie M (1988) A comparative clinical trial of fluoxetine, mianserin and placebo with depressed outpatients. Acta Psychiatr Scand 78:384–390

Muscettola G, Goodwin FK, Potter WZ et al (1978) Imipramine and desipramine in plasma and spinal fluid. Arch Gen Psychiatry 35:621–625

Ninan PT, Kaummen DP van, Scheinin M, Linnoila M, Bunney WE, Goodwin FK (1984) CSF 5-hydroxyindoleacetic acid in suicidal schizophrenic patients. Am J Psychiatry 141:566–569

Post RM, Ballenger JC, Goodwin FK (1980) Cerebrospinal fluid studies of neurotransmitter function in manic and depressive illness. In: Wood JH (ed) Neurobiology of cerebrospinal fluid 1. Plenum, New York, pp 685–717

Praag HM van (1972) Significance of biochemical parameters in the diagnosis, treatment and prevention of depressive disorders. Biol Psychiatry 12:101–131

Praag HM van (1977) New evidence of serotonin-deficient depressions. Neuropsychobiology 3:56–63

Praag HM van (1981) Central monoamines and the pathogenesis of depression. In: Praag HM van, Lader MH, Rafaelsen OJ (eds) Hand book of biological psychiatry. Part IV. Brain mechanisms and abnormal behaviour. Dekker, New York, pp 159–205

Praag HM van (1982) Depression, suicide and metabolism of suicide in the brain. J Affect Disord 4:275–290

Praag HM van (1983) CSF 5-HIAA and suicide in non-depressed schizophrenics. Lancet II:977–978

Praag HM van (1987) Denosologization of biological psychiatry or the specificity of 5-HT disturbances in psychiatric disorders. J Affect Disord 13:1–8

Praag HM van, Korf J (1971) Endogenous depressions with and without disturbances of 5-hydroxytryptamine metabolism: a biochemical classification? Psychopharmacology 19:148–152

Rouillon F, Phillips R, Serrurier E, Ansart E, Gerard MJ (1989) Prophylactic efficacy of maprotiline on relapses of unipolar depression. Encephale XV/6:527–534

Rydin E, Schalling D, Asberg M (1982) Rorschach ratings in depressed and suicidal patients with low CSF 5-HIAA. Psychiatry Res 7:229–243

Teicher MH, Glod C, Cole JO (1990) Emergence of intense suicidal preoccupation during fluoxetine treatment. Am J Psychiatry 147:207–210

Traskman L, Asberg M, Bertilsson L et al (1979) Plasma levels of clorimipramine and its demethylmetabolite during treatment of depression. Differential biochemical and clinical effects of the two compounds. Clin Pharmacol Ther 26:600–610

Traskman L, Asberg M, Bertilsson L, Sjostrand L (1981) Monoamine metabolites in cerebrospinal fluid and suicidal behaviour. Arch Gen Psychiatry 38:631–636

Traskman-Bendz L, Asberg M, Bertilsson L, Thoren P (1984) CSF monoamine metabolites of depressed patients during illness and after recovery. Acta Psychiatr Scand 69:333–342

Veaugh Geiss J de, Landau P, Katz R (1989) Treatment of obsessive compulsive disorder with clomipramine. Psychiatr Ann 19/2:97–101

Wakelin J (1988) The role of serotonin in depression and suicide. Adv Biol Psychiatry 17:70–83

Wilde J de, Mertens C, Fredricson Overo K, Hepfner Petersen HE (1985) Citalopram vs. mianserin, a controlled, double-blind trial in depressed patients. Acta Psychiatr Scand 72:89–96

Zwang und Depression*

Isaac Marks

Zwangserscheinungen und Depression existieren häufig nebeneinander. Nicht selten entwickeln sich Depression und Zwangssymptome gleichzeitig. Es kommt dann zu einer Besserung der Depression, während die Zwangssymptomatik unvermindert fortbesteht. Ein anderer, typischer Verlauf ist das primäre Auftreten der Zwangssymptomatik, die Depression setzt einige Zeit später ein, und daraufhin verschlechtern sich die Zwangserscheinungen. In einer unbedeutenden Zahl der Fälle kommt es mit Beginn der Depression zu einer Besserung der Zwangssymptomatik.

Einzelheiten nur eines Falles mögen einige Aspekte der wechselseitigen Beziehung zwischen Zwangssymptomen und Depression verdeutlichen. Es handelt sich um einen Patienten, dessen Zwangssymptomatik letztendlich gut auf Verhaltenstherapie ansprach, dessen Depression sich jedoch nicht, auch nicht durch medikamentöse oder Elektrokrampftherapie, bessern ließ.

Als sich dieser Patient – ein junger Mann –, das erste Mal bei uns vorstellte, litt er an einer schweren Form der Zwangskrankheit, die durch Depression kompliziert wurde. Täglich führte er Hunderte oder Tausende ritualisierter Kontrollhandlungen aus, angefangen vom morgendlichen Aufwachen bis zum späten Abend, wenn er einschlief. Sobald er drei Schritte gegangen war, mußte er anhalten und seinen Körper und seine Hände überprüfen, ob Kräfte und Fähigkeiten seinem Körper verlorengegangen wären und diese in den Körper eines 200 Meilen entfernten Popstars gefahren seien. Auf diese Wahnidee war er fest fixiert. Das Problem bestand aus einer Zwangserkrankung mit fixierter Wahnvorstellung und dazu akustischen Halluzinationen. Seine Kontrollhandlungen wurden ihm von Stimmen befohlen. Bevor er zu uns kam, war er darüber hinaus bereits seit mehreren Jahren an Depressionen wechselnden Schweregrads erkrankt, die auch Selbstmordversuche beinhalteten. Therapeutisch waren bereits eine Vielzahl

---

* Aus dem Englischen übersetzt von Dr. Birgit Studtmann.

verschiedener Antidepressiva und die Elektrokrampftherapie (EKT) eingesetzt worden. Der Patient ging seit Jahren keiner Arbeit nach und hatte aufgrund der den ganzen Tag andauernden Rituale keine sozialen Kontakte.

Unser Ansatz in der Behandlung ging von der „Expositionstherapie", einem verhaltenstherapeutischen Verfahren, aus. Das Prinzip der Exposition ist einfach. Der Patient wird angehalten, sich in Situationen zu begeben, die er üblicherweise meidet, und die darauf einsetzende Angst – falls Zwangserscheinungen sein Problem sind – ohne Durchführung von Ritualen zu erdulden bzw. bei Angsterscheinungen kein Vermeidungsverhalten zu zeigen. Im Laufe von 1 oder 2 Stunden läßt die Angst dann allmählich nach. Da der Betroffene in diesem Fall Angst verspürte, sobald er 3 Schritte gegangen war, wurde er angehalten, 4 Schritte zu gehen, was große Angst in ihm erzeugte. Trotzdem durfte er keine Kontrollhandlungen zeigen, bevor er nicht 4 Schritte gegangen war. War er dazu in der Lage, mußten 5 Schritte genommen werden. Sobald er sich an die 5 Schritte gewöhnt hatte, mußte er 6 Schritte gehen, dann 10 Schritte usw. Während dieser systematisch aufgebauten Exposition war er, obwohl starke Panik- und Angstreaktionen hervorgerufen wurden, trotz allem sehr kooperativ. Im Laufe von 20 Wochen hatten die Ritualhandlungen deutlich nachgelassen. In diesem Fall dauerte die Behandlung aufgrund der so schweren Problematik länger. Aber der Zustand des Patienten besserte sich. Allmählich verblaßte seine wahnhafte Überzeugung, und die Stimmwahrnehmungen hörten auf.

Während des stationären Aufenthalts hatte er eine Beziehung zu einer Patientin aufgenommen; als diese Frau entlassen wurde, verschlechterte sich seine vorbestehende Depression. Er erhielt Clomipramin ohne irgendeinen Erfolg. Zweimal erhielt er EKT – so gut wie ohne Erfolg. Im wesentlichen blieb seine Depression unverändert.

Bei der Nachuntersuchung nach 90 Wochen (fast 2 Jahre später) wies sein Depressionsscore die ursprünglichen Anfangswerte auf. Dabei blieb es. Eine Änderung seiner Verstimmung wurde bei der Zweijahreskontrolluntersuchung nicht gesehen. Allerdings hatten nach der Expositionstherapie die Ritualhandlungen aufgehört, zusammen mit den Stimmwahrnehmungen und den Halluzinationen. Hier handelte es sich um einen schwer beeinträchtigten Patienten mit Zwangserscheinungen, Depression, psychotischen Wahnvorstellungen und Halluzinationen. Trotzdem gelang es, ihm durch verhaltenstherapeutische Maßnahmen die Wiederaufnahme eines normalen Lebens zu ermöglichen. Bei der Zweijahreskontrolle arbeitete er regelmäßig für einige Stunden und nahm am gesellschaftlichen Leben teil, obwohl er nach wie vor mäßig depressiv war. Verhaltenstherapie kann also angebracht und nützlich sein und anhaltende Erfolge bei der Zweijahreskontrolle zeigen.

Im einzelnen sahen unsere zusammen mit dem Patienten ausgearbeiteten verhaltenstherapeutischen Bedingungen vor, daß er sich in Situationen begab, in denen er befürchten mußte, Kräfte und Fähigkeiten zu verlieren. In diesen Situationen mußte er so lange verweilen, bis seine Angsterscheinungen deutlich abklangen. Bis zum Nachlassen der Angsterscheinungen wurde er aufgefordert, für jeweils 20 Minuten auf 4 verschiedenen Stühlen zu sitzen. All dieses waren Handlungen, die er vermieden hatte, bevor er zu uns kam. Er wurde aufgefordert, 2mal täglich für dreißig Minuten in einem Laubhaufen zu stehen und fortzugehen, ohne Kontrollhandlungen vorzunehmen, ohne Rituale zur Wiedergewinnung seiner Kraft und Fähigkeiten auszuüben. Dies war eine andere Situation, der er früher ausgewichen war.

Zweimal täglich mußte er zur Eingangspforte des Krankenhauses hin und zurück gehen und dabei auf Blätter und herumliegende Steine treten, ohne Rituale durchzuführen. Auch dies waren Situationen, die er sonst vermied. Er mußte seine Kassette abgeben. Er besaß eine Hörspielkassette, die er als Talisman ansah. Konnte er sie nicht finden, so führte dies seiner Meinung nach dazu, daß ihn Kräfte und Fähigkeiten verließen. Wir brachten ihn dazu, diese Kraft symbolisierende Kassette vor Beginn einer jeden Expositionsaufgabe bei einer Schwester abzugeben und jeden Tag für eine zunehmende Zeitdauer auf sie zu verzichten. Die vollständige Durchführung einer jeden Aufgabe mußte als Hausaufgabe in einem Expositionstagebuch festgehalten werden. Letzteres wird eingeführt, weil der Patient bei einer über Wochen oder Monate gehenden Behandlung in der Lage sein muß, seine Fortschritte nachzuvollziehen, und der Arzt im Sinne einer angemessenen Beratung in der Lage sein muß, die Entwicklung zu verfolgen.

Ein weiteres, anschauliches Beispiel für die Wechselwirkung zwischen Depression und Zwangssymptomatik liefern 5 Patienten einer kontrollierten Studie, die wir bei Zwangserkrankung durchführten. Die Behandlung beinhaltete sowohl Clomipramin als auch Exposition, und zwar Expositionstherapie über 6 Wochen und Clomipramin über 36 Wochen (9 Monate). Bei diesen 5 Patienten kam es während der kombinierten medikamentösen und verhaltenstherapeutischen Behandlung zu einer Besserung, die mehrere Monate anhielt. Nachdem wir Clomipramin allerdings absetzten, wurden sie erneut depressiv. Auf der Depressionsskala zeigte sich ein Rückfall auf frühere Werte der Depression. Die Zwangsgedanken und das Ritualverhalten dagegen kehrten nicht zu den früher erzielten, ursprünglichen Werten zurück. Sofern es während der depressiven Komplikation zu einer Zustandsverschlechterung kam, war diese hinsichtlich des Ritualverhaltens nur unvollständig. Mit anderen Worten: zwar lassen sich depressive Episoden nicht vermeiden, aber man kann diese Patienten, sofern einmal eine systematische verhaltenstherapeutische Behandlung durchgeführt wurde, in gewisser Hinsicht vor einem Rückfall in ihre Zwangserscheinungen schützen.

Diesen 5 Patienten wurde ein zweites Mal Clomipramin verabreicht; daraufhin besserte sich ihr Zustand erneut. In dieser Untergruppe von Patienten, die beide Symptomenkomplexe zeigen, d. h. Depression und Zwangserscheinungen, ist beides angebracht, Exposition und antidepressive Substanzen. In unserer Klinik erhält ungefähr ein Drittel der Patienten sowohl Antidepressiva als auch Verhaltenstherapie. Bei zwei Dritteln unserer Patienten kommt es allein durch Anwendung verhaltenstherapeutischer Maßnahmen ohne Medikamente zu einer ausreichenden Besserung. Beim verbleibenden Drittel bedarf es zusätzlich zur Expositionstherapie einer medikamentösen Behandlung.

In derselben Studie wurde mit der Hälfte der Patienten für 3–6 Wochen Verhaltenstherapie durchgeführt und zusätzlich Clomipramin verabreicht. Einige dieser Patienten erzielten zu Beginn einen hohen Depressionsscore, einen durchschnittlichen Wert von 28 für den Hamilton-Depression-Score, also wirklich hoch. Wir verglichen das Endergebnis dieser Patienten mit einer Untergruppe, die anfangs einen sehr niedrigen Depressionsscore (von nur 6) zeigte. Deren Stimmungslage war unauffällig. In der Gruppe, die mit der initialen Depression begann, findet sich ein signifikanter Clomipramineffekt. Dagegen zeigt sich in der Gruppe, die ohne Verstimmung begann, kein Clomipramineffekt.

Viele Autoren berichten über anderslautende Befunde, darüber, daß eine Korrelation zwischen dem Ausgangswert der Depression und der anschließenden Wirkung einer medikamentösen Therapie fehlt. Allerdings fehlen im Patientengut dieser anderen Studien, die eine solche Behauptung aufstellen, Patienten mit unauffälliger Stimmungslage. Überwiegend wurden sehr viel stärker depressive Patienten eingeschlossen. Es überrascht also kaum, daß man diese Wirkung nicht erfaßte. Um sie herauszufinden, hätten in den Stichproben mehr Fälle mit normaler Stimmungslage enthalten sein müssen.

Dasselbe Bild zeigt sich in Åsberg u. Thorens Stockholmer Arbeit mit zwangserkrankten Patienten. Dort findet sich in Fällen mit starker Ausgangsdepression ein deutlicher Clomipramineffekt. Bei eher unauffälliger Stimmungslage ist die Clomipraminwirkung so gut wie nicht mehr zu sehen. Die Resultate der schwedischen und der englischen Stichprobe stimmen also prinzipiell überein.

Oft wird in diesbezüglichen Forschungsarbeiten nicht berücksichtigt, daß die Medikation nicht nur die Symptome der Zwangserkrankung beeinflußt. Hierzu Untersuchungen von Mavissakalian in Pittsburgh in den USA: Eine Gruppe erhielt Clomipramin. Hier besserte sich die Zwangssymptomatik deutlicher als unter Placebo, aber gleichfalls verminderten sich die depressiven Erscheinungen. Primär besserten sich die Symptome der Depression schneller als die der Zwangserkrankung. Gleiches fand sich in einer neueren Studie aus Barcelona. Dort machte man auch die höchst interessante Beobachtung, daß eine Zustandsbesserung nicht nur bei mit Clomipramin behandelten Patienten auftrat, sondern im selben Ausmaß bei Patienten, die Phenelzin erhielten, also keine serotonerge Substanz. Eine medikamentöse Besserung der Zwangssymptomatik erfolgt also nicht nur mit serotoninergen Substanzen, sondern auch mit anderen Antidepressiva.

Das breite Wirkungsspektrum der Antidepressiva wird noch in einer weiteren Studie deutlich, bei der ich im französischen Lyon mit Herrn Jean Cottraux zusammengearbeitet habe. Dabei handelt es sich um eine Studie mit Fluvoxamin und Verhaltenstherapie, die wir mit zwangserkrankten Patienten, die gleichzeitig depressiv verstimmt waren, durchgeführt haben. Wir verglichen Fluvoxamin plus Expositionstherapie einerseits mit Placebo plus Expositionstherapie andererseits. Nach 8 Wochen zeigte die Studie tatsächlich eine Fluvoxaminwirkung auf das Ritualverhalten und auch auf Depression. Allerdings war die Fluvoxaminwirkung auf das Ritualverhalten in der 24. Woche (nach 6 Monaten) verschwunden, während seine Wirkung auf die Depression anhielt. Eine mögliche Erklärung für die anhaltende Besserung des Ritualverhaltens in der mit Placebo plus Expositionstherapie behandelten Gruppe auch nach der 24. Woche könnte in der Expositionstherapie liegen.

Die Wirkung der medikamentösen Behandlung umfaßt ein breites Spektrum, ist weitestgehend patholytisch und hinsichtlich bestimmter Symptome der Angststörung unspezifisch. Die medikamentöse Therapie bessert Zwangs- und Phobiesymptome und die Depression; sie bessert Panikattacken, Angst und Feindseligkeiten. Unabhängig von der Art der psychiatrischen Symptome besserte sich der Zustand all dieser Patienten unter der geschilderten medikamentösen Behandlung. Meist besserte sich die Symptomatik insgesamt, kein Symptom schien vorrangig zu sein. Panik- und Zwangssymptome verbesserten sich i. allg. nicht vor den anderen Symptomen.

Abschließend möchte ich gern auf die Ergebnisse einer zweiten Clomipramin-Studie aus London eingehen. Sie umfaßte 2 Gruppen zwangserkrankter Patienten, die jeweils Clomipramin erhielten, wobei die eine Gruppe zu Hause Antiexposition zusätzlich zum Clomipramin durchführte. Sie wurde angewiesen, sich keiner Exposition auszusetzen, also jeglichen Kontakt mit Situationen zu vermeiden, die mit Aufregung verbunden wären. Die andere Gruppe dagegen erhielt so wie der erste von mir geschilderte Patient Clomipramin und führte zu Hause Exposition durch. Die Ergebnisse sind ausgesprochen interessant. Antiexpositionsanweisungen brachten den Clomipramineffekt zum Erliegen. Dagegen zeigte die Gruppe mit Clomipramin plus Exposition zu Hause in der 8. Woche eine hochsignifikante Besserung.

Eine dritte Gruppe dieser Studie erhielt Placebo plus Exposition zu Hause. In Woche 17 verhielt sich diese Gruppe genauso wie die Gruppe Clomipramin plus Expositionstherapie. Es gab einen Clomipramineffekt in der 8. Woche, in der 17. Woche war dieser jedoch nicht mehr vorhanden. Hier handelt es sich um chronisch Kranke; d. h. für die Behandlung der Patienten sind die Langzeitergebnisse von Bedeutung.

Ein ganz wesentlicher Punkt ist darüber hinaus die Tatsache, daß der Patient zu Hause selbstkontrollierte Exposition durchführt, nicht die Exposition in Gemeinschaft mit dem Therapeuten. Zwei unserer Gruppen erhielten Expositionstherapie; in einer wurde der Patient zusätzlich zur selbstkontrollierten Exposition für 16 h vom Arzt begleitet. Diese Exposition in Begleitung des Therapeuten erwies sich jedoch als unnötig. Die Patienten sprachen auf selbstkontrollierte Exposition unter Anleitung genausogut an.

Resümee

Durch Verhaltenstherapie lassen sich bei diesen Patienten erstaunliche Fortschritte erzielen. Mindestens genauso wichtig ist es, daß diese Zustandsbesserung bis zur Kontrolluntersuchung nach 6 Jahren anhalten kann. Dort, wo vergleichbare Patienten in verschiedenen Zentren untersucht wurden, in Holland, USA und Großbritannien, ist die Zustandsbesserung nach systematischer Expositionsbehandlung allgemein von Dauer. Bei einer Reihe dieser Patienten empfiehlt sich zusätzlich zur Expositionsbehandlung eine medikamentöse antidepressive Therapie. Die Art der Behandlung ist nicht schwer zu erlernen. Es gibt 3 Bücher, denen man diese Behandlungsform entnehmen kann:

1. *Living with fear:* eine Patientenbroschüre (Marks 1980),
2. für den Therapeuten: *Behavioural psychotherapy* (Marks 1986),
3. ein theoretisches Buch: *Fears, phobias and rituals* (Marks 1987).

Die Anleitung zu dieser Behandlung wurde sogar schon erfolgreich von einem Computer gegeben, der mit Anweisungen für selbstkontrollierte Exposition aus *Living with Fear* programmiert war.

Literatur

Marks IM (1980) Living with fear. McGraw Hill, New York London
Marks IM (1986) Behavioural psychotherapy: A clinicians guide to management. Butterworth, London
Marks IM (1987) Fears, phobias and rituals. Oxford Univ Press, New York London

Somatisierung der Depression

EDITH HOLSBOER-TRACHSLER

Historischer Überblick

Der Begriff „somatisierte Depression" wurde erstmals von M. Bleuler (1943, S. 10–11) verwendet:

> Es ist eine ungemein häufige Erscheinung, daß Depressive mit einzelnen somatischen Klagen in die Sprechstunde des Allgemeinpraktikers, des Internisten und auch des Chirurgen, des Gynäkologen, des Ophthalmologen, des Urologen und anderer Fachärzte kommen, spontan einzig von körperlichen Erscheinungen sprechen und ihren depressiven Gemütszustand verschweigen. Herzklopfen, Herzbeengung, Appetitlosigkeit, Obstipation, Pollakisurie, Amenorrhö und vieles andere mehr sind die Klagen, die sie vorbringen. Erst wenn man sich um ihren psychischen Zustand kümmert, entdeckt man, daß sie zahlreiche hypochondrische Vorstellungen auch auf anderen Gebieten vorzubringen haben, daß sie außerdem auch depressive Verarmungs- und Versündigungsideen produzieren, daß darüber hinaus ihr ganzer Gedankengang gehemmt ist, daß sich die Depression nicht nur in den vorgebrachten somatischen Klagen äußert, sondern noch mannigfache andere körperliche Ausdrucksformen gefunden hat.

Er beschrieb damit endogen depressive Patienten, die sich spontan nur mit somatischen Klagen in der Sprechstunde präsentieren und deren depressiver Gemütszustand erst nach geeigneten Fragen offensichtlich wird.

Beobachtungen, daß körperliche Symptome bei depressiven Zustandsbildern vorherrschen, führten seit Beginn des Jahrhunderts (Bonhoeffer 1912) zu vielzähligen Versuchen, einen eigenständigen depressiven Krankheitstyp abzugrenzen (vgl. Tabelle 1). Als häufigste Bezeichnung hat sich der Begriff der „larvierten" oder „maskierten Depression" durchgesetzt (Kielholz et al. 1981). Hinsichtlich der nosologischen Zuordnung hat man sich heute geeinigt, daß der Begriff „larvierte Depression" keine Diagnose ist, sondern eine phänomenologische Charakterisierung eines auf Depression verdächtigen Zustandsbildes mit vorherrschender somatischer Symptomatik (Pöldinger u. Wider 1986). Die larvierte Depression wurde somit als

Tabelle 1. Larvierte Depression: historischer Überblick

1912	Atypische Depression	Bonhoeffer
1928	Larvierte Depression	Lange
1937	Vegetativ-dystone Depression	Hempel
1943	Somatisierte Depression	M. Bleuler
1949	Vegetative Depression	Lemke
1952	Vegetative Depression	Dichgans
1962	Larvierte Depression	Walcher
1968	Verkannte Depression	Wiek
1969	Larvierte Formen depressiver Zustandsbilder	Kielholz
1973	Definition der larvierten Depression	Internationales Symposium

didaktisches Konzept zur Vermeidung von Fehldiagnosen und unsachgemäßer Behandlung verstanden. Man erachtete diesen Begriff v. a. für Nichtpsychiater als zweckmäßig, da sich der Hauptteil der leichten bis mittleren Depression in deren Sprechstunde präsentieren. Wenn bei einem depressiven Zustandsbild Schmerzsyndrome, Magen-Darm-Beschwerden oder Herzbeschwerden im Vordergrund stehen, werden die Kranken häufig wiederholt körperlich durchuntersucht, ohne daß der behandelnde Arzt an ein depressives Geschehen denkt. Ursprünglich verstand man unter larvierter Depression nur endogene Depressionen, deren Erkennung wegen einer massiven Dominanz vegetativer Erscheinungen erschwert war. Später wurde jedoch beobachtet, daß auch psychogene Depressionen larviert verlaufen können. Auf einem internationalen Symposium über die larvierte Depression im Jahre 1973 wurde der Begriff wie folgt definiert: Depressive Zustandsbilder jeder Genese, bei denen die somatischen Symptome so stark im Vordergrund stehen, daß sie das depressive Geschehen vollständig überdecken, werden als larvierte Depression bezeichnet (Kielholz 1973).

Neuere Entwicklung in der Diagnostik depressiver Erkrankungen

Nach traditioneller Diagnostik mußte die erkannte larvierte Depression nach der bisher gültigen nosologischen Einteilung, die auf Kielholz und Hippius zurückgeht, klassifiziert werden und nach hypothetischen ätiologischen Gesichtspunkten als somatogene, endogene oder psychogene Depression differenziert werden. Das in Europa bisher gebräuchlichste anerkannte diagnostische Klassifikationsschema (ICD9, Deckwitz et al. 1980) erwies sich immer mehr, gerade im

Rahmen von Forschungsuntersuchungen, als von geringem Nutzen. Mit der Einführung der operationalisierten multiaxialen Diagnostik mit dem DSM-III (1980) und dem DSM-III-R (1987) ist nach Meinung vieler Psychiater der bedeutendste Fortschritt seit Kraepelins diagnostischer Neuorientierung erreicht worden. Der deskriptiv atheoretische Ansatz hat analytische und endogene Hypothesen aufgegeben, mit dem Ziel der Schaffung homogener Diagnosegruppen. Zur Diagnose einer „major depression" wurde zwar eine Operationalisierung von typischen (nicht pathognomonischen) Kriterien vorgenommen, dabei unterließ man aber eine Gewichtung der „psychischen" gegenüber den „körperlichen" Symptomen. Der Begriff der klassischen endogenen Depression mit vorherrschender psychischer Symptomatik und akzessorischen körperlichen Beschwerden ist ursprünglich aufgrund von Beobachtungen an psychotisch depressiven und hospitalisierten Kranken entwickelt worden, d.h. an einem hochselektierten Krankengut. Man hat sich somit an extrem schweren Fällen orientiert. Heute steht fest, daß ein Spektrum von leichteren depressiven Syndromen den Hauptanteil aller Depressionen ausmacht. Körperliche Symptome sind bei den depressiven Syndromen außerordentlich häufig, und die Gewichtung, daß diese ebenso häufig vorkommenden Symptome wie die psychischen Symptome als Ausdruck einer psychischen Störung zu sehen sind, ist wohl am ehesten im Rahmen unserer Kultur zu interpretieren. Die Psychopathologie hatte von jeher in der deutschsprachigen Psychiatrie ein starkes Gewicht und war bis jüngst die einzige Meßmethode, die mit außerordentlicher Differenziertheit in diesem Jahrhundert entwickelt wurde.

Larvierte Depression und transkulturelle Depression

Aus der transkulturellen Psychiatrie weiß man, daß viele der vermeintlich typischen Symptome kulturabhängig sind (vgl. Tabelle 2). Schwer psychotische, sog. endogene depressive Zustandsbilder sind sehr selten. Die Stimmungsveränderung kann häufig nicht als charakteristisch depressiv bezeichnet werden. Die sog. „lächelnde" Depression in Thailand (Stoller 1959) zeigt die Problematik der kulturabhängigen Mimik. Schuldgefühle oder Schuldwahn werden im christlichen Kulturgebiet, z.T. auch im islamischen und japanischen beobachtet, während sie in anderen Kulturen weniger vorkommen.

Kulturunabhängig dominieren transkulturell neben mehr oder weniger stark vorhandenen Stimmungsveränderungen vor allem körperliche Symptome. Diese transkulturellen Erkenntnisse legen nahe, daß

Tabelle 2. Transkulturelle Sicht der Depression

Kulturabhängige Symptome	Kulturstabile Symptome
Selten psychotisch endogen	Stimmungsveränderung (selten typisch depressiv)
Psychosomatik	
– Mimik	Antriebsstörungen
– Verlangsamung	Schlafstörungen
– Agitation	Appetitstörung
Apathie	Libido- und Potenzverlust
Suizidalität	körperliche Beschwerden
Schuldgefühle	als Druck, Schmerz, Brennen etc.
Hypochondrie	Brust, Herz, Bauch, Kopf
Halluzinationen	
Wahnformen	

sich die larvierte oder maskierte Depression im Grunde genommen im Wesen nicht von dem als kulturstabil hervorgehenden Kernsyndrom depressiver Erkrankungen unterscheidet (Angst 1973).

Larvierte Depression in der Kinderpsychiatrie

Die Möglichkeit einer depressiven Erkrankung im Kindesalter wurde lange Zeit kontrovers diskutiert. Bis 1970 war in den USA die Diagnose Depression bei Kindern nicht offiziell anerkannt. Die Forschung der letzten 10 Jahre zeigte, daß depressive Zustände im Kindes- und Jugendalter nicht selten sind, sondern vermutlich in ihrer Häufigkeit nicht geringer als bei Erwachsenen. Das depressive Geschehen äußert sich bei Kindern alters- und entwicklungsabhängig (vgl. Tabelle 3).

Somatische Symptome und Verhaltensstörungen sind häufig. Dies veranlaßte viele Kliniker zu der Vermutung, daß fast jede kindliche Depression maskiert ist (Bleuler 1948). Wie Nissen (1973) darlegte, lassen sich die vorwiegend somatischen, depressiven Manifestationsformen des Kindesalters nur aus der Sicht der Erwachsenenpsychiatrie als larvierte Depression einstufen. Vom entwicklungspsychiatrischen Aspekt betrachtet, handelt es sich um primäre, altersadäquate Depressionen im Kindesalter. Die amerikanische Diagnostik hat dieser Ansicht ebenfalls Rechnung getragen, indem zur Diagnose einer kindlichen Depression dieselben Kriterien wie bei den Erwachsenen angewendet werden; gewisse Symptome sind dabei – dem Entwicklungsstand entsprechend – modifiziert (DSM-III-R).

Tabelle 3. Depressive Merkmale bei Kindern und Jugendlichen. (Nach Nissen 1973)

	Psychische Symptome	Psychosomatische Symptome
Kleinkinder und Vorschulkinder	Spielhemmung Agitiertheit	Wein- und Schreikrämpfe Enkopresis (ab 3. Lebensjahr) Schlafstörungen Jaktationen Appetitstörungen
Jüngere Schulkinder	Gereiztheit Unsicherheit Spielhemmung Kontaktsucht Lernhemmung	Enuresis (ab 5. Lebensjahr) Pavor nocturnus genitale Manipulationen Wein- und Schreikrämpfe
Ältere Schulkinder	Grübeln Suizidimpulse Minderwertigkeitsgefühle Bedrücktheit Schulschwierigkeiten	Kopfschmerzen Bauchschmerzen

Neurobiologische Forschung

Die am besten dokumentierte neuroendokrine Störung in der Depression ist die Überaktivität der Hypothalamus-Hypophysen-Nebennierenrindenachse, die bei 50–70% der Depressiven vorkommt. Seit Anfang der 50er Jahre ist bekannt, daß depressive Patienten oftmals erhöhte Harnsteroidkonzentrationen aufweisen. In den 70er Jahren wurden in der Hauptsache in der Gruppe um Sachar pathologisch veränderte Kortisolsekretionsmuster während 24-h-Zyklen beobachtet, Während sich bei gesunden Patienten ein zirkadianer Rhythmus mit niedriger Steroidsekretion um Mitternacht und höchsten Werten in den frühen Morgenstunden zeigt, ist dieser Kurvenverlauf bei vielen Depressiven abgeflacht mit vermehrten Sekretionsimpulsen und erhöhten mittleren Plasmakonzentrationen. In den letzten Jahren wurde in der klinischen Forschung der Dexamethasonsuppressionstest angewendet, zuerst als vermuteter biologischer Marker für endogene Depressionen, dann als Verlaufsparameter der klinischen Remission. Dank der großen Fortschritte in der Molekularbiologie war es gentechnologisch möglich, Neuropeptide in höchster Reinheit zu synthetisieren und damit der klinischen Forschung zugänglich zu machen.

Die Entwicklung von neuroendokrinen Funktionstests mit Hilfe der jetzt synthetisierbaren humanen Neuropeptide brachte grundlegende Erkenntnisse. Die bisherige Forschung läßt vermuten, daß depressive Patienten aufgrund ihrer limbisch-hypothalamisch-hypophysären Nebennierenrindenachsenstörung eine krankheitsabhängige vermehrte Sekretion von Kortikotropin-Releasing-Hormon (CRH) haben.

Zur Frage des Zusammenhanges von vermehrter CRH-Produktion und depressiver Symptomatik gibt es interessante Tierexperimente. Nach Injektion von CRH lassen sich bei Affen ähnliche Verhaltensmuster auslösen wie nach Trennung von der Mutter. Man beobachtet eine Reihe von Verhaltens- und physiologischen Wirkungen, die sowohl an die Reaktion eines Organismus auf Streß als auch an die Symptome von Patienten mit dem Vollbild einer Depression erinnern (Holsboer 1989):

- Neophobie,
- verminderte soziale Interaktion,
- verminderte sexuelle Bereitschaft,
- Anorexie,
- verminderte gastrointestinale Aktivität,
- verminderter Tiefschlaf,
- verminderte natürliche Killerzellaktivität,
- erhöhter Blutdruck und Puls,
- vermehrte motorische Aktivität,
- vermehrte Krampfneigung.

Der gestörte Schlaf ist bei ca. 90% der Depressiven als herausragend quälendes Symptom zu finden. Neurophysiologische und endokrine Untersuchungen während der Nacht zeigen, daß die Depressiven an markanten biologischen Veränderungen leiden. Neben den Veränderungen des Kortisols bestehen auch Störungen der Wachstumshormonausschüttung, die beim Gesunden v. a. während der Nacht stattfindet, und dann vorwiegend im sog. Tiefschlaf. Beim Depressiven findet sich eine stark verminderte Wachstumshormonsekretion. Die Schlafstörungen von Depressiven konnten mittels Schlaf-EEG-Untersuchungen objektiviert werden und charakteristische Symptome des depressiven Schlafes festgelegt werden. 90% der Patienten mit akuter Depression zeigen eine oder mehrere der folgenden Auffälligkeiten:
- verkürzte REM-Latenz,
- Störungen der Schlafarchitektur mit Verschiebung von REM-Schlaf in die 1. Nachthälfte,

– Störungen der Schlafkontinuität mit verlängerter Schlaflatenz, häufigem nächtlichen Erwachen und Früherwachen sowie
– Verringerung des Tiefschlafs (Steiger u. Holsboer 1988).

Diese neurobiologischen Untersuchungsmethoden helfen uns nicht nur, bekannte Symptome der Depression zu objektivieren, sondern erlauben es auch, einen Einblick in die zugrundeliegende Pathophysiologie zu gewinnen. Die neurobiologischen Befunde zeigen, daß viele der sog. somatisierten und psychischen Symptome organische Korrelate haben, nämlich Hirnfunktionsstörungen, die schließlich das depressive Syndrom ausmachen.

Schlußbemerkungen

Die Notwendigkeit des Konzepts der somatisierten Depression steht im Zusammenhang mit der diagnostischen Tradition unserer Kultur, die die Psychopathologie in den Vordergrund gestellt hat. Die Epidemiologie, die transkulturelle Psychiatrie und die Kinderpsychiatrie zeigen eindrücklich, daß es Depressionen gibt, bei denen die körperliche Symptomatik, sowie Depressionen, bei denen die psychische Symptomatik akzentuiert ist. Die traditionelle Annahme, körperliche Symptome seien akzessorischer Natur bei einer Grundsymptomatik im psychischen Bereich (Bleuler 1916), hat sich grundlegend geändert. Die moderne Diagnostik im DSM-III-R nimmt keine Gewichtung der sog. psychischen gegenüber den körperlichen Symptomen vor. Neben diesen Fortschritten in der Diagnostik und Klassifikation zeigen auch die neurobiologischen Forschungsresultate der letzten Jahre, daß der Ausdruck „Somatisierung" problematisch ist, um die Symptome der Depression zu beschreiben. Die Neurobiologie konnte mit ihren Befunden aus Neuroendokrinologie und Schlafforschung zeigen, daß viele der sog. „somatisierten und psychischen Symptome" ein organisches Korrelat haben, nämlich eine gestörte Hirnfunktion, die schließlich das depressive Syndrom ausmacht. Damit sei auch die klassische Vorgehensweise der Psychiatrie zur Diskussion gestellt, inwieweit die Psychopathologie allein tatsächlich verwertbare Informationen über den seelischen Zustand eines Patienten liefern kann. Abschließend sei Francisco Alonso Fernandez zitiert, der einst sagte:

> The somatic symptoms of masked depressions are not so much a mask of the depressions as for our ideas or depressions (Hamilton 1989).

Literatur

Angst J (1973) Die larvierte Depression in transkultureller Sicht. In: Kielholz P (Hrsg) Die larvierte Depression. Huber, Bern Stuttgart Wien
Bleuler E (1916) Lehrbuch der Psychiatrie. Springer, Berlin
Bleuler M (1943) Die Depressionen in der Allgemeinpraxis, 2. Aufl. Schwabe, Basel, S 10–11
Bonhoeffer K (1912) Zur Differentialdiagnose der Neurasthenie und der endogenen Depression. Berl Klin Wochenschr 49:1
Deckwitz R, Helmchen H, Kockott G, Mombour W (Hrsg) (1980) Diagnoseschlüssel und Glossar psychiatrischer Krankheiten, 5. Aufl, korrigiert nach der 9. Revision der ICD. Springer, Berlin Heidelberg New York
Dichgans G (1952) Vegetative Depressionen. Dtsch Med Wochenschr 77:1602
DSM-III (1980) Am Psychiatr Assoc
DSM-III-R (1987) Am Psychiatr Assoc
Glatzel J (1973) Larvierte Depression. Psychiat Clin 6:53
Hamilton M (1989) Mood disorders: Clinical features. In: Kaplan HI, Sadock B (eds) Comprehensive textbook of psychiatry. Williams & Wilkins, Baltimore, p 895
Hempel H (1937) Die vegetative-dystone Depression. Nervenarzt 10:22
Holsboer F (1989) Psychiatric implications of altered limbic-hypothalamic-pituitary-adrenocortical activity. Eur Arch Psychiatry Neurol Sci 238:302–322
Kielholz P (1969) Die verkannte Depression. Therapiewoche 19:2139
Kielholz P (1971) Diagnose und Therapie der Depressionen für den Praktiker, 3. Aufl. Lehmanns, München
Kielholz P (Hrsg) (1973) Die larvierte Depression. Huber, Bern Stuttgart Wien
Kielholz P, Pöldinger W, Adams C (1981) Die larvierte Depression. Deutscher Ärzte-Verlag, Köln
Lange J (1973) Die endogenen und reaktiven Gemütserkrankungen und die manisch-depressive Reaktion. Quoted in Glatzel
Lemke R (1949) Über die vegetative Depression. Psychiat Neurol Med Psychol (Leipzig) 1:161
Nissen G (1973) Die larvierte Depression bei Kindern und Jugendlichen. In: Kielholz P (Hrsg) Die larvierte Depression. Huber, Bern Stuttgart Wien, S 147
Pöldinger W, Wider F (1986) Die Therapie der Depressionen. Deutscher Ärzte-Verlag, Köln
Steiger A, Holsboer F (1988) Neuroendokrinologie und Schlaf. In: Hippius H, Reither E, Schmaus E (Hrsg) Schlaf-Wach-Funktionen. Springer, Berlin Heidelberg New York Tokyo, S 167–180
Stoller A (1959) Assignment report on mental health situation in Thailand WHO/SEA Ment. 7; zitiert bei Angst J
Walcher W (1962) Zum Krankheitsbild der larvierten endogenen Depression. (Vortrag am 30. Nov. 1961 vor dem Wiss. Verein der Ärzte Steiermarks in Graz)
Wieck HH (1968) Die verkannte Depression. Therapiewoche 18:243

Angst, Panik und Depression

RAIMUND BULLER

Angsterkrankungen werden seit der Einführung der dritten Überarbeitung des „Diagnostischen und statistischen Manuals psychischer Störungen" (DSM-III) bzw. seiner Revision, DSM-III-R (APA 1987), differenzierter gegeneinander abgegrenzt. Die entscheidende Neuerung war die Einführung der klinischen Einheiten *Panikstörung* und *generalisierte Angststörung,* die sich phänomenologisch voneinander unterscheiden.

Definition

Wichtigstes Merkmal der Panikstörung sind die spontan auftretenden Panikattacken, die nicht durch einen umschriebenen phobischen Stimulus ausgelöst werden, wie dies bei der phobischen Angst im Rahmen der Soziophobie und der einfachen Phobie der Fall ist.

Im Zusammenhang mit den Panikattacken treten sowohl körperliche Beschwerden, z. B. Tachykardie, Atemnot, Schwindel und Zittern, als auch psychische Symptome, z. B. Derealisation, Depersonalisation, Angst vor Kontrollverlust und Todesangst, auf (Tabelle 1). Der attackenartige Charakter der Beschwerden wird durch die Forderung nach plötzlichem Auftreten und Zunahme der Symptomatik innerhalb von 10 min unterstrichen. Im klinischen Alltag schildern viele Patienten allerdings sogar noch kürzere Zeiträume von z. T. wenigen Sekunden, in denen sich das Maximum der Beschwerden einstellt.

Die Diagnose einer *Panikstörung* wird gestellt, wenn entweder 4 unerwartete Attacken mit mindestens 4 Symptomen innerhalb von 4 Wochen auftreten oder nach einer unerwarteten Attacke eine für mindestens 1 Monat anhaltende Angst vor erneuten Attacken besteht. Als Ausschlußkriterien für die Diagnose nennt das DSM-III-R nur noch organische Störungen, während beispielsweise eine gleichzeitige

Tabelle 1. Symptome von Panikstörung, generalisierter Angststörung und Depression (nach DSM-III-R)

	Panikstörung	Generalisierte Angststörung	Depression („major depressive episode")
Zeitliche Charakteristik	Plötzliche kurzdauernde Attacken mit Maximum der Beschwerden nach 10 min.	Über 6 Monate bestehende anhaltende Angst oder Besorgnis	Über mindestens 2 Wochen anhaltende depressive Stimmung oder Interessenminderung
Art der Angst	Vor folgenschwerer „Funktionsstörung"	Übertriebene Sorge um mehrere Lebensumstände	
Fakultative Symptome	Mindestens 4 der folgenden 13 Symptome: – Atemnot – Benommenheit – Tachykardie – Zittern, Beben – Schwitzen – Erstickungsgefühle – Übelkeit – Depersonalisation – Taubheit, Kribbeln – Hitzewallungen – Schmerzen in der Brust – Furcht zu sterben – Furcht, verrückt zu werden, die Kontrolle zu verlieren	Mindestens 6 der folgenden 18 Symptome: – Zittern – Muskelspannung, Schmerzen – Ruhelosigkeit – leichte Ermüdbarkeit – Atemnot – Tachykardie – Schwitzen – Mundtrockenheit – Benommenheit, Schwindel – Übelkeit, Durchfall – Hitzewallungen – häufiges Wasserlassen – Schluckbeschwerden – sich angespannt fühlen – übermäßige Schreckhaftigkeit – Konzentrationsschwierigkeiten – Ein- und Durchschlafstörungen – Reizbarkeit	Mindestens 5 der folgenden 9 Symptome: – anhaltende depressive Verstimmung – deutlich vermindertes Interesse – deutliche Gewichtsänderung – Schlafstörungen – psychomotorische Unruhe oder Hemmung – Müdigkeit, Energieverlust – Gefühl der Wertlosigkeit, Schuldgefühle – verminderte Konzentration – Todesgedanken, Suizidalität

Depression die Diagnose einer Panikstörung nicht mehr ausschließt, sondern Anlaß zu einer Doppel- oder Mehrfachdiagnose bietet. Durch diesen Verzicht auf die Anwendung von Ausschlußkriterien ist die Panikstörung nach dem DSM-III-R zu einer weiten diagnostischen Kategorie geworden. In einem 2. Schritt werden der Typus der Panikstörung (mit oder ohne Agoraphobie) und ihr gegenwärtiger Schweregrad festgelegt. Patienten, die die Einschlußkriterien für die Panikstörung erfüllen und zusätzlich ein agoraphobes Vermeidungsverhalten zeigen, erhalten die Diagnose einer *Panikstörung mit Agoraphobie*. Da Patienten mit einer agoraphoben Symptomatik zumeist auch Panikattacken angeben, werden sie in der Regel als „Panikstörung mit Agoraphobie" klassifiziert. Die Agoraphobie als eigenständiges Krankheitsbild wird auf eine Restklasse der „Agoraphobie ohne Panikattacken in der Vorgeschichte" reduziert.

Das Hauptmerkmal der *generalisierten Angststörung* ist die anhaltende kognitive Angst: Die Patienten leiden an einer unrealistischen Sorge um das Wohl ihrer Angehörigen oder um mögliche Finanzprobleme. Sie sind unfähig, sich zu entspannen, und bemerken vielfältige körperliche Begleiterscheinungen wie Muskelbeschwerden, Verdauungsprobleme, Schlafstörungen. Die Besorgnis entsteht allmählich und erstreckt sich oft über viele Monate (Tabelle 1). Wenn zugleich eine andere Störung vorliegt, wird die Diagnose nur gestellt, sofern der Anlaß für die Angst in keiner Beziehung zu dieser anderen Störung steht. Erforderlich ist auch der Ausschluß organischer Faktoren.

Die Aufstellung der 2 eigenständigen Einheiten *Panikstörung* und *generalisierte Angststörung* geht auf Klein (1964) zurück. Er hat gezeigt, daß die Gabe von Imipramin spontan auftretende Angstzustände unterdrücken kann. In seinem Stufenmodell postuliert Klein et al. (1987) folgende Reihe: spontane Angstzustände (Panikattacken) – Erwartungsangst – begrenztes Vermeidungsverhalten – schwere Agoraphobie. Die Wirksamkeit von Imipramin bei Panikattacken und die zum damaligen Zeitpunkt noch nicht nachgewiesene Wirkung auf generalisierte Angst und phobisches Vermeidungsverhalten wurde als Beleg für die diagnostische Eigenständigkeit der Panikstörung gewertet. Die jetzige nosologische Einteilung ist letztlich aufgrund einer Konvention entstanden, die sich nach Übereinkunft von Experten am Stand der Wissenschaft orientiert. Es handelt sich somit um ein Konstrukt der operationalen Diagnostik, das revidiert werden kann, wenn neue Erkenntnisse dies nahelegen.

Klinisches Bild

Panikstörung

Panikattacken und Panikstörung sind häufig. In der Allgemeinbevölkerung gaben bis zu 34,4 % der Befragten an, daß sie mindestens eine Panikattacke im Jahr erlitten hatten (Norton et al. 1985). Allerdings entwickelte nur eine Minderzahl eine voll ausgeprägte Panikstörung. In einer epidemiologischen Großstudie in den USA (Epidemiological Catchment Area-ECA) fanden sich bei einer Diagnosestellung mittels strukturierter Interviews Sechsmonatsprävalenzraten von 0,6–0,9 % (Myers et al. 1984) und Lebenszeitprävalenzraten von 1,5 % (Robins et al. 1984) für die Panikstörung. Ähnliche Prävalenzraten wurden auch in einer Münchner Studie (Wittchen 1986), in der die gleichen Instrumente verwendet wurden, gefunden.

In den meisten Untersuchungen zeigt sich ein Überwiegen des weiblichen Geschlechts. Als mögliche Erklärungen für dieses Phänomen werden sowohl geschlechtsspezifische biologische (konstitutionelle, hormonale) als auch soziologische (Rollenverhalten) und psychologische Faktoren diskutiert. Der Häufigkeitsgipfel für das Ersterkrankungsalter liegt um das 30. Lebensjahr, doch kann die Symptomatik sowohl bei Kindern (Hayward et al. 1989) als auch erst im höheren Alter (Luchins u. Rose 1989) beginnen. Häufig vergehen mehrere Jahre, bis bei den Patienten die Diagnose gestellt wird und eine gezielte Behandlung beginnen kann.

Differentialdiagnostisch sind somatische Erkrankungen wie Angina pectoris, Herzinfarkt, Hyperthyreose, Hypoglykämie, Phäochromozytom, M. Menière sowie Temporallappenanfälle und organisch bedingte psychische Störungen wie Intoxikationen und Entzugssyndrome auszuschließen.

Es gibt 3 Verlaufstypen: 1. eine einmalig auftretende Krankheitsperiode, die folgenlos mit guter Prognose abklingt, 2. mehrere Krankheitsepisoden mit zwischenzeitlichen Remissionen und 3. eine primär chronifizierend verlaufende Störung, die über viele Jahre anhält, zwar auch Fluktuationen im Schweregrad aufweist, aber mit starker sozialer Beeinträchtigung verbunden ist. Angaben für die Häufigkeitsverteilung dieser Verläufe liegen nicht vor. Der Schweregrad der Panikstörung wird im wesentlichen durch die Häufigkeit der Attacken und durch Art und Anzahl der während der Attacken auftretenden Symptome bestimmt. Diese Parameter werden auch zur Therapieevaluation herangezogen.

Generalisierte Angststörung

Die generalisierte Angststörung wird in der Allgemeinbevölkerung ebenfalls häufig angetroffen. Die Prävalenzraten liegen zwischen 2,5 und 4%, sofern für die Diagnose lediglich eine Erkrankungsdauer von einem Monat gefordert wird. Mit der Definition nach DSM-III-R, in der eine 6monatige Krankheitsdauer verlangt wird, sinkt die Prävalenzrate dramatisch ab (Barlow 1988). Der Erkrankungsbeginn ist oft unscharf markiert, liegt aber ebenfalls im frühen Erwachsenenalter. Lebensverändernde Ereignisse gehen nach Finley-Jones u. Brown (1981) bei vielen Patienten der Symptomatik voraus. Die Störung verläuft häufig chronisch.

Komorbidität mit Depression

Der Begriff „Komorbidität" wurde von Feinstein (1970) zunächst in der Allgemeinmedizin verwendet, um das gemeinsame Auftreten von 2 oder mehr distinkten Erkrankungen bei einem Patienten zu kennzeichnen. In der psychiatrischen Nosologie wird seit der Einführung operationaler Diagnosesysteme die Möglichkeit von mehreren nebeneinander bestehenden Störungen postuliert. Untersuchungen zur Komorbidität von Angststörungen und affektiven Störungen haben begonnen. Viele Patienten entwickeln im Krankheitsverlauf zusätzlich zu den Panikattacken auch Erwartungsangst, agoraphobes Vermeidungsverhalten (Breier et al. 1986) und weitere Störungen wie depressive Syndrome (Angst u. Dobler-Mikola 1985b; Barlow et al. 1986), Phobien (Angst u. Dobler-Mikola 1985a), Zwangserkrankungen, Abusus und Abhängigkeit (Buller et al. 1986), die ebenfalls verlaufsgestaltend wirken und das Ausmaß der globalen Beeinträchtigung zusätzlich beeinflussen können. In klinischen Kollektiven finden sich bei bis zu 80% der Patienten mit Panikstörung affektive Erkrankungen (Barlow et al. 1986; Bowen u. Kohout 1979; Breier et al. 1984). Möglicherweise ist diese Rate bei ambulant behandelten Patienten geringer. Eine sekundär auftretende depressive Symptomatik kann auch das Hilfesuchverhalten beeinflussen, so daß erst in einer depressiven Episode (Tabelle 1) die Bereitschaft zu einer stationären Behandlung in einer psychiatrischen Klinik gegeben ist, während sonst Patienten mit isolierten Panikstörungen nur selten in psychiatrischen Kliniken angetroffen werden. Die Relevanz der primär antidepressiven Wirksamkeit der Antidepressiva bei der Panikstörung wird kontrovers diskutiert. So postuliert Marks et al. (1983), daß das Wirkprinzip von Imipramin bei Panikstörungen vorwiegend in der Aufhellung der Depression bzw. der Beseitigung der Demoralisierung liege, so daß die Patienten sich wieder verstärkt selbst exponieren können und damit erst die eigentliche Behandlung der Angsterkrankung eingeleitet werde. Die Gruppe um Klein (Klein u. Klein 1989) vertritt dagegen die Hypothese, daß Imipramin eine spezifische Wirkung auf den Mechanismus ausübt, der den Panikattacken zugrunde liege. Lesser et al. (1989) berichten, daß das gleichzeitige Vorhandensein einer sekundären Depression das positive Ansprechen der Panikattacken auf Gabe von Alprazolam nicht verändere. Mavissakalian (1987) fand weder einen signifikanten Effekt der Depression noch eine Interaktion zwischen Depression und Medikation (Placebo vs. Imipramin) für den Behandlungserfolg bei den Angstsymptomen.

Die generalisierte Angststörung steht im DSM-III-R aufgrund vielfältiger Ausschlußkriterien auf einer niedrigen Stufe in der diagnostischen Hierarchie, so daß eine gleichzeitig vorliegende affektive Störung die Diagnose der generalisierten Angststörung meist verhindert, obwohl die Patienten möglicherweise auch an einer ausgeprägten Besorgnis und Angstsymptomatik leiden. Viele Patienten mit einer generalisierten Angststörung sind durch die langdauernde Symptomatik demoralisiert, andererseits können depressive Episoden auch zunächst mit einer reinen Angstsymptomatik beginnen. Dies kann in einzelnen Fällen zu Schwierigkeiten in der Differentialdiagnose führen.

Neurochemische Grundlagen

Noradrenerges System

Bei den Panikattacken wird als biochemische Grundlage der Symptomatik eine Störung im noradrenergen bzw. im serotonergen System diskutiert. In Tierversuchen an Affen wurde gezeigt, daß die Stimulation des Locus coeruleus, aus dem über 50 % der noradrenergen Neuronen im Gehirn stammen, zu einer den Panikattacken ähnlichen Symptomatik führt (Redmond 1987). Substanzen wie Yohimbin, die die Entladungsrate im Locus coeruleus erhöhen, wirken klinisch anxiogen. Die trizyklischen Antidepressiva, die bei längerer Einnahme das Auftreten von Panikattacken unterdrücken, haben ebenfalls eine Wirkung auf die Entladungsrate der Neuronen im Locus coeruleus. Das Kerngebiet ist allerdings nicht allein für die Ausbreitung von Angstsymptomen, sondern auch für andere Formen von Erregung („arousal") verantwortlich.

Serotonerges System

Bis vor wenigen Jahren wurde angenommen, daß das serotonerge System für Angststörungen ohne spezifische Bedeutung sei. Mittlerweile wird eine Reihe von Substanzen, die am serotonergen System angreifen, auf ihre Wirksamkeit in der Behandlung von Angststörungen geprüft. Hierzu zählen 5-HT-1 A-Agonisten, z. B. Buspiron und Ipsapiron; letzteres befindet sich noch in der klinischen Erprobung, sowie 5-HT-S 2-Antagonisten (z. B. Ritanserin – noch in der Erprobung), für die eine angstlösende Wirkung bei der Behandlung der generalisierten Angststörung diskutiert wird. Zur prophylaktischen Wirksamkeit bei der Panikstörung liegen Befunde aus klinischen Untersuchungen für Fluvoxamin (Den Boer et al. 1987) und Fluoxetin (Gorman et al. 1987) vor, die die Wiederaufnahme von Serotonin in die Synapsen hemmen. Eine Aufklärung der spezifischen Wirkmechanismen in der Behandlung von generalisierter Angst, Panikattacken und anderen Angsterkrankungen ist aber bislang nicht gelungen.

GABA-erges System

Benzodiazepine sind die am häufigsten in der Angstbehandlung eingesetzten Substanzen. Sie entfalten ihre anxiolytische Wirkung durch Interaktion mit dem γ-Aminobuttersäure-(GABA-)Rezeptor. Das GABA-erge System kommt als wichtige Struktur auch bei der generalisierten Angststörung in Betracht.

Anfänglich war der Einfluß von Benzodiazepinen bei der Verhütung von Panikattacken unterschätzt worden. Mittlerweile ist eine prophylaktische Wirkung gegen die Panikattacken auch für einige Benzodiazepine, z. B. Alprazolam, nachgewiesen worden (Ballenger et al. 1988). Ungeklärt ist jedoch die Bedeutung des GABA-Systems bei der Pathophysiologie und Entstehung der Panikstörung.

Therapie

Obwohl viele Patienten besonders in der Frühphase ihrer Angsterkrankung ärztliche Hilfe suchen, vergeht oft eine lange Zeit, bis eine wirkungsvolle Behandlung eingeleitet werden kann. In einem späteren Krankheitsstadium führen dann eine zunehmende Demoralisierung und sekundäre Depressionen die Patienten in die Behandlung.

Behandlungsziel ist die Reduktion der Symptome auf ein Maß, bei dem ein möglichst normales Funktionsniveau erreicht wird. Dazu können sowohl medikamentöse als auch psychologische Therapieverfahren eingesetzt werden. Viele Patienten profitieren bereits von einer Beratung über das Zustandekommen der Symptome ihrer Krankheit. Auch die Wirksamkeit von Placebo läßt sich durch solche unspezifischen Effekte erklären. Frank (1971) nennt eine Reihe von unspezifischen Effekten. Hierzu gehört v. a. die Herstellung einer emotional tragfähigen vertrauensvollen Beziehung zwischen Arzt und Patient. Der Psychiater, in seinem Handeln als Experte ausgewiesen, soll die Erwartung des Patienten, daß die Therapie helfen werde, bekräftigen. Er soll erklären können, welche Ursachen und Entstehungsbedingungen für das Krankheitsbild verantwortlich sind, und angeben, welche Wege zur Beseitigung des Zustandes bestritten werden müssen. Durch neue Einsichten, Lösung von Konflikten und Durchsetzen eigener Interessen gegen andere sollen dem Patienten Erfolgserlebnisse ermöglicht werden, die er als Ausgangspunkt für weitere Schritte zur Besserung nutzen kann. Aufgabe des behandelnden Arztes ist es, dem Patienten emotionale Reaktionen zu ermöglichen und aufkommende Gefühle, wie Angst, Scham, Ärger, Wut und Niedergeschlagenheit, differenziert anzusprechen. Bei einer Reihe von Angstpatienten ist die gezielte Anwendung dieser unspezifischen Effekte bereits für eine erfolgreiche Behandlung ausreichend. Auch bei der medikamentösen Behandlung der Panikstörung kann auf den gezielten Einsatz solcher unspezifischer Faktoren nicht verzichtet werden.

Unter den spezifischen nichtmedikamentösen Therapieverfahren ist die Wirksamkeit der Verhaltenstherapie in empirischen Studien am besten belegt (Barlow 1988). Nach dem jetzigen Wissenschaftsstand ist die Pharmakotherapie derzeit von höchster praktischer Relevanz. Denn für die Auswahl zwischen konkurrierenden Therapien ist entscheidend, daß die Wirksamkeit der Behandlung einwandfrei erwiesen ist und daß die Verfahren einfach anzuwenden und allgemein zugänglich sind. Psychotherapeutische und verhaltenstherapeutische Verfahren werden nur von speziell Ausgebildeten durchgeführt, während die Pharmakotherapie relativ einfach und in kurzer Zeit auch von Ärzten der Primärversorgung zu erlernen ist, die zudem die Hauptlast in der Betreuung von Patienten mit Angststörungen tragen. Möglichkeiten zu einer verhaltenstherapeutischen Behandlung lassen sich bisweilen nicht rasch genug finden, lange Wartezeiten werden aber oftmals von den Patienten wegen der Schwere der Krankheitsbilder nicht toleriert. Die Pharmakotherapie kann ohne zeitliche Verzögerungen eingesetzt werden. Es ist nicht einzusehen, warum bei einem Angstpatienten eine lindernde Therapie nicht sofort begonnen werden kann, sofern dadurch der Einsatz einer adaptiven psychologischen Therapie nicht erschwert wird. Ein solcher negativer Effekt einer Pharmakotherapie ist bisher aber nicht gezeigt worden.

In der Behandlung der Panikstörung wird unterschieden zwischen 1. *der Akuttherapie* einzelner Panikattacken und 2. *der kontinuierlichen Therapie (Prophylaxe)*. Die prophylaktische Behandlung soll das wiederholte Auftreten von Panikattacken verhindern oder doch zumindest die Häufigkeit und Intensität der Attacken soweit verringern, daß der Patient allenfalls noch geringgradig beeinträchtigt ist.

Akuttherapie: Grundsätzlich können zur Akuttherapie – bei selten auftretenden Panikattacken und sofern psychologische Verfahren nicht anwendbar sind – Niedrigdosen von Benzodiazepinen (z. B. 0,5 mg Lorazepam oder 0,5 mg Alprazolam) gegeben werden. Eine Dauermedikation allein mit einem Benzodiazepin in höherer Dosis und über mehrere Monate ist in jedem Fall zu vermeiden.

Kontinuierliche Behandlung: Die Indikation für eine kontinuierliche Behandlung der Panikstörung besteht bei Patienten mit häufigen oder schweren Attacken auch, um einer stärkeren Beeinträchtigung oder der Entwicklung von Komplikationen (Vermeidungsverhalten, Agoraphobie, Depression) entgegenzuwirken. Bei der kontinuierlichen Behandlung der Panikstörung sind nach heutigem Wissensstand trizyklische Antidepressiva Mittel der 1. Wahl; Monoaminoxidasehemmer sind Mittel der 2. Wahl. Serotoninaufnahmehemmer sind in dieser Indikation noch nicht ausreichend geprüft, zeichnen sich aber als Alternative zu den trizyklischen Antidepressiva ab. Benzodiazepine kommen als Mittel der 1. Wahl wegen des Abhängigkeitsrisikos und der Absetzschwierigkeiten nicht in Frage. Sie sind aber dann begleitend zur Antidepressivatherapie indiziert, wenn es sich um mittelschwere und schwere Erkrankungen handelt, die einer sofortigen Anxiolyse bedürfen. Benzodiazepine sollen innerhalb weniger Wochen – möglichst innerhalb von 14 Tagen – abgesetzt werden. Wenn verschiedene pharmakotherapeutische Strategien nicht ausreichend wirksam sind, müssen – ggf. zusätzlich – psychologische Therapien angestrebt werden. Auch bei der Behandlung der generalisierten Angststörung werden Benzodiazepine in möglichst geringer Dosierung, sporadisch und nur für kurze Zeiträume, verwendet.

Antidepressiva

Von den Antidepressiva, die bei der kontinuierlichen Behandlung der Panikstörung eingesetzt werden, bestehen die längsten Erfahrungen mit Imipramin, dessen Wirksamkeit (Klein 1964) ebenso wie die des Clomipramin (Gloter et al. 1981) in einer Reihe von placebokontrollierten Studien gezeigt wurde. Positive Befunde zur Wirksamkeit, wenngleich nicht immer gegen Placebo geprüft, liegen für Fluvoxamin (Den Boer et al. 1987) und Fluoxetin (Gorman et al. 1987) vor. Imipramin ist nach Befunden von Kahn et al. (1986) auch bei der Behandlung der generalisierten Angststörung wirksam.

In Studien mit Monoaminoxidasehemmern (MAOI), die ebenfalls ihren Platz in der kontinuierlichen Behandlung haben, wurde für Phenelzin eine Überlegenheit gegen Placebo bestätigt (Sheehan et al. 1981). Klinische Erfahrungen zeigen, daß auch Tranylcypromin bei der Panikstörung wirksam ist.

Einen Überblick über die Nebenwirkung der trizyklischen Antidepressiva und der MAOI geben Benkert u. Hippius (1986). Da während der Therapie mit MAOI eine tyraminfreie Diät eingehalten werden muß, werden die Substanzen für die Indikation Panikstörung nur selten eingesetzt.

Bisweilen können die zu Beginn der Behandlung mit trizyklischen Antidepressiva auftretenden Beschwerden wie Herzklopfen, Unruhe und Schwitzen mit primären Symptomen der Panikattacken verwechselt werden.

Benzodiazepine

Zunächst war ohne systematische Überprüfung vermutet worden, daß eine kontinuierliche Benzodiazepintherapie lediglich bei der generalisierten Angststörung von Nutzen sei, aber bei der Panikstörung kein Sistieren der Attacken herbeiführen könne, und daß Benzodiazepine deshalb nur in der Akuttherapie einsetzbar seien. Mit Entwicklung und Einsatz der Triazolobenzodiazepine fanden sich erste Hinweise (Liebowitz et al. 1986), die dann in kontrollierten Studien bestätigt wurden (Ballenger et al. 1988), daß auch Benzodiazepine, ähnlich wie Antidepressiva, bei einer kontinuierlichen Behandlung das Auftreten von Panikattacken verhüten können. Ihre Wirkung setzt oftmals bereits in der 1. Woche ein. Bislang konnte auch für Lorazepam (Fogelson 1988) eine dem Alprazolam vergleichbare Wirksamkeit gezeigt werden. Möglicherweise wirken auch Diazepam und Oxazepam (Fogelson 1988), sofern sie ausreichend hoch dosiert werden.

Da bei der kontinuierlichen Therapie der Panikstörung ebenso wie bei der Behandlung der generalisierten Angststörung Behandlungszeiträume von mehreren Monaten erforderlich sind, ist trotz des erfolgten Wirksamkeitsnachweises für Benzodiazepine der Einsatz als Monotherapie nicht indiziert. Das besondere Risiko der längerdauernden Benzodiazepinbehandlung liegt in der möglichen Auslösung von zerebralen Anfällen bei abrupter Beendigung der Therapie, im Auftreten von erheblichen Absetzeffekten mit gesteigerter Angst und Schlafstörungen nach längerer Behandlung und v. a. in dem erhöhten Abhängigkeitsrisiko.

Akute Nebenwirkungen der Benzodiazepine (z. B. Sedierung) sind selten ein limitierender Faktor für eine Behandlung (z. B. als Begleittherapie) und zumeist durch Dosisadjustierung zu beherrschen. Zum Behandlungsabbruch können jedoch Enthemmungsphänomene führen, die bei bis zu 10% der Behandelten auftreten. Einige Patienten neigen zu feindseligem Verhalten mit verbalen Ausbrüchen und Drohungen oder sogar körperlichen Angriffen gegen andere. Manche fahren rücksichtslos mit ihrem Auto und gefährden so ihre Mitmenschen im Straßenverkehr (Rosenbaum et al. 1984).

Andere Substanzen

Der *Serotoninagonist* Buspiron wird bereits seit einigen Jahren in der Behandlung von generalisierten Angststörungen verwendet. Die Substanz wirkt nicht sedierend und akut nur gering anxiolytisch, könnte aber für die Langzeitbehandlung eine Bedeutung haben (Feighner 1987). Weitere Präparate mit ähnlichen Eigenschaften werden derzeit entwickelt und geprüft.

β-*Blocker* werden in der klinischen Behandlung von Panikstörungen und generalisierten Angststörungen ebenfalls eingesetzt (Hayes u. Schulz 1987), wenngleich dieses Vorgehen nicht genügend durch kontrollierte Studien abgesichert ist.

Auch der Einsatz von niedrigdosierten *Depotneuroleptika* kann sich bislang nicht auf Befunde aus kontrollierten Wirksamkeitsstudien an Patienten mit einer Panikstörung stützen. Zudem müssen die Risiken für das Auftreten von extrapyramidalmotorischen Nebenwirkungen und Spätdyskinesien gegen den Nutzen einer fehlenden Abhängigkeitsentwicklung bei dieser Behandlungsform sorgfältig abgewogen werden.

Praktisches Vorgehen bei der Behandlung

Die Behandlung gliedert sich in 3 Phasen: die Einschleichphase, die Stabilisierungsphase und die Absetzphase.

Einschleichphase

Die Einschleichphase dauert etwa 3 Wochen; in dieser Zeit findet sich meist noch kein günstiger Einfluß auf die Symptomatik. Der Patient ist in dieser Zeit häufig den Nebenwirkungen ausgesetzt, die als Steigerung der Angst und Verschlechterung des Gesundheitszustands verkannt werden und möglicherweise zum Behandlungsabbruch führen. In kontrollierten Studien haben auch aus diesen Gründen bis zu 30% der Patienten mit Panikstörung eine Imipraminbehandlung frühzeitig beendet. Um die Nebenwirkungsrate möglichst gering zu halten, sollten die Antidepressiva einschleichend dosiert und der Patient entsprechend aufgeklärt werden. Die Dosiserhöhung bei der Antidepressivatherapie geschieht bei Panikpatienten in wesentlich kleineren Schritten und über längere Zeiträume als bei depressiven Patienten.

Die im Durchschnitt erforderlichen Dosierungen betragen für trizyklische Antidepressiva (z. B. Imipramin) 150 mg, für den MAO-Hemmer Tranylcypromin 20 mg und für den Serotoninwiederaufnahmehemmer Fluvoxamin 50–150 mg (Tabelle 2).

Wenn in der Einschleichphase einer Dauerbehandlung Antidepressiva mit Benzodiazepinen kombiniert werden, um eine raschere Anxioyse zu erreichen, sind zunächst möglichst geringe Tagesdosen (z. B. 3mal 0,5 mg Alprazolam oder Lorazepam) einzusetzen. Die Benzodiazepinbegleitmedikation wird möglichst innerhalb von 14 Tagen wieder abgesetzt.

Ab der 4. Behandlungswoche mit einem Antidepressivum kann mit einem Sistieren der spontanen Attacken gerechnet werden. Sofern mit den trizyklischen Antidepressiva in mittelhoher Dosierung (d. h. ca. 150 mg) keine befriedigende Wirkung erzielt wird, kann die Dosis gesteigert werden (bei der Panikstörung Imipramin bis auf 250 mg). Dabei sind Blutspiegelkontrollen nützlich, weil sie einen Anhaltspunkt liefern können, ob ausreichend hohe Konzentrationen erreicht wurden. Der Prozentsatz von Therapieversagern ist bei niedriger Dosis und niedrigen Blutspiegeln höher (Mavissakalian u. Perel 1989), doch wurde bisher keine lineare Beziehung zwischen Dosis bzw. Plasmaspiegel und Wirksamkeit nachgewiesen. Wenn trotz hoher Tagesdosen nur äußerst niedrige Spiegel erreicht werden, muß daran

Tabelle 2. Psychopharmakotherapie von Panikstörung und generalisierter Angststörung

	Trizyklische Antidepressiva	MAO-Hemmer	5-HT-Wiederaufnahmehemmer	Benzodiazepine
Präparat (Dosis)	z. B. Imipramin (ca. 150 mg/Tag)	z. B. Tranylcypromin (5–20 mg/Tag)	z. B. Fluvoxamin (50–150 mg/Tag)	z. B. Alprazolam (0,5–4,0 mg/Tag)
Wirkeintritt	langsam	langsam	langsam	schnell
Spezielle Diät	nein	ja	nein	nein
Akute Nebenwirkungen	viele	einige	einige	einige
Anhaltende Nebenwirkungen	einige	einige	einige	einige
Antidepressiver Effekt	ja	ja	ja	nein (?)
Toxizität bei Überdosis	hoch	hoch	gering	gering
Absetzsymptome	gering	gering	gering	möglich
Potential für Abusus	gering	gering	gering	vorhanden

gedacht werden, daß der Patient eine geringere als die vorgeschlagene Dosis einnimmt; das würde bedeuten, daß eine ungenügende Dosiscompliance vorliegt, die nicht durch eine Steigerung der Verordnung, sondern allenfalls durch intensive Motivationsarbeit behoben werden kann.

Bei ungenügender Wirksamkeit trotz ausreichender Plasmaspiegel oder bei übermäßigen Nebenwirkungen unter trizyklischen Antidepressiva kommt eine Umstellung auf einen Serotoninwiederaufnahmehemmer oder einen MAO-Hemmer in Betracht. Bei diesen Übergängen ist die mögliche Wechselwirkung von stark serotonerg wirkenden Pharmaka wie Clomipramin (Anafranil), Fluoxetin (Fluctin) oder Fluvoxamin (Fevarin) mit einem MAO-Hemmer wie Tranylcypromin (Parnate) und das Auftreten lebensbedrohlicher Krisen zu beachten. Zur Sicherheit sollten die Substanzen nicht kombiniert und vor einem Übergang eine Wartezeit von mindestens 6 Wochen eingehalten werden.

Stabilisierungsphase

Die Stabilisierungsphase setzt 4 Wochen nach Beginn der Behandlung mit Antidepressiva ein, wenn die spontanen Attacken nachgelassen haben und die Nebenwirkungen den Patienten nicht mehr einschränken. Unter Fortführung der Antidepressivamedikation sollte spätestens jetzt eine eventuelle Begleitmedikation mit einem Benzodiazepin ausschleichend beendet werden. Sofern zusätzlich ein Vermeidungsverhalten vorhanden ist, wird der Patient mit allgemeingehaltenen Anweisungen ermutigt, seine Vermeidungstendenzen abzubauen. Wenn auf diese Weise keine befriedigenden Erfolge erzielt werden, kommen systematische Anweisungen für eine Selbstexposition nach Art einer Verhaltenstherapie in Frage. Mit dem Nachlassen der Angstsymptome eröffnen sich auch neue Möglichkeiten, Konflikte und Probleme im zwischenmenschlichen Bereich zu bewältigen. Für diese Stabilisierung ist eine 3- bis 5monatige Behandlungsdauer anzusetzen.

Absetzphase

Nach einem Zeitraum von 3–5 Monaten wird die Pharmakotherapie ausschleichend über etwa 3 Wochen beendet. Sofern auch Benzodiazepine nach längerer Einnahme ausgeschlichen werden sollen, kann sich die Absetzphase erheblich verlängern, um nicht unnötig Absetzsymptome zu provozieren. Während der Absetzphase können die Patienten sich auf ein Leben ohne Medikation umstellen. Bei vielen Patienten besteht zu diesem Zeitpunkt Symptomfreiheit und hinreichende Stabilität, so daß sie nun auf die Medikation verzichten können. Aber auch bei den Patienten, die eine weitgehende, wenn auch nicht vollständige Besserung zeigen, sollte ein Absetzversuch nicht unterbleiben, da nur so eine Abwägung von anhaltendem Nutzen und möglichem Risiko der Pharmakotherapie erfolgen kann. Mit der Beendigung der Behandlung ist für den Patienten auch eine psychologische Belastung verbunden, die sich als erhebliche Verunsicherung und ängstliche Besorgnis bemerkbar machen kann. Diese Belastung sistiert meist innerhalb kurzer Zeit. Nur wenn auch in der 2. Woche nach dem vollständigen Absetzen der Medikamente Panikattacken mit deutlicher Beeinträchtigung für den Patienten wieder auftreten, ist eine erneute, wiederum zeitlich befristete medikamentöse Behandlung mit der geringsten noch wirksamen Dosierung indiziert.

Dauerbehandlung

In den meisten klinischen Prüfungen von Antidepressiva und Benzodiazepinen wurde die kontinuierliche Behandlung nur über relativ kurze Zeiträume von etwa 8–12 Wochen durchgeführt. Nach Absetzen der Medikamente traten bei bis zu 50% der Patienten erneut Symptome auf. In der klinischen Behandlung werden deshalb längere Behandlungszeiträume gewählt, doch lassen sich – anders als bei den affektiven und den schizophrenen Psychosen – noch keine Richtlinien für die notwendige Behandlungsdauer angeben. Bis diese vorliegen, wird man sich daher bei einer längerfristigen Pharmakotherapie durch erneute Absetzversuche vergewissern, ob die Fortführung der Therapie notwendig ist.

Zukünftige Alternativen

Eine Mehrheit von Patienten verträgt die derzeit verfügbaren Pharmaka ohne größere Probleme und erfährt durch sie ausreichende Hilfe. Bei etwa einem Drittel der Patienten kommt es jedoch zu keiner genügenden Besserung der Symptomatik oder wegen Unverträglichkeit zu einem vorzeitigen Abbruch der Behandlung. Aus diesen Gründen wird weiter nach neuen Möglichkeiten für die Pharmakotherapie gesucht. Besonders aussichtsreich als Alternativen in der kontinuierlichen Therapie sind derzeit v. a. die Serotoninwiederaufnahmehemmer, die Serotoninagonisten und die reversiblen Monoaminoxidasehemmer sowie partielle Benzodiazepinagonisten mit raschem Wirkeintritt und kurzer Wirkdauer, die nur intermittierend bei Auftreten von Panikattacken eingenommen werden.

Literatur

American Psychiatric Association (APA) (1987) Diagnostic and statistical manual of mental disorders, 3rd rev. edn. (DSM-III-R). APA, Washington. (Dt. Ausg. 1989: Saß H, Zaudig M, Koehler K, Beltz, Weinheim)

Angst J, Dobler-Mikola A (1985a) The Zurich study V. Anxiety and phobia in young adults. Arch Psychiatry Neurol Sci 235:171–178

Angst J, Dobler-Mikola A (1985b) The Zurich Study VI. A continuum from depression to anxiety disorders. Eur Arch Psychiatry Neurol Sci 235:179–186

Ballenger JC, Burrows GD, DuPont RL, Lesser IM, Noyes R, Pecknold JC, Rifkin A, Swinson RP (1988) Alprazolam in panic disorder and agoraphobia: results from a multicenter trial I. efficacy in shortterm treatment. Arch Gen Psychiatry 45:413–422

Barlow DH (1988) Anxiety and its disorders. Guilford, New York

Barlow DH, DiNardo PA, Vermilyea BB, Vermilyea J, Blanchard EB (1986) Comorbidity and depression among anxiety disorders. J Nerv Ment Dis 174:63–72

Benkert O, Hippius H (1986) Psychiatrische Pharmakotherapie. Springer, Berlin Heidelberg New York Tokyo

Bown RC, Kohout J (1979) The relationship between agoraphobia and primary affective disorders. Can J Psychiatry 24:317–322

Breier A, Charney DS, Heninger GR (1984) Major depression in patients with agoraphobia and panic disorder. Arch Gen Psychiatry 41:1129–1135

Breier A, Charney DS, Heninger GR (1986) Agoraphobia with panic attacks. Arch Gen Psychiatry 43:1029–1036

Buller R, Maier W, Benkert O (1986) Clinical subtypes in panic disorder: their descriptive and prospective validity. J Affective Disord 11:105–114

Den Boer JA, Westenberg HGM, Kamerbeek WDJ, Verhoeven WMA, Kahn RS (1987) Effect of serotonin uptake inhibitors in anxiety disorders: a double-blind comparison of clomipramine and fluvoxamine. Int Clin Psychopharmacol 2:21–32

Feighner JP (1987) Buspirone in the long-term treatment of generalized anxiety disorder. J Clin Psychiatry [Suppl 12] 48:3–6

Feinstein AR (1970) The pre-therapeutic classification of comorbidity in chronic disease. J Chronic Dis 23:455–468

Finley-Jones R, Brown GW (1981) Types of stressful life events and the onset of anxiety and depressive disorders. Psychol Med 11:803–815

Fogelson DL (1988) Lorazepam and oxazepam in the treatment of panic disorder (letter). J Clin Psychopharmacol 8:150–151

Frank J (1971) Therapeutic factors in psychotherapy. Am J Psychotherapy 25:350–361

Gloger S, Grunhaus L, Birmacher B, Troudant (1981) Treatment of spontaneous panic attacks with clomipramine. Am J Psychiatry 138:1215–1217

Gorman JM, Liebowitz MR, Fyer AJ et al (1987) An open trial of fluoxetine in the treatment of panic attacks. J Clin Psychopharmacol 7:329–332

Hayes PE, Schulz SC (1987) Beta-blockers in anxiety disorders. J Affective Disord 13:119–130

Hayward C, Killen JD, Taylor CB (1989) Panic attacks in young adolescents. Am J Psychiatry 146:1061–1062

Kahn RJ, McNair DM, Lipman RS et al (1986) Imipramine and chlordiazepoxide in depressive and anxiety disorders. II. Efficacy in anxious outpatients. Arch Gen Psychiatry 43:79–85

Klein DF (1964) Delineation of two drug-responsive anxiety syndromes. Psychopharmacologia 5:397–408

Klein DF, Klein HM (1989) The utility of the panic disorder concept. Eur Arch Psychiatry Neurol Sci 238:268–279

Klein DF, Ross DC, Cohen P (1987) Panic and avoidance in agoraphobia. Arch Gen Psychiatry 44:377–385

Lesser IM, Rubin RT, Pecknold JC et al (1988) Secondary depression in panic disorder and agoraphobia. Arch Gen Psychiatry 45:437–443

Liebowitz MR, Fyer AJ, Gorman JM et al (1986) Alprazolam in the treatment of panic disorders. J Clin Psychopharmacol 6:13–20

Luchins DJ, Rose RP (1989) Late-life onset of panic disorder with agoraphobia in three patients. Am J Psychiatry 146:920–921

Marks IM, Gray S, Cohen D, Hill R, Mawson D, Ramm E, Stern RS (1983) Imipramine and brief therapist-aided exposure in agoraphobics having self-exposure homework. Arch Gen Psychiatry 40:153–162

Mavissakalian M (1987) Initial depression and response to imipramine in agoraphobia. J Nerv Men Dis 175:358–361

Mavissakalian MR, Perel JM (1989) Imipramine dose-response relationship in panic disorder with agoraphobia. Arch Gen Psychiatry 46:127–131

Myers JK, Weissman MM, Tischler GL et al (1984) Six-month prevalence of psychiatric disorders in three communities. Arch Gen Psychiatry 41:959–967

Norton GR, Harrison B, Hauch J, Rhodes L (1985) Characteristics of people with infrequent panic attacks. J Abnorm Psychol 94:216–221

Redmond DE (1987) Studies of the nucleus locus coeruleus in monkeys and hypotheses for neuropsychopharmacology. In: Meltzer HY (ed) Psychopharmacology: the third generation of progress. Raven, New York, pp 967–975

Robins LN, Helzer JE, Weissman MM, Orvaschel H, Gruenberg E, Burke JD, Regier DA (1984) Lifetime prevalence of specific psychiatric disorders in three sites. Arch Gen Psychiatry 41:949–958

Rosenbaum JF, Woods W, Groves E, Klerman GL (1984) Emergence of hostility during alprazolam treatment. Am J Psychiatry 141:792–793

Sheehan DV, Ballenger J, Jacobson G (1981) Relative efficacy of monoamine oxidase inhibitors and tricyclic antidepressants in the treatment of endogenous anxiety. In: Klein DF, Rabkin J (eds) Anxiety: new research and changing concepts. Raven, New York, pp 47–67

Wittchen HU (1986) Epidemiology of panic attacks and panic disorders. In: Hand I, Wittchen HU (eds) Panic and phobias. Springer, Berlin Heidelberg New York Tokyo, pp 18–28

Serotonin und Schlaf

FRITZ HOHAGEN, MATHIAS BERGER

Einleitung

Über viele Jahre war man der Meinung, daß Schlaf ein einheitliches Stadium der Passivität sei, in dem alle Lebensfunktionen, also auch Stoffwechselvorgänge, auf ein Minimum reduziert seien. Spätestens seit den elektrophysiologischen Untersuchungen von Moruzzi u. Magoun (1949), Lindsley et al. (1949) und Nauta (1946) und durch die Befunde der Neurotransmitterforschung in den letzten 20 Jahren wissen wir, daß Schlaf ein aktiver Vorgang ist und daß die Aktivierung einzelner Neurotransmittersysteme eine wichtige Rolle in der Schlaf-Wach-Regulation darstellt. Seit den Untersuchungen von Jouvet (1969, 1972) in den 60er Jahren steht das serotonerge System im Mittelpunkt der Schlafforschung, da Serotonin eine wichtige Rolle in der Schlaf-Wach-Regulationssteuerung zu spielen scheint.

Serotoninhypothese des Schlafs

Die Serotoninhypothese des Schlafs stützt sich auf 4 Hauptargumente:

1. Jouvet konnte zeigen, daß eine Destruktion der serotoninhaltigen Zellen des Nucleus dorsalis raphe zu einer Verminderung der zentralnervösen Serotoninkonzentration führt und damit beim Versuchstier eine langandauernde Insomnie auslöst. Er folgerte daraus, daß Serotonin sowohl auf den Tiefschlaf als auch auf den REM-Schlaf schlafinduzierend wirkt (Jouvet u. Renault 1966; Jouvet 1969).
2. In weiteren Versuchen konnte von verschiedenen Autoren (Koe u. Weissman 1966; Delorme et al. 1966; Koella et al. 1968) gezeigt werden, daß die Applikation des Tryptophanhydroxylase-Inhibitors Para-Chlorophenylalanin (PCPA) eine Unterbrechung der Serotoninsynthese bewirkt und dadurch der zentralnervöse Gehalt an Serotonin abnimmt, was beim Versuchstier ebenfalls zu einer Insomnie führte.

3. Die intraperitoneale oder intrathekale Administration von 5-Hydroxy-Tryptophan, dem metabolischen Vorläufer des Serotonins im Syntheseprozeß, konnte die Serotoninsynthese wieder in Gang bringen, damit den zentralnervösen Serotoningehalt beim Versuchstier steigern und so zu einer Zunahme von Tiefschlaf und REM-Schlaf führen (Koella et al. 1968; Jouvet 1972).
4. Die Administration von Serotoninantagonisten wie Metergolin, Methiothepin (Sallanon et al. 1982; Laguzzi 1981) und Methysergid (Tabushi u. Himwich 1971; Pack u. Schmidt 1972) in tierexperimentellen und humanpharmakologischen Studien führte zu einer Verminderung von Tiefschlaf und/oder zu einer Verminderung von REM-Schlaf.

Diese 4 genannten Befunde scheinen zu belegen, daß Serotonin bei der Schlaferzeugung eine bestimmende Rolle einnimmt.

Koella (1985) faßte diese Befunde in einem integrativen Modell zur Rolle des Serotonin in der Vigilanzregulation zusammen. Grundlage seiner Überlegungen waren die PCPA-Befunde einer Reduktion von Tief- und verzögert auch von REM-Schlaf, der tierexperimentelle Befund eines erhöhten zentralnervösen Serotonin- und 5-Hydroxyindolessigsäuregehalts im Tiefschlaf bei Versuchstieren sowie Befunde bei Einzelzellableitungen, die zeigten, daß die Applikation von Serotonin in fast allen Zelltypen die neuronale Aktivität inhibiert.

Er ging von einem Vigilanzkoordinations- und -kontrollsystem aus, das durch ein serotonerg gesteuertes Tiefschlafsystem gehemmt und durch ein noradrenerges, cholinerges und dopaminerges Transmittersystem aktiviert wird. Bei Aktivierung des serotonergen Systems durch Neuronengruppen im Nucleus dorsalis raphe komme es zu einer Beeinflussung des Vigilanzzentrums, was wiederum zu einer Suppression lokaler Reaktivität, lokaler Vigilanz und somit lokaler Aktivität einzelner neuronaler Netzwerke führe. Das vigilanzunterdrückende serotonerge System stehe in reziproker Interaktion mit den vigilanzaktivierenden Systemen. Die Funktion einer solchen Vigilanzdämpfung auf einzelne neuronale Netzwerke sei, daß eine aktive Unterdrückung von Systemen stattfinde, die für die Schlaferzeugung störend seien.

Widersprüchliche Befunde zur Serotoninhypothese des Schlafs

- Die weitere Untersuchung der Serotoninhypothese erbrachte allerdings in den darauf folgenden Jahren widersprüchliche Befunde, die

die Hypothese wieder in Frage stellten. Die Weiterentwicklung tierexperimenteller Methodik hatte dabei einen wesentlichen Anteil. Es konnte gezeigt werden, daß die Aktivität serotonerger Neuronen und die Freisetzung von Serotonin im Wachzustand am größten ist und während des NREM- und REM-Schlafs abfällt (McGinty u. Harper 1976). Dies war natürlich das Gegenteil von dem, was man aufgrund der Serotoninhypothese erwartet hätte. Außerdem berichteten andere Autoren, daß eine experimentelle Kühlung des Nucleus dorsalis raphe, die zu einer Abnahme der Serotoninhypothese führte, Schlaf und nicht Wachzustand induzierte, wie die Serotoninhypothese vorausgesagt hätte (Cespuglio et al. 1976).

- Auch die PCPA-Befunde blieben nicht unwidersprochen. Mehrere Autoren konnten zwar nachweisen, daß die Applikation von PCPA zu einer Insomnie führte. Diese war jedoch nur vorübergehend, und trotz weiterhin inhibierter Serotoninsynthese stellte sich nach Ablauf einiger Tage sowohl Tiefschlaf als auch REM-Schlaf wieder ein (Koella et al. 1968; Cohen et al. 1970). Außerdem erbrachten Experimente bei verschiedenen Tierspezies und beim Menschen höchst unterschiedliche Ergebnisse. Mal kam es zu einer Unterdrückung des Tiefschlafs, mal zu einer des REM-Schlafs, so daß die experimentellen Befunde nicht eindeutig die Serotoninhypothese stützen konnten (Delorme et al. 1966; Borbely et al. 1981; Weitzman et al. 1968; Wyatt et al. 1969).

- Auch die Aufhebung des PCPA-Effekts durch 5-Hydroxy-Tryptophan wurde kritisch beurteilt. Falls überhaupt ein sedierender Effekt auftrat, erfolgte die Schlafinduktion zu schnell, um als direkte Serotoninsynthesewirkung gewertet zu werden. Eine synaptische Wirkung im Kortex hätte man nach wiedererfolgter Serotoninsynthese erst nach Stunden erwartet. Der 5-Hydroxy-Tryptophaneffekt setzte allerdings, wenn er einsetzte, rascher ein und war damit nicht durch das Serotonin erklärbar (Hobson et al. 1986). Die Autoren vertreten die Hypothese, daß Serotonin, wenn es für die Schlaf-Wach-Regulation eine Rolle spielt, einen vigilanzstimulierenden Effekt haben müsse.

- Die weitere tierexperimentelle und humanpharmakologische Forschung mit den Serotoninantagonisten Methysergid, Methiothepin, Cyproheptadin, Metergolin und Mianserin erbrachte äußerst widersprüchliche Befunde, die mehr zur Verwirrung als zur Klärung beitrugen. Während ein Teil der Serotoninantagonisten wie erwartet zu einer Reduktion von Tiefschlaf und REM-Schlaf führte (Sallanon et al. 1982; Laguzzi 1981; Tabushi u. Himwich 1971; Pack u. Schmidt 1972), hatte ein anderer Teil dieser Substanzen einen tiefschlafstimulierenden Effekt und überhaupt keinen Einfluß auf den REM-Schlaf (Spiegel 1975, unveröffentlicht; Smythe u. Lazarus 1974; Clarenbach et al. 1980). Bei einigen der Substanzen handelte es sich allerdings nicht um reine Serotoninantagonisten, sondern die Pharmaka hatten auch eine Wirkung auf das noradrenerge und dopaminerge System und gemischte agonistische und antagonistische Eigenschaften (Clarenbach et al. 1980). Insofern waren diese Befunde schwierig zu interpretieren und konnten nicht wesentlich zur Klärung der Frage beitragen, welche Rolle Serotonin in der Schlaf-Wach-Regulation spielt.

Ausgehend von diesen widersprüchlichen Befunden stand die Serotoninhypothese des Schlafs wieder im Mittelpunkt der Diskussion. Die weitere Forschung konzentrierte sich auf Serotoninrezeptoren. In den vergangenen Jahren gelang es, mehrere Serotoninrezeptoren zu identifizieren (5-HT-1-, 5-HT-2-, 5-HT-3-Rezeptoren) und Substanzen zu entwickeln, die selektiv bestimmte Rezeptoren stimulieren oder blokkieren (Übersicht s. Bradley et al. 1986). Bei tierexperimentellen und humanpharmakologischen Studien mit spezifischen 5-HT-Agonisten und -Antagonisten ging man von dem Konzept aus, daß jeder Rezeptorsubtyp unterschiedlich in der Regulation des Schlaf-Wach-Rhythmus involviert sein könnte.

5-HT-3-Rezeptor

5-HT-3-Antagonisten haben keinen Effekt auf den Tiefschlaf und REM-Schlaf und scheinen somit für die Schlaf-Wach-Regulation keine wesentliche Rolle zu spielen (Tissiert et al. 1990; Adrien u. Hamon 1989; Steiger et al. 1990).

5-HT-2-Rezeptor

5-HT-2-Agonisten

Die Gabe des 5-HT-2-Agonisten DOM führte im Tierversuch zu einer Unterdrückung des Tiefschlafs und REM-Schlafs sowie zu einer Verlängerung der Wachperiode (Dugovic et al. 1989a, b). Der 5-HT-2-Agonist DOB zeigte einen ähnlichen schlafunterdrückenden Effekt bei Ratten (Davenne et al. 1989).

5-HT-2-Antagonisten

In mehreren humanpharmakologischen Studien konnte gezeigt werden, daß der 5-HT-2-Antagonist Ritanserin zu einer Tiefschlafvermehrung bei gesunden Patienten führt (Idzikowski et al. 1986; Declerck et al. 1987). Dieses Ergebnis konnte in Studien an depressiven Patienten (Paiva et al. 1988) und an Insomniepatienten (Adam u. Oswald 1989) bestätigt werden. Der tiefschlafstimulierende Effekt von Ritanserin wurde auch in einer Reihe von tierexperimentellen Untersuchungen bestätigt (Dugovic u. Wauquier 1987; Borbely et al. 1988; Davenne et al. 1989). Seganserin, ein anderer 5-HT-2-Antagonist (Idzikowski 1989), zeigt ebenfalls einen tiefschlafstimulierenden Effekt, während 2 pharmakologisch unterschiedliche 5-HT-2-Antagonisten, ICI 169, 369 und ICI 170, 809, eine den REM-Schlaf unterdrückende Wirkung aufwiesen und nur ICI 179, 809 eine verspätete Tiefschlafvermehrung zeigte (Tortella et al. 1989). Diese Befunde zeigen zwar, daß der 5-HT-2-Rezeptor in der Schlaf-Wach-Regulation eine Rolle spielt, jedoch in gegenläufiger Weise, wie nach der Serotoninhypothese zu erwarten gewesen wäre. Nach der Serotoninhypothese hätte man erwarten müssen, daß 5-HT-2-Agonisten zu einer Zunahme von Tiefschlaf und 5-HT-2-Antagonisten zu einer Abnahme des Tiefschlafs führen. Die genau entgegengesetzten Befunde sind zunächst schwer mit der Serotoninhypothese in Einklang zu bringen. Idzikowski (1989) erklärt die Ergebnisse dahingehend, daß der 5-HT-2-Rezeptor im Zusammenspiel der Serotoninrezeptoren eine inhibitorische Wirkung auf den Tiefschlaf ausübe. Werde er nun durch einen Serotoninantagonisten gehemmt, könne sich der serotoninvermittelte Effekt der Tiefschlafinduktion durch andere Rezeptortypen entfalten. Offen bleibt allerdings die Frage, welcher 5-HT-Rezeptor für die Tiefschlaferzeugung verantwortlich ist.

5-HT-1-Rezeptor

Nachdem der 5-HT-3-Rezeptor anscheinend keine Rolle in der Schlaf-Wach-Regulation spielt und der 5-HT-2-Rezeptor keine tiefschlaferzeugende Wirkung besitzt, müßte beim jetzigen Kenntnisstand der Tiefschlaf durch den 5-HT-1-Rezeptor erzeugt werden. Tierexperimentelle Untersuchungen mit dem 5-HT-1 A-Agonisten 8-OH-DPAT führten jedoch zu einer Verminderung von Tiefschlaf und REM-Schlaf (Dzoljic et al. 1987; Deporteere 1988; De St. Hilaire-Kafi u. Gaillard 1988; Davenne et al. 1989; Dugovic et al. 1989a, b). Zu gleichen

Ergebnissen kamen tierexperimentelle Studien mit dem partiellen 5-HT-1 A-Agonisten Buspiron (Lerman et al. 1986; Deporteere 1988). In einer klinischen Studie zeigte Buspiron ebenfalls keinen sedativen oder hypnotischen Effekt bei Patienten mit Angsterkrankungen (De Roeck et al. 1989). Die Gabe des 5-HT-1 B-Agonisten RU 24 969 führte bei der Ratte zu einer dosisabhängigen Vigilanzzunahme und einer Verminderung des Tiefschlafs sowie zum Verschwinden des REM-Schlafs (Dzoljic et al. 1987). Damit besitzen 5-HT-1-Agonisten eine vigilanzstimulierende und tiefschlafunterdrückende Wirkung.

Zusammenfassend kann man feststellen, daß Untersuchungen mit selektiven 5-HT-Agonisten und -Antagonisten keine schlafstimulierende Wirkung des serotonergen Systems zeigen konnten und somit die ursprüngliche Serotoninhypothese eher in Frage stellen als stützen.

Serotonin-Reuptakehemmer

In einer eigenen Studie wurde die Wirkung von Fluvoxamin auf das Schlafprofil depressiver Patienten, die die DSM-III-R-Kriterien für „major depressive disorder" erfüllten, untersucht (Berger et al. 1985; Abb. 1). Es kam – wie bei fast allen klinisch wirksamen Antidepressiva – zu einer statistisch hochsignifikanten Unterdrückung des REM-Schlafs mit einer Verlängerung der REM-Latenz, Verminderung des prozentualen REM-Schlafanteils, Verminderung der Anzahl der REM-Perioden sowie zu einer signifikanten Unterdrückung des Tiefschlafs (Stadium 3 und 4). Dieses Ergebnis wird durch Untersuchungen mit Fluoxetin gestützt, in denen ebenfalls eine signifikante REM-Schlafunterdrückung gezeigt werden konnte (v. Bardeleben et al. 1986). Die Annahme, daß Serotonin einen den REM-schlafstimulierenden Effekt haben sollte, wurde auch in diesen Studien nicht erfüllt. Damit hat sich entweder die Serotoninhypothese nicht bestätigt, oder Fluvoxamin und Fluoxetin weisen neben der Serotoninwiederaufnahmehemmung noch andere, für die Unterdrückung von REM-Schlaf relevante zentralnervöse Effekte auf.

Die Tiefschlafunterdrückung durch Fluvoxamin spricht ebenfalls gegen die Annahme, daß über eine Serotonin-Reuptakehemmung vermehrt Tiefschlaf erzeugt wird. Damit läßt sich auch dieser Befund nicht durch die Serotoninhypothese erklären.

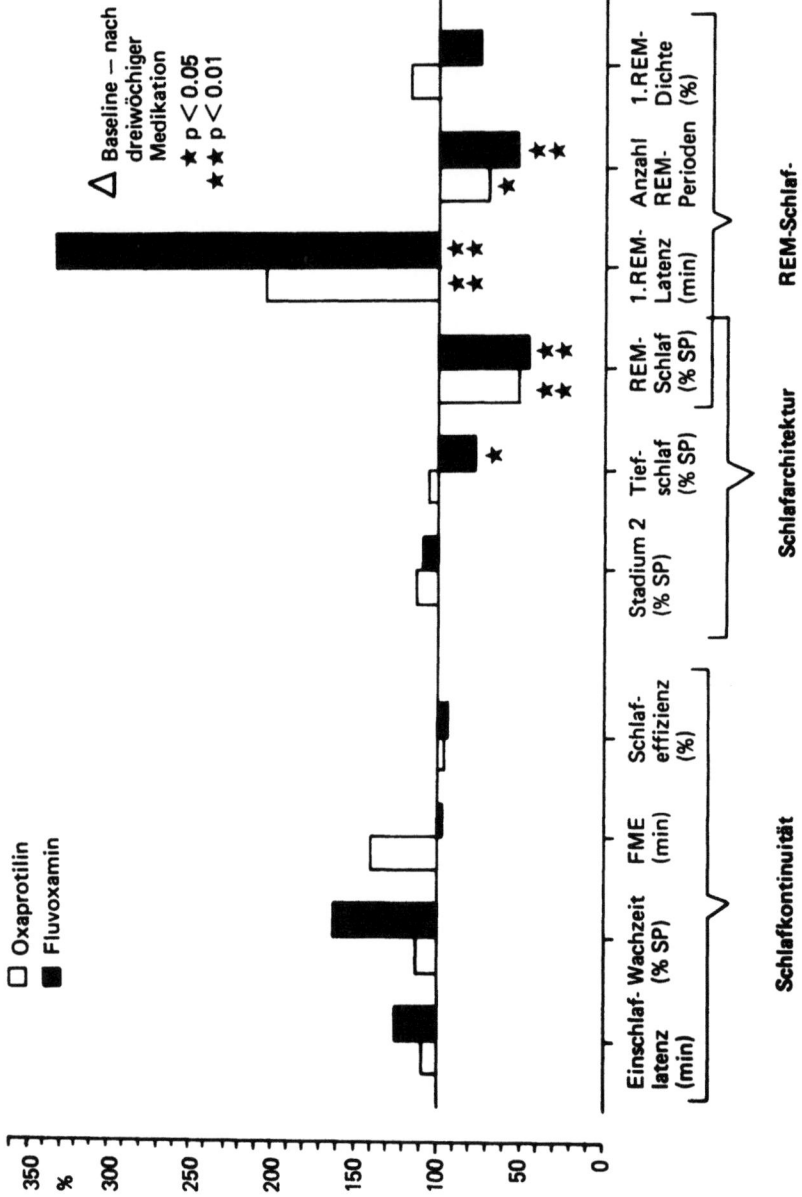

Abb. 1. Veränderung der Schlafvariablen nach einer 3wöchigen Medikation mit Fluvoxamin oder Oxaprotilin im Vergleich zu den Ausgangsschlafdaten (100%) bei 22 Patienten mit einer „major depression" (*FME* frühmorgendliches Erwachen; *SP* Schlafperiode). (Aus Berger et al. 1985)

Modifikation der Serotoninhypothese

Jouvet (1983) selbst hat die Serotoninhypothese modifiziert, um die Befunde zu erklären, warum die neuronale Aktivität des Nucleus dorsalis raphe und die Serotoninfreisetzung der axonalen Endigungen gerade im Wachzustand am höchsten sind. Er geht von 2 Zentren der Schlaf-Wach-Regulierung aus, wobei das schlaferzeugende System im vorderen Hypothalamusanteil in der Area praeoptica lokalisiert und das wachinduzierte System im ventrolateralen Hypothalamus gelegen sei. Während des Schlafs käme es nun zu einer hohen Serotoninfreisetzung, was zu einer Unterdrückung der neuronalen Aktivität im Nucleus dorsalis raphe führe und damit zu einer niedrigen Serotoninfreisetzung durch die axonalen Nervenendigungen. Während des Wachzustands würde die niedrige Serotoninfreisetzung durch die Dendriten zu einer hohen neuronalen Aktivität im Nucleus raphe dorsalis führen und somit zu einer hohen Serotoninfreisetzung durch die axonalen Nervenendigungen. Dadurch würde sich ein hypothetischer hypnagoger Faktor aufbauen, der bei Konzentrationszunahme sowohl auf den Tiefschlaf als auch auf den REM-Schlaf schlafinduzierend wirke.

Mit der Postulierung eines hypothetischen schlaffördernden Faktors wird der Nachweis einer solchen Substanz zur Kernfrage der Serotoninhypothese. Dabei ist die Vermutung, ein schlafinduzierender Faktor könne modulatorisch in die Schlaf-Wach-Regulation eingreifen, nicht neu. Schon Pieron berichtete 1913, daß die intrathekale Injektion von Liquor, der von ermüdeten Hunden gewonnen wurde, eine schlaffördernde Wirkung auf die primär wachen Hunde habe. Zu ähnlichen Ergebnissen kamen Pappenheimer et al. (1967) mit Liquor, der von schlafdeprivierten Ziegen gewonnen wurde. Die zweifelsfreie Identifikation eines solchen Faktors, bei dem es sich wahrscheinlich um ein Peptid handeln müßte, dessen Freisetzung von Serotonin gesteuert würde, ist allerdings noch nicht gelungen. Bislang werden nur indirekte Hinweise auf die Existenz eines solchen hypnagogen Faktors angeführt.

Ritanserin, morgens verabreicht, führte zu einer deutlichen Tiefschlafinduktion in der darauf folgenden Nacht im Vergleich zu einer abendlichen Gabe von Ritanserin (Idzikowski 1989). Idzikowski folgerte daraus den möglichen Aufbau eines hypnagogen Faktors tagsüber, provoziert durch den Serotoninantagonisten Ritanserin. Dieser Befund allein ist jedoch so vieldeutig und unspezifisch, daß er durch eine Vielzahl anderer Faktoren erklärt werden könnte.

Sallanon et al. (1985) bemühten sich, in einer Reihe von Tierexperimenten die Existenz des hypnagogen Faktors nachzuweisen. Sie behandelten Katzen mit PCPA und unterdrückten damit vollständig den REM-Schlaf. Dann injizierten sie künstlichen Liquor, was zu keiner Restauration des REM-Schlafs führte. Im Anschluß wurde den Katzen Liquor injiziert, der von anderen Katzen stammte, die einen REM-Schlafentzug hinter sich hatten. Durch den Entzug von REM-Schlaf sei ein hypothetischer REM-Schlaf-indizierender Faktor aufgebaut worden, der konsequenterweise bei den mit PCPA vorbehandelten Tieren ebenfalls zu einer REM-Schlafinduktion führen sollte. Bei den mit PCPA vorbehandelten Versuchstieren kam es in der Tat durch die Injektion wieder zu einer REM-Schlafinduktion.

Schlußfolgerungen

Zusammenfassend kann man festhalten, daß die Serotoninhypothese des Schlafs in ihrer ursprünglichen Form nicht mehr aufrechterhalten werden kann. Zu widersprüchlich sind die Befunde der letzten Jahre, als daß man sich auf Serotonin als einziges Neurotransmittersystem in der Schlaf-Wach-Regulation beschränken könnte. Sowohl elektrophysiologische Studien als auch pharmakologische Untersuchungen mit selektiven 5-HT-Agonisten und -Antagonisten erbrachten Ergebnisse, die der schlaffördernden Wirkung des Serotonins widersprachen. Im Gegenteil führte die Stimulierung verschiedener 5-HT-Rezeptoren zu einer Vigilanzsteigerung und Unterdrückung des Tiefschlafs. Die mögliche Existenz eines hypnagogen Faktors, der über das serotonerge System freigesetzt wird, ist zwar Gegenstand wissenschaftlicher Untersuchungen, bislang allerdings nur eine unbelegte Hypothese.

Sicherlich kann bei einem so komplizierten System die Schlaf-Wach-Regulation nicht durch ein einziges Neurotransmittersystem erklärt werden. Hobson et al. (1975) konnten in elektrophysiologischen Untersuchungen an Katzen zeigen, daß die zyklische Abfolge von Non-REM- und REM-Schlaf durch reziproke Interaktion des aminergen mit dem cholinergen Systems gesteuert wird. Eine Aktivierung des aminergen Systems führt zu Non-REM-Schlaf und unterdrückt das cholinerge System und damit den REM-Schlaf, während eine Aktivierung des cholinergen Systems das aminerge System unterdrückt und zum REM-Schlaf führt. In einigen tierexperimentellen Studien fanden sich elektrophysiologisch gewisse Parallelen zwischen dem noradrenergen und dem serotonergen System (Übersicht bei Koella 1985).

Insofern könnten zumindest hypothetische Verbindungen zwischen dem serotonergen und dem noradrenergen System auf der einen Seite und dem cholinergen System auf der anderen Seite bestehen. Ob es solche Verbindungen allerdings gibt und wie die genauen Mechanismen aussehen, ist z. Z. noch völlig unbekannt. Für die weitere wissenschaftliche Forschung ergibt sich die Schwierigkeit, eine solche Interaktion zwischen einzelnen Neurotransmittersystemen experimentell zu testen, da die Zahl der intervenierenden Variablen unübersehbar wird.

In jüngster Zeit wurde ein Zusammenhang zwischen dem serotonergen System und Melatonin postuliert (Dugovic et al. 1989a, b). Melatonin allein veränderte im Tierexperiment die Schlafstruktur nicht, konnte allerdings den tiefschlafinduzierenden Effekt des 5-HT-2-Antagonisten Ritanserin sowie den tiefschlafreduzierenden Effekt des 5-HT-2-Agonisten DOM mindern. Dugovic folgert daraus, daß Melatonin möglicherweise die Sensitivität des 5-HT-2-Rezeptors moduliert. Ob sich aus diesem Forschungsansatz die Rolle des Serotonins in der Schlaf-Wach-Regulation besser verstehen läßt, bleibt abzuwarten.

Damit ist mehr als 20 Jahre nach Postulierung der Serotoninhypothese durch Jouvet die Rolle des Serotonins für die Schlafgenerierung völlig offen, und die Schlafforschung ist noch weit entfernt davon, die Bedeutung dieses Neurotransmitters für die Schlaf-Wach-Regulation zu verstehen.

Literatur

Adam K, Oswald I (1989) Effects of repeated ritanserin on middle-aged poor sleepers. Psychopharmacology 99:219–221

Adrien J, Hamon M (1989) Involvement of $5HT_3$ and $5HT_{1A}$ Receptors in the control of sleep-wakefulness cycles in the cat. Sleep Res 18:29

Bardeleben U von, Steiger A, Gerken A, Holsboer F (1986) Pharmacoendocrine and sleep-EEG characteristics of fluoxetine in normal controls. Br J Clin Pract [Suppl] 46:34–40

Berger M, Emrich HM, Lund R, Riemann D, Lauer C, Zerssen D von (1985) Schlaf-EEG-Variablen als Verlaufskriterien und Prädiktoren einer Antidepressivatherapie mit Fluvoxamin/Oxaprotilin. In: Hippius H, Matussek N (Hrsg) Differentialtherapie der Depression: Möglichkeiten und Grenzen. Karger, München, S 120–131

Borbély AA, Neuhaus HU, Tobler I (1981) Effect of p-chlorphenylalanine and tryptophan on sleep, EEG and motor activity in the rat. Behav Brain Res 2:1–22

Borbély AA, Trachsel L, Tobler I (1988) Effects of ritanserin on sleep stages and EEG in the rat. Eur J Pharmacol 156:275–278

Bradley PB, Engel G, Feniuk W et al (1986) Proposals for the classification and nomenclature of functional receptors for 5-hydroxytryptamine. Neuropharmacology 25:563–576

Cespuglio R, Walker E, Gomez ME, Musolino R (1976) Cooling the nucleus raphe dorsalis induces sleep in the cat. Neurosci Lett 3:221–227

Clarenbach P, del Pozo E, Brownell J, Heredia E, Spiegel R, Cramer H (1980) Characterization of ergot and non-ergot serotinin antagonists by prolactin and growth hormone profiles during wakefulness and sleep. Brain Res 202:357–363

Clarenbach P, Birmanns B, Krätzschmar S, Jaursch-Hancke C (1986) Sleep pattern and nocturnal plasma profiles of HGH, prolactin and cortisol in man after the serotonin-antagonist ritanserin and the GABA-agonist gabapentin. Sleep Res 15:29

Cohen B, Ferguson J, Henriksen S, Stolk JM, Zarcone VJ, Barchas J, Dement W (1970) Effects of chronic depletion of brain serotonin on sleep and behavior. Proc Am Psychol Assoc 78:831–832

Davenne D, Dugovic C, Franc B, Adrien J (1989) Ontogeny of slow wave sleep. In: Wauquier A et al (eds) Slow wave sleep: Physiological, pathophysiological and functional aspects. Raven, New York, pp 21–30

De Roeck J, Cluydts R, Schotte C, Rouckhout D, Cosyns P (1989) Explorative single-blind study in the sedative and hypnotic effects of buspirone in anxiety patients. Acta Psychiatr Scand 79:129–135

De St. Hilaire-Kafi S, Gaillard JM (1988) Hypnotic action of flunitrazepam in the rat: does 5-HT mechanism play a role? Neuropharmacology 27:1227–1230

Declerck AC, Wauquier A, Ham-Veltman PHM van der, Gelders Y (1987) Increase in slow-wave sleep in humans with the serotinin-5-HT$_2$ antagonist ritanserin (the first exploratory polygraphic sleep study). Curr Ther Res Clin Exp 41:427–432

Delorme F, Fromment JL, Jouvet M (1966) Suppression du sommeil par la p-chlorométhamphetamine et la p-chlorphénylalanine. Comp Rend Soc Biol 160:237–2351

Deporteere H (1988) Effects of 5-HT$_{1A}$-agonists on the sleep-wakefulness cycle in rats. In: Koella WP, Obál F, Schulz H, Visser P (eds) Sleep 1986. Fischer, Stuttgart New York, pp 346–348

Dugovic C, Wauquier A (1987) 5-HT$_2$ receptors could be primarily involved in the regulation of slow-wave sleep in the rat. Eur J Pharmacol 137:145–146

Dugovic C, Wauquier A, Leysen JE, Marrannes R, Janssen PAJ (1989a) Functional role of 5-HT$_2$ receptors in the regulation of sleep and wakefulness in the rat. Psychopharmacology 97:436–442

Dugovic C, Leysen JE, Wauquier A (1989b) Melatonin modulates the sensitivity of 5-hydroxytrypramine-2 receptor-mediated sleep-wakefulness regulation in the rat. Neurosci Lett 104:320–325

Dzoljic MR, Saxena PR, Ukponmwan OE (1987) 5-HT$_1$ receptor agonists enhance alertness. Sleep Res 16:88

Hobson JA, McCarley RW, Wyzinski PW (1975) Sleep cycle oscillation. Reciprocal discharge by two brain stem neuronal groups. Science 189:55–58

Hobson JA, Lydic R, Baghdoyan HA (1986) Evolving concepts of sleep cycle generation: From brain centers to neuronal populations. Behav Brain Sci 9:371–448

Idzikowski C (1989) The effects of ritanserin and seganserin on human slow wave sleep. In: Wauquier A et al (eds) Slow wave sleep: Physiological, pathophysiological and functional aspects. Raven, New York, pp 97

Idzikowski C, Mills FJ, Glennard R (1986) 5-Hydroxytryptamine-2-antagonist increases human slow wave sleep. Brain Res 378:164–168

Jouvet M (1969) Biogenic amines and the states of sleep. Science 163:32–41

Jouvet M (1972) The role of monoamines and acetylcholine-containing neurons in the regulation of the sleep-waking cycle. Rev Physiol 64:166–307

Jouvet M (1983) Hypnogenic indolamine-dependent factors and paradoxical sleep rebound. In: Koella WP (ed) Sleep 1982. Karger, Basel, pp 2–18

Jouvet M, Renault J (1966) Insomnie persistante après lesions des noyaux du raphé chez le chat. C R Soc Biol 160:1461–1465

Koe BK, Weissman A (1966) p-Chlorophenylalanine: a specific depletor brain serotonin. J Pharmacol Exp Ther 154:499–516

Koella WP (1985) Serotonin and sleep. In: Wauquier A et al (eds) Sleep: Neurotransmitters and neuromodulators. Raven, New York, pp 185–196

Koella WP, Feldstein A, Czicman JS (1968) The effect of p-chlorophenylalanine on the sleep of cats. Electroencephalogr Clin Neurophysiol 25:481–490

Laguzzi R (1981) Effects de l'injection intraventriculaire de la méthiothépine et de la métergoline sur le sommeil du rat. C R Soc Biol 175:160–163

Lerman JA, Kaitin KI, Dement WC, Peroutka SJ (1986) The effects of buspirone on sleep in the rat. Neurosci Let 72:64–68

Lindsley DB, Bowden LH, Magoun HW (1949) Effect upon the EEG of acute injury to the brain stem activating system. Electroencephalogr Clin Neurophysiol 1:475–486

McGinty DJ, Harper RM (1976) Dorsal raphe neurons: depression of firing during sleep in cats. Brain Res 101:569–575

Moruzzi G, Magoun HW (1949) Brain stem reticular formation and activation of the EEG. Electroencephalogr Clin Neurophysiol 1:445

Nauta WJH (1946) Hypothalamus regulation of sleep in rats. Experimental study. J Neurophysiol 9:285–316

Pack AT, Schmidt HS (1972) Methysergide and sleep in human subjects. Psychophysiology 9:88

Paiva T, Arriaga F, Wauquier A, Lara E, Largo R, Leitao JN (1988) Effects of ritanserin on sleep disturbances of dysthymic patients. Psychopharmacology 96:395–399

Pappenheimer JR, Miller TB, Goodrich CA (1967) Sleep-promoting effects of cerebrospinal fluid from sleep-deprived goats. Proc Natl Acad Sci USA 58:513–517

Pieron H (1913) Le probleme physiologique du sommeil. Masson, Paris

Sallanon M, Buda C, Janin M, Jouvet M (1982) 5-HT antagonists suppress sleep and delay its restoration after 5-HTP in p-chlorophenylalanine-pretreated cats. Eur J Pharmacol 82:29–35

Sallanon M, Buda C, Janin M, Jouvet M (1985) Implication of serotonin in sleep mechanisms: induction, facilitation? In: Wauquier A et al (eds) Neurotransmitters and Neuromodulators. Raven, New York, pp 135–197+

Smythe GA, Lazarus L (1974) Suppression of human growth hormone secretion by melatonin and cyproheptadine. J Clin Invest 54:116–121

Steiger A, Holsboer F, Guldner et al (1990) Effects of a 5-HT-3-receptor-antagonist on sleep-EEG and sleep-associated hormonal secretion. 10th Congres of the european sleep research society. Abstracts book, Strasbourg, p 517)

Tabushi K, Himwich HE (1971) Electroencephalographic study of the effects of methysergide on sleep in the rabbit. Electroencephalogr Clin Neurophysiol 31:491–497

Tissier MH, Franc B, Hamon M, Adrien J (1990) Effects of 5-HT-1A and 5-HT-3 receptor ligands on sleep in the rat. (10th Congress of the european sleep research society. Abstracts book, Strasbourg, p 348)

Tortella FC, Echevarria E, Pastel RH, Cox B, Blackburn TP (1989) Suppressant effects of selective 5-HT_2 antagonists on rapid eye movement sleep in rats. Brain Res 485:294–300

Weitzman ED, Rapport MM, McGregor P, Jacoby J (1968) Sleep patterns of the monkey and brain serotonin concentration: effect of p-chlorophenylalanine. Science 160:1361–1363

Wyatt RJ, Engelman K, Kupfer DJ, Scott J, Sjoerdsman A, Snyder F (1969) Effects of para-chlorophenylalanine on sleep in man. Electroencephalogr Clin Neurophysiol 27:529–532

Aggressivität und Autoaggressivität bei Kindern und Jugendlichen

GERHARDT NISSEN

Definition, Epidemiologie, Differenzen

Der Begriff Aggressivität ist eng mit seiner Ethymologie verbunden; ihre Doppeldeutigkeit entspricht dem entwicklungspsychiatrischen Aspekt. Unter *aggredi* (lat.) versteht man sowohl herangehen, sich nähern, jemand zu gewinnen suchen als auch angreifen, anfallen, überfallen. Das heißt, es werden 2 Formen voneinander unterschieden: Eine normale, zielgerichtete Aktion ohne feindselige Note („aggressiveness") als Aktivität, Durchsetzungs- und Bemächtigungswille; diese physiologische Aggressivität ist ein positiver Bestandteil der Persönlichkeit. Dem steht die eigentliche, die feindselige und pathologische Aggression („agressivity") gegenüber, mit der auf reale oder phantasierte Ängste, Frustrationen oder Versagungen mit sadistischen, demütigenden und destruktiven Handlungen gegenüber anderen oder gegen sich selbst reagiert wird.

Bei einer psychiatrischen Analyse der Aggressivität sehen wir, daß das Kindesalter einen Entwicklungsabschnitt darstellt, in dem sich allmählich eine „gute" von einer „bösen" Aggressivität zu trennen beginnt. Dabei handelt es sich nicht um einen quantitativen Potenzverlust, sondern um eine qualitative Verschiebung: um einen ähnlichen Prozeß, wie Kohlberg et al. (1983) dies in der teilweise damit parallel laufenden „Entwicklung der Moral" dargestellt haben. Aber auch wenn dieser Separationsprozeß befriedigend gelöst wurde, bleibt eine „offene Grenze" zwischen domestizierter und ungezähmter Aggressivität bestehen. Auseinandersetzungen und Kriege ereignen sich nicht nur zwischen benachbarten Völkern, sondern ebenso zwischen Kindern und Eltern und untereinander. Zum normalen Familienleben gehört ein gewisses Maß an Zank und Streit, sie sind nicht bedrohlich, solange Feindseligkeit und Haß durch Harmonie und Fürsorge ausgeglichen werden. Neue statistische Untersuchungen zeigen jedoch (Center for Research on Aggression 1983), daß einerseits die pathologische Aggressivität bei Kindern allgemein ansteigt und daß andererseits aggressives Verhalten im Kindesalter eine starke Tendenz (40–50%) aufweist, im Jugend- und Erwachsenenalter in antisoziales Verhalten (Loeber 1982) überzugehen.

Die vorliegenden epidemiologischen Studien (v. Harnack 1958; Robins 1981, 1982; Rutter et al. 1975; Thalman 1971) zeigen Schwankungen aggressiven Verhaltens von 5 bis 25% bei Grundschulkindern. In unserer Klinik (Hoffmeyer u. Trott 1985) wurde bei 166 von 655 stationären Patienten, also bei ca. 25%, ein auffallendes aggressives Verhalten festgestellt.

Dabei läßt sich bereits im frühen Kindesalter eine deutliche geschlechtsspezifische Tendenz ermitteln. Das vorwissenschaftliche Stereotyp, daß Mädchen leichter lenkbar sind als Knaben, wurde durch zahlreiche Untersuchungen (Ausubel u. Sullivan 1974) bestätigt. Ein Überblick der Untersuchungen von Ausubel u. Sullivan (1974) ergibt, daß Jungen rebellischer, negativistischer und chauvinistischer sind, während sich Mädchen anhänglicher, gehorsamer und gefühlvoller, aber auch mißtrauischer als Jungen verhielten. Jungen und Männer tendieren eher zu einer offenen, körperlichen Aggressivität, Mädchen eher zu einer verdeckten, verbalen Feindseligkeit; dies entspricht auch ethologischen Untersuchungen. Schon bei Kindern und Jugendlichen besteht eine Geschlechtsrelation der Suizide von Jungen gegenüber Mädchen von 3–4:1; dabei bevorzugen Jungen eindeutig aggressive Suizidmittel: 1985 erhängten sich 49 Jungen, aber nur 4 Mädchen unter 14 Jahren, während von den 10 Kindern, die durch Vergiftungen starben, 8 Mädchen waren. Bei den Jugendlichen werden diese Geschlechtsdifferenzen noch erheblich deutlicher. Bezüglich der Geschlechtsproportion von Aggressivität und Intelligenz wurde von Merz (1979) vereinfachend festgestellt, daß aggressive Mädchen eher intelligenter, aggressive Jungen eher weniger intelligent sind.

Ätiologie und Pathogenese

Bei dem Versuch, sich einen Überblick über den aktuellen Stand der Aggressionsforschung zu verschaffen, findet man sich rasch im kausalen Labyrinth der Psychiatrie wieder. Die meisten Wege führen in die Irre; es fehlt der Faden der Ariadne. Dabei handelt es sich – grob vereinfacht – eigentlich nur um 2 konkurrierende Hypothesen: um ein dynamisches und um ein biologisches Modell mit allerdings vielfachen Variationen. Dabei entsteht manchmal der Eindruck, daß dynamische Hypothesen nur die Außenansicht uns verborgener biologischer Vorgänge sind, gelegentlich aber auch der umgekehrte Eindruck, daß nachweisbare neurochemische Veränderungen nur das Resultat, ein synchrones Epiphänomen äußerer Einwirkungen, darstellen.

Aus entwicklungspsychiatrischer Sicht stehen nebeneinander die Frustrationsaggressionshypothese (Dollard et al. 1939) und die sozialkognitive Theorie nach Bandura (1973). Die Frustrationsaggressionshypothese faßt die Aggression als Reaktion auf erlittene Frustrationen auf. Zur Autoaggression kommt es, wenn das Ausleben massiver Verhaltensweisen gehemmt wird. Bandura wies dagegen nach, daß aggressive Vorbilder durch Modellernen das Verhalten kindlicher Zuschauer aggressiv ausrichten. Kinder erfahren früh, daß man Wünsche aggressiv durchsetzen kann. Sie werden sich aufgrund dieser Erfahrungen solcher Strategien bedienen, wenn sich ihren Wünschen Hindernisse entgegenstellen. Dieses Modell wurde durch antiautoritär erzogene Kinder bestätigt, die keine Grenzen zu respektieren lernten und sich später als reizbar, verunsichert und verängstigt erwiesen. Aber auch zu viele Gebote und Verbote können Aggressionen bei Kindern fördern. Zusätzlich verfestigt wird aggressives Verhalten durch Vergeltung oder soziale Ablehnung, auch deshalb wird sie von den Kindern als Bedrohung und damit als Anlaß zu präventiv-aggressivem Verhalten genommen. Solche Kinder befinden sich in einem Zustand erhöhter Alarmbereitschaft und reagieren auf nichtige Anlässe mit massiven Durchbrüchen. Zum Beispiel äußerte ein 9jähriger, hochgradig aggressiver Junge mehrfach, daß er lieber ein Mädchen sein möchte: „Die läßt man ja in Ruhe, weil sie sich nicht wehren können. Ich haue bloß deshalb die anderen, damit sie mich in Ruhe lassen."

Die Basis der biologischen Hypothesen der Aggressivität bildet die Annahme, daß es sich dabei um einen angeborenen Trieb handelt. Hier besteht sogar weitgehendes Einvernehmen zwischen Ethologen (Lorenz 1963) und Psychoanalytikern (Adler 1908). Für Lorenz ist Aggressivität ein Instinkt wie jeder andere und unter natürlichen Bedingungen ebenso lebens- wie arterhaltend. Der zivilisierte Mensch verfügt hingegen über eine „hypertrophierte Aggressivität", weil im Gegensatz zur „grauen Vorzeit" ihm keine ausreichenden Möglichkeiten gegeben werden, seine aggressiven Energien zu entladen.

Neurophysiologische Experimente an Tieren, denen haardünne Elektroden im medioventralen Teil des mittleren Hypothalamus und den Mandelkernen eingeführt wurden, zeigten, daß dadurch aggressive Handlungen ausgelöst werden können. Diese Tierexperimente wurden durch neurochirurgische Eingriffe am Menschen ebenso bestätigt wie durch die Affinität des Tollwutvirus zum Hippokampus.

Bemerkenswert ist dabei die enge topographische Nachbarschaft von Oralität, Aggressivität und Sexualität im limbischen System. Von großer psychologischer Bedeutung ist jedoch, daß elektrisch induzierte Aggressionen von Affen nie wahllos ausagiert werden; vorwiegend werden immer Tiere angegriffen, zu denen gestörte Beziehungen bestehen. Das spricht dafür, daß ein individueller Entscheidungsspielraum selbst bei der Verwirklichung imperativer aggressiver Impulse besteht.

Nach Lage der Fakten überrascht es nicht, daß zahlreiche Autoren Zusammenhänge zwischen Aggressivität und erhöhten Testosteronwerten (Olweus et al. 1988; Dent 1983; Bain 1987) untersucht haben. Ebenso existieren Studien, die Zusammenhänge zwischen leichten zerebralen Schädigungen (Vitiello et al. 1990) oder fokalen Epilepsien (Herzberg u. Fenwick 1988) mit Aggressivität nachgingen. Sie brachten einige interessante Hinweise, aber keine eindeutigen Resultate. Aggressives Verhalten sehen wir außerdem sowohl bei aggressivgehemmten, ängstlichen Kindern, den „Angstbeißern", gar nicht selten aber auch bei autistischen, anankastischen und besonders bei hyperaktiven und dissozialen Kindern. Auf allgemeine Zusammenhänge zwischen Serotonin und Aggressivität (Müller-Oerlinghausen 1989) soll hier ebensowenig eingegangen werden wie auf neurochemische Besonderheiten des Kindes- und Jugendalters (Beitrag Trott et al. in diesem Band). Ich möchte lediglich darauf hinweisen, daß die Neurochemie des Entwicklungsalters weiterhin eine „Terra incognita" ist und eine Entwicklungspsychiatrie nur in Ansätzen existiert. Wie bedeutsam sie sein können, zeigt die Tatsache, daß das serotonerge System im ZNS erst im Schulalter (Popper 1987) ausreift, in einem Entwicklungsabschnitt also, in dem sich bestimmte psychiatrische Erkrankungen erstmalig häufen.

Alters- und entwicklungsspezifische Symptomatik

Die Psychiatrie des Kindes- und Jugendalters, die sich im Gegensatz zu der des Erwachsenenalters nicht auf eine, wenn auch nur fiktive homogene Gruppe der Erwachsenen des mittleren Lebensalters stützen kann, befindet sich in dieser Beziehung in einer vergleichsweise ungünstigen Position. Abhängig von noch weitgehend unerforschten alters- und entwicklungstypischen Normen, die zusätzlich durch reaktive, zerebrale oder genetische Abweichungen verändert werden können und dadurch eine entwicklungspsychiatrische Dimension erhalten, deren Erforschung erst am Beginn steht, ist der einzelne Fall, das

Tabelle 1. Physiologische Aggressionen und pathologische Aggressionssyndrome bei Kindern (schematisch nach Nissen 1986)

Lebensjahr	Aggressionen
16	Suizidversuch, Suizid, Homizid
15	Automutilatio
14	Alkohol und Drogenmißbrauch
13	Fettsucht, Magersucht
12	Sadomasochistische Handlungen
11	Nörgeln und Stänkern
10	Petzen und Lügen
9	Kokeln, Brandstiftung
8	Destruktive Handlungen
7	Tierquälerei, Einkoten, Einnässen
6	Toben und Balgen
5	Nägelbeißen, Haarausreißen
4	Hinwerfen, Wegschreien
3	Jaktationen, Obstipation
2	Daumenlutschen, Pikazismus
1	Beißen und Kratzen
0	Wein- und Schreikrämpfe

individuelle Persönlichkeitsspektrum eines Kindes in mancher Hinsicht aussagekräftiger als Resultate statistischer Erhebungen auch modernster wissenschaftlicher Provenienz.

Dennoch lassen sich einige brauchbare diagnostische, therapeutische und prognostische Aussagen treffen, wenn man sich am Lebens- und Entwicklungsalter und an den psychopathologischen Erscheinungsbildern orientiert (Tabelle 1).

Bereits bei 1- bis 2jährigen Kindern und zunehmend im Kleinkindesalter finden sich elementare Schreianfälle mit motorischer Unruhe, Beißen, Schlagen und Hinwerfen, die sich bei älteren Kleinkindern häufen. So berichteten 12 von Merz (1984) befragte Mütter spontan über aggressives Verhalten von 12–24 Monate alten Kindern, die sie als Wut, Ärger, Verzweiflung, Panik und Angst erlebten. Alle gaben an, in der Regel genau zu wissen, ob ihr Kind aggressiv sei oder etwas anderes habe. Kleinkinder beginnen aus nichtigen Anlässen Streit, sorgen für Unruhe, zerstören ihre Spielsachen, zerreißen Bilderbücher, beschmieren Tische und Wände und beschädigen Möbel und Türen. Indirekte Aggressionen finden sich in stummen Bock- und Trotzreaktionen, kleine Pflichten werden verweigert, bereits akzeptierte Regeln übertreten. Derartige gerichtete oder ungerichtete Wutausbrüche ereignen sich in diesem Alter weitgehend physiologisch.

Bei Kindergarten- und Schulkindern finden sich neben alltäglichen Balgereien und Schlägereien bereits sadistisch getönte Mißhandlungen anderer Kinder und quälerische und destruktive Akte gegenüber Tieren und Sachen. In jeder Kindergruppe findet sich ein Prügelknabe. Bei größeren Kindern gelten sadistische Handlungen, etwa Tierquälereien, als prognostisch ungünstig besonders dort, wo dissoziale Züge bereits vorhanden sind oder hinzutreten.

Bei delinquenten Jugendlichen sind frei flottierende oder gezielte aggressive Tendenzen fast an allen Delikten beteiligt, bei der Körperverletzung, bei der Bandennotzucht, bei Verkehrstötungen, beim Totschlag und beim Mord. Indirekte Aggressionen werden versteckt oder mehr hintergründig gehandhabt. Sie setzen ein gewisses Maß intellektueller Differenziertheit voraus, weil sie sprachgebunden sind und eine bestimmte Qualität der emotionalen Nuancierungsfähigkeit erfordern. Bei Kindern gehören je nach Altersgruppe dazu aggressives Petzen und Lügen, krittelndes und anhaltendes Lamentieren, ständiges Opponieren und hinterhältiges Quälen, unausgesetztes, boshaftes Benörgeln von Beschlüssen, feindseliges Sichabsondern und Stänkern, aggressive Schadenfreude bei Versagen anderer, Spott, Ironie und Zynismus. Aber auch trotziges Schweigen oder feindseliges Verschweigen bestimmter Vorkommnisse gehören dazu. So gibt es Kinder, die ihre Mitschüler absichtlich zu Übertretungen verleiten, sie bei der Abfassung von Klassenarbeiten behindern oder gegen die Gruppenmoral der Schüler verstoßen, indem sie in aggressiver Absicht Anordnungen der Lehrer überkorrekt befolgen und damit Mitschüler ins Unrecht setzen. Zahlreichen kindlichen Fehlhaltungen, z. B. Zündeln und Brandstiftung, Weglaufen, Schulverweigerung, Diebstählen und Lügen, liegen aggressive Impulse zugrunde oder werden durch sie mitbedingt.

In der Pubertät und Adoleszenz kommt es zu normativen und pathologischen Krisen, bei denen eine gesteigerte, manchmal auch herabgesetzte Aggressivität eine dominierende Rolle spielt. Ambivalente Selbstwerterlebnisse mit Oszillationen von arrogant-überheblichen zu kindlich-naiv wirkenden Verhaltensweisen mit einer kritischen Inspektion der Eltern und der Familie, mit manchmal radikalen Fehlurteilen über die eigene Erziehung, die Persönlichkeiten und die Ehe der Eltern können zu dramatischen Konsequenzen führen. Gehäufte Wut- und Haßausbrüche gegen tatsächliche oder vermeintliche Autoritäten bei tatsächlicher oder vermeintlicher Inkongruenz von Idol und Realität sind an der Tagesordnung. Anders als früher existiert die nach eigenen moralischen oder religiösen Grundsätzen sich ausrichtende Familie praktisch nicht mehr. Mit den Massenmedien werden abweichende Ideale und oft konträre Idole direkt in die Kinder- und Wohnzimmer hineingetragen. Auch Eltern mit sehr präzisen Erziehungszielen scheitern damit, von ihren Kindern die Anerkennung stabiler Kardinaltugenden zu fordern, weil die Wahl zwischen mehreren Maximen möglich geworden ist.

In den letzten Jahren ist neben dem Weglaufen, das im Alter von 13–14 Jahren einen ersten Gipfel erreicht, das Wegziehen Jugendlicher und das Ausziehen aus der elterlichen Wohnung als ein von den Eltern oft nach zermürbenden Kämpfen sanktionierter Exodus getreten. Wegläufer suchen die Ferne, weil sie mit ihrer nächsten Umgebung, der Familie, unzufrieden und unglücklich sind und weil sie sich nicht geliebt oder überfordert fühlen. Während in den Jahrzehnten nach der Jahrhundertwende Jugendliche dem disziplinierenden Druck der Familie dadurch zu entgehen suchten, daß sie als Schiffsjungen oder blinde Passagiere nach Amerika oder in die Fremdenlegion gingen, wechseln Jugendliche heute in Gruppen- oder Wohngemeinschaften über, um dort ungehindert ihre Vorstellungen von Unabhängigkeit und Freiheit verwirklichen zu können.

Kenner der Drogenszene überrascht es nicht, daß zahlreiche drogen- und alkoholabhängige Jugendliche ängstlich-depressive Syndrome aufweisen. Bei einigen Jugendlichen ist der permanente Drogenmißbrauch als ein autoaggressives Syndrom, als ein protrahierter Suizid anzusehen, nicht nur bei denjenigen, die ihr Leben mit einem „goldenen Schuß" beenden. Die Sehnsucht nach Geborgenheit, die viele Drogenabhängige durch chemische Ausschaltung ihres inneren Dialogs erreichen wollen, läßt sich auch durch Drogen immer nur temporär gewinnen. Da Lust aber „tiefe, tiefe Ewigkeit" will (Nietzsche 1954) und damit realitätsfeindlich ist, ist für diese negative Kerngruppe der Suizid einprogrammiert.

Autoaggressive Handlungen sind bei Kindern und Jugendlichen weit verbreitet. Körperstereotypien wie Nägelbeißen, Haarausreißen und nächtliche Jaktationen stellen graduell abgestufte Selbstbeschädigungen dar. Bei Kindern und Jugendlichen finden wir ebenso wie bei Erwachsenen direkte und indirekte Aggressionen nicht nur bei der Nikotin-, Drogen- und Alkoholabhängigkeit, ebenso auch bei anderen leibfeindlichen autoaggressiven Handlungen, in der Wendung der Aggressivität gegen die eigene Persönlichkeit. Überall dort, wo Angst, Verzweiflung und Ausweglosigkeit herrschen, sind Aggressivität und Autoaggressivität möglich. Das Haarausreißen, das bei einzelnen Kindern ebenso wie bei Erwachsenen beobachtet wird, gehört zum Bestattungsritual einiger orientalischer Völker. Beim „mit dem Kopf gegen die Wand Laufen" schwer geistig behinderter Menschen wird eine Handlung praktiziert, die für ausweglose Situationen sprichwörtlich ist. Mit den Ausweich- und Zweckreaktionen in Haft und Gefangenschaftssituationen (Löffelschlucker, Einbringen von entzündungsfördernden Fremdstoffen in offene Wunden oder selbstbeigebrachte Stich- und Schußverletzungen) möchte ich mich hier nicht befassen, weil es sich bei diesen Autoaggressionen um gezielte Verhaltensweisen handelt, bei denen partielle Selbstbeschädigungen bewußt in Kauf genommen werden, um sich selbst aus einer schwierigen oder lebensbedrohlichen Situation zu befreien.

Autoaggressive Akte schwachsinniger Kinder oder Erwachsener sind nur selten so transparent und deutbar wie bei anderen psychisch gestörten Kindern oder Erwachsenen. Schwer geistig behinderte Menschen sind nicht nur in ihrer intellektuellen Kapazität, sondern auch im emotionalen Bereich unterschiedlich stark beeinträchtigt. Teilfunktionen, wie die Erfassung des eigenen Körperschemas, die Orientierung zu Zeit, zum Ort und zur Person, sind gestört oder aufgehoben. Die Fähigkeit, sich visuell oder akustisch zu informieren, ist beeinträchtigt oder nicht möglich, sie können auch Zusammenhänge zwischen Schmerz und Schmerzauslöser nicht erkennen und sind dadurch auch in ihrer gerichteten Reaktion beeinträchtigt. Viele imbezille oder idiotische Menschen können sich nicht im eigenen Spiegelbild erkennend erfassen, ihnen bleibt nur eine primitive Begegnung mit dem eigenen Selbst auf einer vegetativ-animalischen Ebene, etwa im Lust- und Unlustgefühl bei der Nahrungsaufnahme und Defäkation und bei genitalen Manipulationen, wie überhaupt bei der lustvollen oder schmerzhaften Begegnung mit dem eigenen Körper.

Schwestern und Ärzte, die mit schwachsinnigen Kindern oder Erwachsenen arbeiten, stellen immer wieder erstaunt fest, daß diese Patienten eine reduzierte Schmerzempfindung besitzen, d. h. daß ihre „Indolenz" nicht nur im seelischen, sondern auch im körperlichen Bereich vorliegt und somit wörtlich zu nehmen ist. Schwachsinnige Kinder stoßen sich oder fallen hin, ohne zu weinen oder zu schreien oder adäquate Schmerzäußerungen von sich zu geben, während gesunde Kinder, etwa beim Toben mit dem Vater, wirklich heftige Schmerzreize manchmal überhaupt nicht wahrzunehmen scheinen oder nur kurz innehalten, um dann das Spiel unverändert fortzusetzen. Das gleiche Kind schreit indessen laut auf, wenn es in einer unlustgetönten Situation einen Stoß empfängt oder hinfällt oder wenn es einen symbolischen Klaps als Strafe erhält. Das Kind reagiert, wie wir meinen, übertrieben oder theatralisch; tatsächlich spielen hier jedoch übergeordnete psychische Bewertungen, dominierende Interessen und Probleme der Liebeszuwendung und des Liebesentzugs die entscheidende Rolle.

Aus verhaltensbiologischer Sicht hat Lorenz (1963) die autoaggressive Handlung als einen kathartischen Vorgang gedeutet, mit dem innere Spannungen abgeführt werden und dem dann eine gewisse Entspannung folgt. Nichtgewagte Aggressionen gegenüber einem Aggressor können Ersatzbefriedigungen und Übersprunghandlungen auslösen. Die Wendung der Aggressivität gegen sich selbst, wie sie bei domestizierten Tieren und in Angstsituationen angetroffen wird, dürfte auch bei Kindern und Erwachsenen nicht selten eine Rolle spielen. Sie identifizieren sich mit einem Aggressor, ohne imstande zu sein oder es zu wagen, ihre Aggressivität gegen den Angreifer zu richten. Der Patient erlebt durch seine autoaggressiven Handlungen manchmal zusätzlich eine enorme Zuwendung an Körperkontakt und allgemeiner Anteilnahme, die sich nicht nur in personaler Verwöhnung, sondern oft genug in materiellen Zuwendungen, Süßigkeiten oder in einer anhaltend verbesserten Pflegesituation auswirkt. Wie bei vielen anderen motorischen Handlungen oder psychischen Zwängen kann ein autoaggressiver Akt zum gewohnheitsmäßigen Automatismus führen. Auch zunächst durch Konflikte ausgelöste oder aktivierte Autoaggressionen treten dann später von der Ursache losgelöst oder ohne erkennbare Ursache auf. Es ist erschreckend und faszinierend zugleich, wenn ein Mensch plötzlich beginnt, sich zu schlagen oder sich mit einem Instrument Verletzungen zuzufügen, sich immer erneut schlägt, stößt und aufschreit und sich aggressiv zur Wehr setzt, wenn man versucht, ihn daran zu hindern.

In den letzten Jahren haben wir 2 neue aggressive Syndrome (Nissen 1989) beobachtet und beschrieben:
1. Die destruktiven Eskapaden bei Schulkindern könnte man mit einer nicht stattgefundenen Rache der „Kölner Heinzelmännchen" (Kopisch 1799–1853) vergleichen (Kopisch 1958). Diese Kinder verhalten sich so wie die braven Märchenfiguren, die aufräumen, saubermachen und kochen, aber dafür nicht belohnt, sondern schließlich sogar bestraft werden. Es handelt sich um primär bescheidene und überangepaßte, tatsächlich aber aggressiv-gehemmte Kinder, deren natürliche und gesunde Aggressivität pädagogisch verfemt und unterdrückt wurde. Solche Kinder verfügen über keine ausreichenden Erfahrungen über ihre tatsächliche Leistungsfähigkeit; sie neigen zum vorzeitigen und voreiligen Aufgeben. Bei anhaltender Affektstauung kommt es nach dem Überlaufprinzip aus unwesent-

lichen Anlässen zu scheinbar motivlosen aggressiven Durchbrüchen, ihr „Jähzorn" steht im scharfen Gegensatz zu ihrer sonstigen „Ausgeglichenheit".

Fallbeispiel:
> 9jähriges, „liebes", folgsames, stilles, angepaßtes Kind, über das die Mutter einen 20seitigen Katalog mit destruktiven Handlungen vorlegt: Sie beißt sich, zerschneidet Heizkissen, Gummistiefel, Pullover, Kleider der Mutter, Anzüge des Vaters, reißt Buchseiten aus und ißt sie auf, verbiegt Füllhalterfedern, streut Haarshampoo aus, zerschlägt Brillengläser der Mutter, verschmiert Bücher, läßt Wasser in den Schulranzen laufen, spuckt auf den Boden und auf Tische, leert Puderdose im Bad aus usw.
> Die Mutter ist hochgradig labil und berichet über Panikattacken mit körperlicher Symptomatik. Sie ist erziehungsunfähig, die familiäre Situation chaotisch. Die destruktive Symptomatik des Kindes wird als SOS-Signal, als „Ruf zur Ordnung" aufgefaßt, die Mutter wird psychiatrisch behandelt; danach Rückgang der aggressiven Symptomatik des Kindes.

Wir fanden in den letzten 4 Jahren 14 Kinder, davon 12 Mädchen, im Alter von 6–10 Jahren, die überwiegend nachts, aber auch tagsüber heimlich destruktive aggressive Handlungen vornahmen bis zu nahezu täglichen Zerstörungseskapaden: Zerreißen aller erreichbaren Wäschestücke (Bettbezüge, Kleider, Stoffe) mit bloßen Händen, Zerschlagen von Glas, Geschirr und Porzellan, Ausreißen und Abschneiden von Zimmerpflanzen, Ausschütten und Verschmieren von Lebensmitteln auf dem Fußboden, Ausstreuen von Wasch- und Putzmitteln im Bad, Zerreißen von Geldscheinen, Bespritzen von Kleidungsstücken mit Tinte usw. Fast immer handelte es sich um Racheakte enttäuschter oder ungeliebter Kinder, die oft, ohne es zu wollen, damit ein SOS-Signal setzten.

2. Als Elternmißhandlung durch Kinder und Jugendliche wird eine Form manchmal massiver Gewaltanwendung bezeichnet, überwiegend begangen von Jugendlichen und jungen Erwachsenen im Alter von 13–24 Jahren, deren Opfer in erster Linie die Mütter von Söhnen sind (Harbin u. Madden 1979). Die Mißhandlungen reichen von Beschimpfungen, Zerstören und Schlagen bis zu schweren und schwersten körperlichen Gewaltanwendungen, bis zu Mutter-, Vater- und Elternmord.

Gadoros (im Druck) berichtete über 45 Fälle. In der Mehrheit, in 30 Fällen, wurde die Mutter, in 9 Fällen beide Eltern, in 5 Fällen die Großeltern und in 1 Fall der Vater körperlich mißhandelt. In 24 Fällen waren die Eltern geschieden oder lebten getrennt. Nach diesen Untersuchungen bestanden besonders enge emotionale Beziehungen zwischen Mißhandlern und Mißhandelten; die Handlungen selbst wurden als Abwehr gegen eine übermäßige Abhängigkeit von den Eltern erklärt. Ursächlich lagen bei 15 Kindern emotionale Störungen, bei 9 psychotische Erkrankungen und bei 5 hirnorganische Schäden vor. Es fanden sich keine Hinweise dafür, daß es sich bei den mißhandelnden Tätern um früher selbst von den Eltern mißhandelte Kinder handelte.

Die absolute Häufigkeit solcher Mißhandlungen von Eltern ist ebenso wie die mißhandelter Kinder unbekannt. Die meisten Eltern hüten sie als ein Familiengeheimnis; sie wollen ihre Schande nicht offenlegen und damit ihre erzieherische Unfähigkeit eingestehen, aber auch die Illusion ihrer „harmonischen Familie" nicht preisgeben.

Fallbeispiel:

> 17jähriger Jugendlicher, der als Notaufnahme in die Klinik kommt. Der Vater starb, als der Sohn 5 Jahre alt war, seitdem habe er das, was er gewollt habe, immer durchgesetzt. Er habe jede Mitarbeit im Haushalt abgelehnt, die Ausgaben der Mutter, die Essensvorbereitung streng kontrolliert, die Mutter geschlagen, zunächst mit der Hand, später auch mit Gegenständen. Wenn sie seine Anordnungen nicht ausführte, bedrohte er sie mit dem Messer oder demolierte die Wohnung. Nachts drehte er die Musik so laut auf, daß sie nicht schlafen konnte, gelegentlich weckte er sie mit dem Kommando, ihm die Haare zu waschen. Es bestand eine sexuelle Färbung der Mutter-Sohn-Beziehung, die sowohl in obszönen Ausdrücken, die er ihr gegenüber verwendete, als auch in Prahlereien über seine sexuelle Potenz deutlich wurde. Aus der Vorgeschichte ergab sich, daß er sich schon als Kleinkind auffallend trotzig verhielt und mit 5–6 Jahren vor Leuten, mit denen die Mutter sprach, ausspuckte. Er wurde sowohl von der Mutter als auch von deren Eltern extrem verwöhnend erzogen; man habe sich bemüht, alle seine Wünsche zu erfüllen.

Die Ursachen liegen überwiegend in einer gestörten, desorganisierten Familienstruktur. Meistens fehlt eine auf Zustimmung beruhende familiäre Hierarchie, bzw. es gibt keine verbindlichen Regeln und Zuständigkeiten. Solche unfreiwillig gleichberechtigten Kinder und Jugendlichen müssen selbständig Entscheidungen treffen, denen sie nicht gewachsen sind. Als Klein- und Schulkinder oft schon „kleine Tyrannen", unternehmen sie später ungeeignete Versuche (Drohung, Erpressung, Gewalt), z.B. um die defekte Ehe ihrer Eltern dadurch zu retten, daß sie sich zu Familiendespoten aufwerfen. Wenn sie den Eltern körperlich überlegen sind, ist die Versuchung groß, die Mutter oder den Vater zu bedrohen oder zu überwältigen. Den letzten Anlaß zu solchen Attacken bilden elterliche Forderungen oder Verbote, die erfahrungsgemäß nach einer solchen Intervention zurückgenommen werden.

Prognose und Therapie

Zwischen Aggressivität bei Kindern und Kriminalität im späteren Lebensalter bestehen enge Zusammenhänge (MacFarlane 1974; Tuddenham 1959). Deshalb sind Prävention und frühzeitige Therapie auf heilpädagogischer, lerntheoretischer und familientherapeutischer Ebene notwendig, eine Notwendigkeit, die den Arzt in der Praxis, aber auch in der Klinik oft überfordert, obgleich dafür zahlreiche praktikable und erprobte Konzepte entwickelt wurden. Auch solche Ärzte, die grundsätzlich psychotrope Substanzen für Kinder ablehnen, müssen sich bei sonst therapieresistenten aggressiven Kindern und Jugendlichen, die deshalb in der Familie, im Heim oder in der Schule gescheitert sind, entscheiden, ob sie nicht doch einen medikamentösen Behandlungsversuch unternehmen wollen. Einer ethischen Rechtfertigung bedarf es im Hinblick auf die schwer beeinträchtigende Entwicklung dieser Kinder (Schulverweise, Ausschulung, Scheitern in Lehre und Beruf, Unterbringung in geschlossenen Heimen, Delinquenz und Kriminalität) nicht. Andererseits liegen ausreichende Erfahrungen über die Effektivität ihres Einsatzes (Stewart JE et al. 1989) vor. Im einzelnen wurden untersucht:

Antikonvulsiva, insbesondere Phenytoin (Lefkowitz 1969; Looker u. Conners 1970) und Carbamazepin (Kuhn-Gebhardt 1976; Nissen 1984), von denen besonders Carbamazepin oft eine anhaltend antiaggressive Wirkung (Rapport et al. 1983) zeigte.

Der Einsatz von *Stimulanzien* (Conners et al. 1971; Maletzky 1974; Rifkin et al. 1986) führte zu widersprüchlichen Ergebnissen. Bei Kindern und Jugendlichen mit depressiven Verstimmungen (Carlson u. Cantwell 1980) wurden bei relativ kleinen Gruppen (Puig-Antich 1982) unter antidepressiver Therapie teilweise gute Resultate erzielt.

Das gilt ebenfalls für die Therapie mit *Thioridazin, β-Blockern* und *Haloperidol* (Stewart et al. 1989).

Studien bei Kindern und Jugendlichen werden derzeit mit dem selektiven MAO-A-Inhibitor Moclobemid bei uns (Trott et al. 1990) durchgeführt; Untersuchungen mit anderen serotonergen Substanzen stehen noch aus.

Daneben hat besonders das Lithium sich als eine sehr wirksame antiaggressive Substanz (Campbell et al. 1984; Vetro et al. 1985; Stewart et al. 1989; Nissen 1984) erwiesen; es ist (Campbell et al. 1984) nicht wirksam bei ADDH (hyperkinetisches Syndrom) und bei Autismus, kombiniert mit Aggressivität. In unserer Klinik wurden insgesamt 6 Kinder und Jugendliche mit einer extremen und therapieresistenten Aggressivität unter Lithium wieder schul- und heimfähig; in 2 Fällen traten Rezidive nach Absetzen des Medikamentes auf, die nach erneuter Einstellung sistierten.

Zusammenfassung

Die Aggression, ein normales menschliches Verhalten, wird ebenso wie die pathologische Aggressivität als Auto- und Heteroaggressivität bereits im frühen Kindesalter beobachtet. Die alters- und entwicklungsabhängige Metamorphose aggressiven Verhaltens reicht von Wein- und Schreikrämpfen über Hinwerfen und Wegschreien, Tierquälerei und destruktiven Handlungen, Automutilatio bis zum Suizid und Homizid. Eine pathologische Aggressivität im frühen Kindesalter hat eine schlechte Prognose.

Die Ursachen aggressiven Verhaltens sind komplex. Neben psychodynamischen Hypothesen, die sich überwiegend an lerntheoretischen Prozessen und damit am familiären Fehlverhalten orientieren, steht das biologische Modell des angeborenen Triebes, gestützt durch genetische, ethologische, tierexperimentelle und anatomisch-physiologische Forschungen. In der Regel ist aggressives Verhalten weder das einseitige Resultat schädlicher psychodynamischer Einwirkungen noch einer primär gesteigerten Aggressionsbereitschaft, sondern einer Legierung vielfältiger Kausalfaktoren. Bei kritischer Betrachtung wird deutlich, daß scheinbar schädliche Lernprozesse nur im Kontext mit einer primären Vulnerabilität eine pathogene Wirkung entfalten können, während andererseits ein starker angeborener Aggressionstrieb seine pathologische Dimension erst durch aggressionsfördernde Erziehungsmodelle erhält.

Dieser multidimensionalen Ätiologie entsprechend, müssen möglichst effiziente Therapiepläne entwickelt und gestaltet werden. Dort, wo aggressives Verhalten im Kontext mit psychiatrischen Erkrankungen (hyperkinetisches Syndrom, frühkindlicher Autismus, affektive oder schizophrene Psychosen) oder mit hirnorganisch oder stoffwechselbedingten Störungen (Oligophrenie, Demenz) auftritt, steht die Behandlung der Grunderkrankung durch geeignete Behandlungsverfahren im Vordergrund. Die pathologische Aggressivität komplexer Ätiologie erfordert eine komplexe Therapie, die bei Kindern und Jugendlichen neben heilpädagogischen und verhaltenstherapeutischen Maßnahmen immer eine Einbeziehung der Familie erfordert. Besonders bei schweren und schwersten Formen aggressiven Verhaltens konnten auch bei Jugendlichen und Kindern konkurrenzlos hohe Besserungsraten durch den Einsatz antiaggressiv wirksamer Psychopharmaka erzielt werden.

Literatur

Adler A (1908) Der Aggressionstrieb im Leben und in der Neurose. Fortschr Med 26:755
Ausubel DP, Sullivan EV (1974) Das Kindesalter. Fakten, Probleme, Theorie. Juventa, München
Bain J (1987) Hormones and sexual aggression in the male. Integrated Psychiatry 5:82–93
Bandura A (1973) Aggression. Prentice Hall, New York
Bandura A, Walters RH (1959) Adolescent aggression. Ronald, New York
Campbell M, Cohan IL, Small AM (1982) Drugs in aggressive behaviour. J Am Acad Child Psychiatry 17:640–655
Campbell M, Perry R, Green WH (1984) Use of lithium in children and adolescents. Psychosomatics 25:95–106
Carlson G, Cantwell D (1980) Unmasking masked depression. Am J Psychiatry 137:445–449
Center for Research on Aggression (ed) (1983) Prevention and control aggression principles, practices and research. Pergamon, New York
Conners CK, Kramer R, Rothschild GH (1971) Treatment of young delinquent boys with diphenylhydantoin sodium and methylphendate. Arch Gen Psychiatry 24:156–160
Dannhauser H (1973) Geschlecht und Persönlichkeit. Deutscher Verlag der Wissenschaft, Berlin
Dent RRM (1983) Endocrine correlates of aggression. Neuropsychopharm Biol Psychiatry 7:525–528
Dollard J, Doob L, Miller N, Mowrer OH, Sears RR (1939) Frustration and aggression. Yale Univ Press, New Heaven
Fehlow P (1989) Zu den Ursachen und zur Häufigkeit von Selbstbeschädigungen bei schwer geistig Behinderten. Psychiatr Neurol Med Psychol 5:293–296
Gadoros J (in press) The abused parent. About the specific cases of interfamiliar aggression.
Harbin HT, Mudden DJ (1979) Battered parents: A new syndrome. Am J Psychiatry 136:1288–1291
Harnack GA von (1958) Nervöse Verhaltensstörungen beim Schulkind. Thieme, Stuttgart
Herzberg JL, Fenwick PBC (1988) The etiology of aggression in temporal-lobe epilepsy. Br J Psychiatry 153:50–55
Hoffmeyer O, Trott GE (1985) Der aggressive Durchbruch. MMW 127:56–62
Jenkins SC, Maruta MD (1987) Therapeutic use of propanolol for intermittent explosive disorders. Majo Clin Proc 62:204–214
Kelso J, Stewart MA (1986) Factors which predict the persistance of aggressive conduct disorder. J Child Psychol Psychiatry 27:77–86
Kohlberg L, Levine C, Ewer A (1983) Moral stages. Karger, Basel München Paris London New York Tokyo Sidney

Kopisch A (1958) Die Heinzlmännchen. Peters, Honnef
Kuhn-Gebhart V (1976) Behavioural disorders in non-epileptic children and their treatment with carbamazepin. In: Birkmayer W (ed) Epileptic seizures – behaviour – pain. Univ Park Press, London
Lefkowitz MM (1969) Effects of dephenylhydantoin on disruptive behaviour: study of male delinquents. Arch Gen Psychiatry 20:63–651
Loeber R (1982) The stability of antisocial and child behaviour: a review. Child Dev 53:1431
Looker A, Conners CK (1970) Diphenylhydantoin in children. Arch Gen Psychiatry 23:80–90
Lorenz K (1963) Das sogenannte Böse. Borotha-Schöler, Wien
MacFarlane IV, Allen L, Horzik P (1974) A developmental study of the behaviour problems of normal children between 21 months and 14 years. California Press, Berkley
Maletzky BM (1974) D-amphetamine and delinquency: Hypercinesis persisting? Dis Nerv Syst 35:543–547
Merz F (1965) Aggression und Aggressionstrieb. In: Thomae A (Hrsg) Handbuch der Psychologie, Bd II. Hogrefe, Göttingen, S 669–701
Merz F (1979) Geschlechtsunterschiede und ihre Entwicklung. Hogrefe, Göttingen Toronto Zürich
Merz J (1984) Aggressionen von ein- bis zweijährigen Kindern aus der Sicht der Mütter. Prax Kinderpsychol Kinderpsychiatr 33:192–197
Müller-Oerlinghausen B (1989) Pharmakotherapie pathologischen aggressiven und auto-aggressiven Verhaltens. In: Pöldinger W, Wagner W (Hrsg) Aggression, Selbstaggression, Familie und Gesellschaft. Springer, Berlin Heidelberg New York Tokyo
Nietzsche F (1954) Werke in drei Bänden. Hanser, München
Nissen G (1975) Zur Genese und Therapie der Autoaggressivität. Z Kinder Jugendpsychiatr 1:29–40
Nissen G (1983) Zur Entwicklung der Psychosexualität bei Mädchen und über ihre Störungen. Verh Dtsch Ges Gynäkol Geburtsh 235:53–62
Nissen G (1984) Angst und Aggression als Auslöser im Generationenkonflikt. In: Kielholz P (Hrsg) Angst und Aggression. Helbing & Lichtenhahn, Basel Frankfurt am Main
Nissen G (1986) Psychische Störungen im Kindes- und Jugendalter. Ein Grundriß der Kinder- und Jugendpsychiatrie. Springer, Berlin Heidelberg New York Tokyo
Nissen G (1989) Aggressivität und Autoaggresivität. In: Eggers C, Lempp R, Nissen G, Strunk P (Hrsg) Kinder- und Jugendpsychiatrie, 5. Aufl. Springer, Berlin Heidelberg New York Tokyo, S 115– 121
Nissen G, Eggers C, Martinius J (1984) Kinder- und jugendpsychiatrische Pharmakotherapie in Klinik und Praxis. Springer, Berlin Heidelberg New York Tokyo
Olweus D, Mattsson A, Schalling D, Löw H (1988) Circulating testosterone levels and aggression in adolescent males: A causal analysis. Psychosom Med 50:261–272
Petermann F, Peter U (1984) Aggressive Kinder: Verhaltensänderung kann gelernt werden. Psycho 10:762–771
Popper C (1987) Psychiatric pharmacoscienses of children and adolescents. American Psychiatric Press, Washington
Puig-Antich J (1982) Major depression and conduct disorders in prepuberty. J Am Acad Child Psychiatry 21:118–128

Rapport MD, Sonis WA, Fialkov MJ, Matson JL, Kazden AE (1983) Carbamazepin an behaviour therapy for aggressive behaviour. Behav Modif 7:255–265
Rifkin A, Wortman R, Reardon G (1986) Psychotropic medication in adolescents: A review. J Clin Psychiatry 47:400–408
Robins LN (1981) Epidemiological Approaches to Natural History Research. Antisocial disorders in children. J Am Acad Child Psychiatry 20:566–580
Rutter M, Cox A, Tupling C, Berger M, Yule W (1975) Attainment and adjustment in two geographical areas. Br J Psychiatry 126:493–509
Siassi I (1982) Lithium-treatment of impulsive behaviour in children. J Clin Psychiatry 43:482–484
Stewart JE, Meyers WC, Burket RC, Lyles WB (1989) A review of the pharmacotherapy of aggression in children and adolescents. J Am Acad Child Adolesc Psychiatry 29:269–277
Stewart MA, Copland LE, de Blois CS (1988) Age of onset of aggressive conduct disorder: A pilot study. Child Psychiatry Human Dev 19/2:126–131
Szilard J, Vetro A, Temesvary B (1991) Auto- und Heteroaggressivität und ihre Behandlung bei Kindern und Jugendlichen. In: Nissen G (Hrsg) Psychogene Psychosyndrome und ihre Therapie im Kindes- und Jugendalter. Huber, Bern Stuttgart Toronto
Thalmann H-C (1971) Verhaltensstörungen bei Kindern und im Jugendalter. Klett, Stuttgart
Trott GE, Elliger T, Nissen G (1990) Moclobemide – First experiences in children and adolescents. In: Stefanis CN, Rubavilas AD, Soldatos CR (eds) Psychiatry: A world perspective, vol 1. Excerpta Medica, Amsterdam New York Oxford
Tuddenham RD (1959) The constancy of personality ratings over two decades. Clin Psychol Monogr 60:3–29
Vetro A, Pallagh P, Szentstvanyi LI, Vargha M, Szilard J (1980) Treatment of childhood aggressivity with lithium. (3. Symposium de Psychopharmacologie Smolenice 1980 SPEI editeur Peres)
Vetro A, Szentstvanyi LI, Pallagh P, Vargha M, Szilard J (1985) Therapeutic experiences with lithium in childhood aggressivity. J Neuropsychobiol 14:279
Vitiello B, Stoff D, Atkins M, Mahoney A (1990) Soft neurological signs and impulsivity in children. Dev Behav Pediatr 11:112–115

Diskussion

Diskutanten: NORBERT BOHLEN, Mönchengladbach; RAIMUND BULLER, Mainz; MATTHIAS DOSE, Ansbach; HANNS HIPPIUS, München; FRITZ HOHAGEN, Freiburg; EDITH HOLSBOER-TRACHSLER, Basel; ISAAC MARKS, London; STUART MONTGOMERY, London; GERHARDT NISSEN, Würzburg; HANNS-ULRICH NOFFKE, Stuttgart; PIERRE PICHOT, Paris; REINHARD STEINBERG, Klingenmünster; LÁSZLÓ TAKÁCS, Passau; JOACHIM TEGELER, Düsseldorf; ERNST H. TREMBLAU, Köln.

HOHAGEN:

How would you explain the immediate effect of fluvoxamine in anxiety disorder? These findings are slightly in contrast to the well-known delayed onset of the antidepressant effect in affective disorders, and how would you imagine the mechanism of action of this drug?

MONTGOMERY:

I have believed that antidepressants do have a delayed onset of action but we recently saw an analysis of paroxetine data presented at CINP in Kyoto which showed the efficacy of both imipramine and paroxetine in a large study at 1 week using the sensitive Montgomery/Åsberg depression rating scale. But the Hamilton scale also found efficacy at 2 weeks in both drugs. So we were not seeing a specifically earlier effect of one class of drugs versus another. We were simply failing to see that the action of the drugs begins early but becomes more apparent as time goes on. Efficacy of antidepressants is present in small amounts in the first 2 weeks and increases to a level where it can be shown at

4 weeks in the relatively small trials that we do against placebo. I think that we cannot say that antidepressants do not work early. What we have now to say is that it is not so easy to see the effect early.

TREMBLAU:

Did you get any hint or impression that fluvoxamine has a special indication in the treatment of akinesic melancholia? I had the impression. Or that it causes better arousal?

MONTGOMERY:

No, I think that if you look at the analysis on the 5HT-uptake-inhibitors they appear to work in the different categories of depression as well as the reference antidepressants. The reference antidepressants do not appear to have an advantage in any group. So that in the inhibited group or the endogenous group or the melancholic group of depression there is equal efficacy. The difference appears in these other disorders: anxiety associated with depression, bulimia associated with depression and obsessive compulsive disorder whether associated with depression or not. In these disorders you see an advantage. There is a query about general thoughts or acts but in this respect the advantage appears to be with the 5HT-uptake-inhibitors.

TAKÁCS:

What about the general reference to brief depressive episodes? The reason I am asking you is the co-morbidity of premenstrual syndrome, because it could be that you pick up premenstrual syndromes which would also last 3–4 days.

MONTGOMERY:

For me there are two interesting things in your question. Why should migraine last 2 or 3 days, why should premenstrual syndrome last 2 or 3 days, why should recurrent brief depression last 2 or 3 days, and why should backache last 2 or 3 days? I think we should be looking at the 2- to 3-day cycle much more than we are. It is a fundamental issue which we are ignoring because we are looking at periodicity as if it should be monthly or seasonal or whatever. Fortunately, Jules Angst answered your question for you because he looked at the premenstrual syndrome to see whether there was a significant relationship of the 3-day depression in the week prior to the period and he finds relationship in his data. It seems to be much more variable. In our group we found that only 15% of episodes occurred in the week prior to the period, which is less than we would expect by chance.

TEGELER:

Antidepressants may induce the rapid cycling, especially in a patient who is bipolar. Do you think that there may be an association between suicidal behavior and this rapid cycling?

MONTGOMERY:

Angst recently reported that in his analysis on a 10-year follow-up of patients with recurrent brief depression of the pure kind he saw that there were significantly less hypomanic or manic episodes than were seen in the major depression group. The numbers were actually below that of the normal population, whereas with major depression they were significantly more than the normal group. We can say quite categorically from his data that recurrent brief depression is not associated with bipolarity. I do not believe that this is the complete answer, because we have a group of patients with a mixture of major depression and recurrent brief depression and this group has a higher suicide rate. It also has a higher drug dependance rate and, indeed, a higher severity of illness. It is an extremely difficult patient group to deal with and it is my clinical impression that this group does indeed have more bipolar illness.

DOSE:

I would like to raise a diagnostic issue related to the patient you described. Would you say that he had really an obsessive compulsive disorder or would you say that in addition he had a diagnosis of psychotic disorder? I ask this question because for some schizophrenic psychoses I think obsessive symptoms are accessory. You find them in the beginning of the disease. Then, if it comes to halluzinations, the obsessive symptoms may go away and after neuroleptic treatment they may come up again. I would be very interested in your opinion on this, in general, and with regard to your patient.

MARKS:

On the ICD-9 and ICD-10 international classification of diseases he fit obsessive compulsive disorder. On the DSM-III and DSM-IIIR, which includes psychosis, he probably would not, but in the upcoming DSM-IV – which is going to be published soon – he would fit OCD. So you can choose. The fact remains that his delusion was tightly linked to his compulsive rituals. He had no other psychotic symptoms of any kind, and his pattern of habituation with exposure therapy was very similar to that of other anxiety disorders. He did not have ideas of influence or passivity feelings. It was all tightly bound to the obsessive compulsive behavior. I would not call him schizophrenic. I would make no claim for behavior therapy helping schizophrenia, only for patients with compulsive symptoms.

HIPPIUS:

Thus this means that you made your diagnosis because in this special case your behavior therapy was successful?

MARKS:

The diagnosis was made because he had classic compulsive urges to check, with discomfort if he did not check. If he checked, the discomfort disappeared. It was linked to beliefs which commonly are there, but it so happened that he held them with unusual intensity. Delusions are fixed beliefs, so beliefs and delusions are on a continuum, not sharply divided, and beliefs can be anywhere along this continuum. Most obsessive compulsive beliefs are not very fixed, but in a few they are fixed, but this is not associated with any other change in phenomenology. So I would say that we should not regard this as a primary important variable. It is a variable that is capable of changing from one day to the next. The interesting thing is we now have data from 49 patients. In a clomipramine study we showed that the beliefs decreased as the ritual decreased with behavior therapy. Thus, the beliefs can be regarded as, if you will, epiphenomenal – a product of the obsessive compulsive disorder rather than its cause. We have similar data in what we call dysmorphophobics, people who believe that their nose is too long or their ears are too big or that their breasts are funny. And they develop social phobias and they become social recluses, social isolates. We have in a few patients persuaded them to engage in social exposure homework tasks. And again we found in these few patients that as the phobic avoidance diminished, so did their delusions. In one lady, a teacher, she believed her face was too hairy. We could not see anything. But from being only able to be in a dark room with the blinds drawn over a few months she became able to eat with other people, to go out, and to resume work as a teacher. The belief about her face took 2 years to come back to zero. So what I am saying is that whatever diagnostic slot we pigeonhole this patient in, the important point in whether you can treat them behaviorally is whether they have anxious avoidance of particular situations. And if that is present, then the exposure model can work. That is the only claim I would make from our data.

HIPPIUS:

You have talked on the one side about the broad spectrum effects but on the other side you have given some information in which all the other symptoms were reduced, but the depression remained. Is there no difference?

MARKS:

Correct. This patient is typical in that we did not affect his depression at all. But the general pattern with behavior therapy is that what is treated improves first. And as the exposure therapy is addressed to an increasing number of avoided situations the anxiety diminishes more and more. The patient becomes able to lead a less restricted, more free life and then later, many months later, maybe even years later, the depression improves as well. And we now have data from Holland and Britain that at the end of follow-up the depression is improved, too. But there are some patients in whom that does not happen. And it might be that those are the patients who especially need chronic antidepressive medication too.

TAKÁCS:

Bei den klimakterischen Depressionen wissen wir, daß der Östrogenmangel eine ursächliche Rolle spielt. Mich interessiert, welche Zusammenhänge mit den zentralen, stimulierenden Hormonen des Hypothalamus bestehen.

HOLSBOER-TRACHSLER:

Die Östrogene binden auch an die Steroidrezeptoren. Sicher besteht da ein Zusammenhang, aber er ist noch nicht gut untersucht. Vermutlich liegt dies daran, daß Gynäkologen in der Regel nicht sehr viel Wert auf Psychopathologie legen und wir relativ wenig Zugang zu diesem Patientengut haben. Aber die Studien sind auch sehr kontrovers. Man versucht, solche Patienten auch mit Östrogenen zu behandeln. Die Ergebnisse sind widersprüchlich, und vieles ist noch offen.

HIPPIUS:

Gibt es Untersuchungen mit Patienten, die überhaupt nicht depressiv sind, sondern die im klassischen Sinne unter Fortfall der Antriebsstörung und der depressiven Störung rein maskierte oder larvierte Depressionen haben, deren Diagnose man im wesentlichen ja immer auf den Verlauf stützt, also auf das phasische Auftreten von rein körperlicher Beschwerdesymptomatik ohne jede begleitende Psychopathologie?

HOLSBOER-TRACHSLER:

Solche Untersuchungen sind mir nicht bekannt.

NOFFKE:

Die somatoformen Störungen nach DSM-III sprechen doch oft gut auf Amitriptylin an. Müßte man diese dann Ihrer Meinung nach den Formen der Depression zurechnen?

HOLSBOER-TRACHSLER:

Nein, das ist nicht meine Meinung. Die somatoformen Störungen bezeichnen etwas anderes als die larvierte Depression. Der Begriff der larvierten Depression ist eigentlich keine Diagnose; er wurde allerdings immer so verstanden und angewendet. Die somatoformen Störungen haben per definitionem keine depressive Begleitsymptomatik. Bei der maskierten oder larvierten Depression finden Sie jedoch, wenn Sie richtig fragen, eben die früher als typisch angesehenen psychischen Symptome der Depression.

STEINBERG:

Im Grunde genommen ist das die Antwort gewesen. Unser Bemühen ist es doch, eine larvierte Depression gar nicht erst zuzulassen, sondern die Erklärungsversuche, die Rationalisierungsphänomene in der allgemeinen Bevölkerung, mit depressiven Syndromen umzugehen, eben irgendwie zu erklären und daraus eine unlarvierte Depression zu machen. Deswegen wird ein solcher Versuch vielleicht dann doch keine großen Erfolgsaussichten haben, weil die Patienten letztendlich durch eine richtige Behandlung, durch eine Aufdeckung lernen sollen, daß die Symptome, die sie phasenhaft haben, eine Depression sind. Die meisten Patienten akzeptieren dies ja, jedenfalls die, von denen wir meinen, daß sie etwas von uns gelernt haben.

HOLSBOER-TRACHSLER:

Lopez-Ibor hat sehr ausführlich vertreten, daß einzelne körperliche Symptome, z.B. „restless legs", chronische Kopf- oder Rückenschmerzen, depressive Äquivalente sein sollen, obwohl keine depressive Symptomatik vorhanden ist. Aus dem Ansprechen auf Antidepressiva kann man meiner Meinung nach jedoch nicht ableiten, daß es sich um Depressionen handeln muß.

HIPPIUS:

Manche Mißverständnisse werden davon herrühren, ob man den Begriff Depression als symptomatische Beschreibung oder als Krankheitsbegriff interpretiert.

PICHOT:

Kennen Sie eine placebokontrollierte Studie mit Clomipramin bei Panikattacken? Soviel ich weiß, gibt es eine klassische Studie von Den Boer, die zeigt, daß Fluvoxamin deutlich besser ist als Maprotilin.

BULLER:

Bisher wurde keine Studie publiziert, in der Clomipramin bei Panikattacken gegen Placebo geprüft wurde. Aber es gibt offene Studien, und ich denke, es spricht wenig dagegen, daß es ähnlich wirkt wie Imipramin. Imipramin ist aus historischen und Verfügbarkeitsgründen in den USA sehr häufig geprüft worden. Clomipramin gibt es dort erst ganz kurze Zeit. Aber ich glaube nicht, daß Imipramin derart spezielle Eigenschaften hat, daß man es als einzige Substanz für die Behandlung von Panikattacken ansehen sollte. Clomipramin ist nach meiner klinischen Erfahrung ähnlich gut, gleich gut.
 Ich kenne die von Ihnen angesprochene Vergleichsstudie von Fluvoxamin mit Maprotilin. Ich denke, diese Studie muß dringend repli-

ziert werden, weil es mich persönlich erstaunt, daß Maprotilin so schlecht abschneidet. Wenn Sie sehen, daß in vielen Studien bereits Placebo so gut ist, warum ist dann in dieser Studie Maprotilin so extrem schlecht? Ich persönlich würde es nicht wagen, aus dieser Studie ein Urteil über Maprotilin herauszulesen.

Wenn man längere Zeit pharmakologisch behandelt, sollte man anstreben, immer wieder Absetzversuche zu machen. Man sollte i. allg. Patienten nicht über viele Jahre auf ein Medikament einstellen, ohne regelmäßig zu prüfen, ob es wirklich noch notwendig ist. Aber es gibt einige Fälle – und so auch in unserer Poliklinik –, die über viele Jahre Medikamente brauchen und unter Medikamenten dann ein einigermaßen ausreichendes Funktionsniveau erreichen, Patienten, die auch immer wieder Absetzversuche machen und trotzdem zum Medikament zurückkehren. Andererseits gibt es auch Befunde aus der Nachfolgestudie einer Großuntersuchung, die derzeit noch aufgearbeitet wird, nach denen eine gewisse Zahl von Patienten nach 8 Wochen Therapie mindestens 1 Jahr medikationsfrei bleiben konnte.

STEINBERG:

Eine alte Geschichte, die jetzt durch die Aktualität etwas an Brisanz gewonnen hat, ist das L-Tryptophan. Wie erklärt man die einzige, nun auch elektrophysiologisch nachgewiesene Wirkung der Serotoninpräkursoren, z. B. des L-Tryptophans, auf die Verkürzung der Einschlaflatenz? Diesen Substanzen scheint ja irgendeine vigilanzmindernde Funktion zuzukommen.

HOHAGEN:

L-Tryptophan ist wegen seinen Nebenwirkungen in den letzten Monaten in die Diskussion gekommen. Die Serotoninhypothese des Schlafs war tatsächlich die hypothetische Untermauerung der Behandlung von Insomniepatienten mit L-Tryptophan. Bezüglich der Wirkungen des L-Tryptophans auf die Schlafstruktur bin ich nicht so optimistisch wie Sie. Wenn man die Literatur sichtet, und es gibt ja eine kaum noch zu überschauende Flut an Schlaf-EEG-Untersuchungen zu L-Tryptophan, dann kann man sagen, daß der schlafinduzierende Effekt von L-Tryptophan tatsächlich nicht klar nachgewiesen werden kann. Es gibt eine Reihe von Studien, z. B. von Hartmann, die zeigen, daß L-Tryptophan einen die Schlaflatenz verkürzenden Effekt aufweist, aber es gibt sicher genausoviele Studien, die das Gegenteil beweisen, d. h. daß L-Tryptophan überhaupt keinen Einfluß auf das Schlafprofil von Insomniepatienten und von gesunden Probanden hat. Bewertet man die Literatur kritisch, so kann man nicht sagen, daß L-Tryptophan schlafinduzierend wirkt. Hinzu kommt die enorm hohe Placeboresponderrate bei Insomniepatienten. Der Nachweis, daß L-Tryptophan wirklich ein Hypnotikum ist, ist nach meiner Auffassung bisher nicht erbracht.

BOHLEN:

Mir als Pädiater ist das Problem der Aggressivität sehr vertraut. Ich frage mich nur, wie es kommt, daß die Aggressivität so stark zugenommen hat. Liegt es an der fehlenden Erziehung der Erzieher selbst, die ja doch meist aus den 60er Jahren stammen, oder worauf führen Sie dies zurück? Hinzu kommt, daß der Einsatz von Psychopharmaka in letzter Zeit wieder dramatisch auf die Spitze getrieben worden ist, so daß man eine sehr schlechte Compliance hat.

NISSEN:

Die Aggressivität hat sicher zugenommen, und sie hatte – teilweise erziehungsbedingt – schon in anderen Ländern zugenommen, bevor sie zu uns kam. In Amerika etwa war das aggressive „non-frustrated child" bereits in den 50er und 60er Jahren ein Begriff. Man mußte kein Prophet sein, um auf einem Pädiaterkongreß in der Diskussion zu sagen: Ich glaube, daß wir in 20–30 Jahren eine erhebliche Zunahme der Aggressivität haben werden. In Berlin habe ich Erfahrungen mit antiautoritär erzogenen Kindern sammeln können, die uns dann im Alter von 6–7 Jahren vorgestellt wurden, weil sie in der Klasse die alleinige Zuwendung des Lehres beanspruchten und sich nicht einordnen konnten und wollten. Russische Experimente in den 20er Jahren, Londoner Experimente und Eichhorns Untersuchungen in Wien hatten das an sich längst abgehakt; es war klar, daß dies nicht funktioniert. Aber man muß immer wieder selbst erfahren und probieren. Wir brauchen ja nur an Kadettenanstalten oder katholische Einrichtungen zu denken, in denen die Zöglinge früher die braven und die wohlgesitteten, moralisch hochstehenden Kinder und Jugendlichen und Erwachsenen wurden, zum Teil jedenfalls, bei denen aber andererseits die Vorteile der liberalen Erziehung, die Kreativität und Toleranz auf der Strecke blieben. Dies sind nur feuilletonistische Anmerkungen, die wissenschaftlich nicht bewiesen sind, aber sicher eine Rolle spielen.

Ich kann mich erinnern, wenn ich als Schulkind mal in der Stunde herausgegangen und durch den Flur gegangen bin, war der Geräuschpegel damals in den Klassen sehr niedrig. Man hörte eigentlich nur die Stimmen der Lehrer. Gehen Sie heute einmal in eine Schule, und Sie sind erstaunt über den Lärm. Sie hören den Lehrer oft nicht mehr, sie hören nur die Klasse. Aber andererseits hat auch die Toleranzbereitschaft unserer Gesellschaft gegenüber Kindern ja erheblich zugenommen, was ich sehr positiv finde. Aber alles Positive hat auch eine negative Kehrseite, etwa die ansteigende Tendenz zu Störungen der Sozialentwicklung. Ich habe in meiner Diasammlung ein Bild, wo ein Fernsehapparat schräg über einem Kinderbett aufgehängt ist und Gewaltszenen gezeigt werden. Kein Zweifel: Man lernt sehr viel durch das, was man sieht, und man lernt alles durch Anfassen und Sehen.

III Nichtmedikamentöse Therapiekonzepte

Indikation und Wirksamkeit nichtmedikamentöser Behandlungsverfahren bei depressiven Erkrankungen

Joachim Tegeler

Einleitung

Es gilt heute als selbstverständlich, im Rahmen der Behandlung von depressiven Patienten einen Gesamttherapieplan, der sowohl medikamentöse als auch nichtmedikamentöse Verfahren umfaßt, zu erstellen. Dies ergibt sich aus der multifaktoriellen Syndromgenese und der Heterogenität depressiver Krankheitsbilder.

In den letzten Jahrzehnten wurden zahlreiche nichtmedikamentöse Therapiekonzepte für depressive Erkrankungen entwickelt:

- analytische Psychotherapie,
- tiefenpsychologisch orientierte Psychotherapien,
- Gesprächstherapie;

- kognitive Verhaltenstherapie,
- interpersonale Therapie,
- Selbstkontrolltherapie,
- Selbstsicherheitstraining;

- Elektrokrampftherapie,
- Schlafentzug,
- Phototherapie.

Im folgenden sollen die Indikationen und die Wirksamkeit dieser Behandlungskonzepte dargestellt werden.

Evaluation psychotherapeutischer Methoden

Bis Anfang der 70er Jahre stützte sich die Einschätzung der Wirksamkeit psychotherapeutischer Verfahren in erster Linie auf Kasuistiken und globale Urteile durch den jeweiligen Therapeuten, ohne daß der Einfluß von Spontanremissionen, Placeboeffekten, Versuchsleitereffekten und unspezifischen Wirkfaktoren ausreichend beachtet wurde. Deshalb kam Eyseneck (1952) beim Vergleich von Psychotherapieergebnissen mit Spontanheilungsraten zu dem Schluß, daß die analytische Psychotherapie nicht wirksamer sei als gar keine Behandlung. Einzelne Autoren, wie Bergin (1971), hielten der Metaanalyse von Eyseneck (1952) aber methodische Fehler vor, z.B. eine unterschiedlich lange Anamnesedauer der Versuchs- und der Kontrollgruppe. Liberman (1975) stellte in einer Übersicht von mehr als 200 Untersuchungen zur Psychotherapie von Depressionen fest, daß nur wenige Studien die methodischen Kriterien erfüllten, die in der Therapieforschung zum Standard zählen. Smith et al. (1980) fanden in einer Metaanalyse von 468 Psychotherapiestudien, daß sich 80% der psychotherapeutisch behandelten Patienten am Ende der Therapie besser fühlten als behandlungsbedürftige Personen der Kontrollgruppe, die aber keine Therapie erhalten hatten. Dabei muß aber bedacht werden, daß in diesen Studien nur die Befindlichkeit am Ende der Behandlung eingeschätzt wurde und daß keine Prä-post-Differenzen berücksichtigt wurden.

Seit mehreren Jahren hat sich unter dem Einfluß eher experimentell ausgerichteter psychologischer Therapieverfahren, insbesondere der Verhaltenstherapie, eine methodisch differenzierte Psychotherapieforschung entwickelt (Bergin u. Garfield 1971; Kiesler 1977; Petermann 1977; Köhnken et al. 1979; Baumann 1981; Möller 1986; Lang 1990a). Es können hier nur einige methodische Kriterien, die für die Evaluationsforschung der Psychotherapie besonders relevant sind, zusammengefaßt werden:

1. experimentelles Design (Kontrollgruppenvergleich mit randomisierter Fallzuteilung oder Einzelfallstudie mit Zeitreihenanalyse),
2. ausreichend große Fallzahlen im Kontrollgruppenvergleich (mindestens 10 Personen pro Gruppe),
3. psychiatrische Populationen aus stationären Einrichtungen, Ambulanzen oder Praxen,
4. standardisierte Diagnosekriterien und operationalisierte Einschluß- und Ausschlußkriterien,
5. standardisierte und mehrdimensionale Erfassung der abhängigen und unabhängigen Variablen (Patient, Therapeut, Therapeut-Patient-Interaktion) mit Fremd- und Selbstbeurteilungsskalen und kategorialen Beobachtungssystemen,
6. Verwendung von Manualen zur Beschreibung des therapeutischen Vorgehens und zur Überprüfung der Therapeutencompliance,

7. standardisierte und mehrdimensionale Erfassung der Therapieziele,
8. interferenzstatistische Auswertungen,
9. katamnestische Untersuchungen.

Analytische Psychotherapie

Seit den ersten Publikationen von Abraham (1912) und Freud (1917) hat die psychoanalytische Theoriebildung depressiver Erkrankungen u. a. durch Bibring (1953) und Jakobson (1971) wesentliche Veränderungen erfahren. Während früher eher Störungen der Triebdynamik im Vordergrund standen, wurden später Ich-psychologische Aspekte im Sinne einer narzistischen Störung stärker betont. Darüber hinaus kommt der Regression eine wesentliche Bedeutung für die Psychodynamik depressiver Erkrankungen zu (Tegeler 1984).

In den letzten Jahren ist auch die Behandlungstechnik bei depressiven Patienten erheblich modifiziert worden (Arieti u. Bemporad 1978; Luft 1978; Elhardt 1982; Benedetti 1987; Karasu 1990a, b). Die Entwicklung von Kurzzeittherapien durch Bellak u. Small (1972), Mann (1973) und Malan (1976) sowie die Publikation von Psychotherapiemanualen durch Luborsky (1984) und Strupp u. Binder (1984) hatten einen wesentlichen und positiven Einfluß auf die therapeutische Vorgehensweise bei Depressionen.

Arieti u. Bemporad (1978), Benedetti (1987) und Lang (1990b) unterscheiden mehrere Behandlungsphasen in der analytischen Psychotherapie der affektiven Psychosen. In der initialen Phase der Abwehr und der Negativität sollte das Verhalten des Arztes durch eine emphatische Präsenz und fortwährende Verfügbarkeit gekennzeichnet sein, um eine stabile und tragende Arzt-Patient-Beziehung aufzubauen. Nach einer Teilremission des Krankheitsbildes auch mit Hilfe der Verabreichung von Antidepressiva sollte eine allmähliche Bewußtmachung der pathogenen Auslösesituation und noch später eine Bearbeitung der strukturellen Disposition des Patienten erfolgen.

Seit Mitte der 70er Jahre wurden mehrere kontrollierte Studien durchgeführt, in denen eine analytische Psychotherapie mit anderen psychotherapeutischen Verfahren und mit einer Pharmakotherapie hinsichtlich ihrer Wirksamkeit verglichen wurden. Die Ergebnisse dieser Studien, die den oben genannten methodischen Ansprüchen weitgehend entsprechen, wurden von Linden (1987) und Weissman et al. (1987) zusammengefaßt.

Tabelle 1. Psychotherapie bei ambulanten depressiven Patienten

Autoren	n	Diagnosen	Behandlungsdauer (Wochen)	Behandlungsstrategien	Ergebnisse
Covi et al. 1974	149	Neurotische Depression	16	Imipramin, Placebo, Gruppentherapie oder Unterstützung	Imipramin besser als Gruppentherapie
Friedman 1975	196	Neurotische Depression	12	Amitriptylin oder Placebo plus Paartherapie oder Unterstützung	Amitriptylin schneller als Paartherapie
McLean u. Hakstian 1979	178	Unipolare Depression	12	Amitriptylin, Paartherapie, Verhaltenstherapie, Entspannungstherapie	Verhaltenstherapie besser als andere Bedingungen, nach 13 Monaten Effekt erhalten

Einige Ergebnisse dieser Studien sind in Tabelle 1 dargestellt. In der Studie von Covi et al. (1974) zeigte eine wöchentliche Gruppenpsychotherapie im Vergleich zu unterstützenden Arztgesprächen keinen eindeutigen Vorteil, während sich eine medikamentöse Behandlung mit Imipramin als überlegen erwies. Friedman (1975) kam in seiner 12wöchigen Studie zu dem Ergebnis, daß Amitriptylin schnellere und größere therapeutische Effekte erzielte als die Paartherapie. McLean u. Hakstian (1979) berichteten, daß eine Verhaltenstherapie sowohl einer analytischen Paartherapie bzw. einer Entspannungstherapie als auch einer medikamentösen Behandlung therapeutisch überlegen war. Die Drop-out-Rate war in der medikamentös behandelten Gruppe eindeutig höher als in der verhaltenstherapeutisch orientierten Gruppe. Eine Katamnese nach 13 Monaten bestätigte die Überlegenheit der kognitiven Verhaltenstherapie. Bei der Interpretation dieser Befunde sollte aber bedacht werden, daß die Dosierung von Amitriptylin nicht über 150 mg/Tag gesteigert werden durfte und daß nur eine Selbstbeurteilung der Patienten erfolgte. Thompson u. Gallagher (1984) kamen in ihrer Untersuchung mit älteren depressiven Patienten zu dem Ergebnis, daß eine introspektiv orientierte Kurzzeittherapie nach 3 Monaten weniger wirksam war als ein Depressionsbewältigungstraining und eine kognitive Verhaltenstherapie, wobei dieser Unterschied nach 1 Jahr noch deutlicher wurde. Steuer et al. (1984) fanden bei depressiven Kranken im Involutionsalter ebenfalls eine geringe Überlegenheit der kognitiven Verhaltenstherapie im Vergleich zu einer Gruppentherapie.

Zusammenfassend ist festzustellen, daß nach den genannten Befunden eine analytische Psychotherapie weniger wirksam zu sein scheint als andere psychotherapeutische Verfahren (kognitive Verhaltenstherapie, Selbstkontrolltherapie) und als eine Pharmakotherapie. Nach Linden (1987) trägt aber eine unzureichende Durchführung vielfältiger analytischer Therapien dazu bei, daß kein abschließendes Urteil über die Wirksamkeit einer psychodynamischen Therapie bei depressiven Erkrankungen abgegeben werden kann.

Interpersonale Therapie

Die interpersonale Psychotherapie der Depression wurde von der Arbeitsgruppe um Klerman et al. (1984) entwickelt und stützt sich auf psychodynamische Depressionskonzepte von Fromm-Reichmann (1960) und Arieti u. Bemporad (1978). Depressionen werden als Folge früherer und aktueller Interaktionsstörungen mit engeren Bezugspersonen und einer daraus resultierenden Unselbständigkeit und sozialen Einengung interpretiert. Ziel der interpersonalen Therapie ist es, dem Patienten die Depression und ihre Behandlung verständlich zu machen, ihn über unmittelbare Trauerreaktionen und Verlusterlebnisse hinwegzuhelfen, depressive Kognitionen und Kommunikationsstile wahrzunehmen und Strategien zu entwickeln, um zufriedenstellende soziale Beziehungen und positive Sichtweisen der eigenen Person zu ermöglichen. Die wesentlichen Ergebnisse mehrerer vergleichender Studien sind in Tabelle 2 aufgelistet. Klerman et al. (1974) und Weissman et al. (1976) verordneten 150 neurotisch Depressiven entweder Amitriptylin oder Placebo oder kein Medikament und wiesen sie dann randomisiert den Bedingungen der interpersonalen Therapie oder der geringen sozialen Unterstützung zu. Nach 6 Monaten war es unter Amitriptylin zu einer signifikanten Reduktion der Rezidivrate gekommen, und die interpersonale Therapie hatte die soziale Funktionsfähigkeit der Patienten wesentlich verbessert. Dabei war ein additiver Effekt der Pharmakotherapie und der interpersonalen Therapie nachweisbar. Diese Ergebnisse konnten auch in einer Katamnese nach 12 Monaten bestätigt werden. In einer späteren Untersuchung kamen Weissman et al. (1979) zu dem Ergebnis, daß Amitriptylin einen schnelleren

Tabelle 2. Interpersonale Therapie *(IPT)* bei depressiven Patienten

Autoren	n	Diagnosen	Behandlungsdauer (Monate)	Behandlungsstrategien	Ergebnisse
Klerman et al. 1974; Weissman et al. 1976	150	Neurotische Depression	8	Amitriptylin, Placebo, kein Medikament, IPT oder Unterstützung	Amitriptylin besser nach 6 Monaten, Amitriptylin und IPT additiv, nach 12 Monaten Amitriptylin weniger Rezidive, bei IPT bessere soziale Anpassung
Prusoff et al. 1980	81	Unipolare Depression	4	Antidepressiva, IPT, Minimalkontakt	Bei endogener Depression IPT kein Effekt, bei reaktiver Depression gleich, Kombination besser
Weissman et al. 1979	96	Unipolare Depression	16	Amitriptylin, IPT, Kombination, Warteliste	Kombination besser, Amitriptylin schneller
Elkins et al. 1989	250	„major depression"	16	Imipramin, Placebo, IPT, KVT	IPT, KVT und Imipramin gleich, bei schweren Depressionen IPT besser als KVT

Wirkungseintritt hatte als die interpersonale Therapie und daß nach 16 Monaten die Kombination Amitriptylin plus interpersonale Therapie besser abschnitt als eine entsprechende Monotherapie. Prusoff et al. (1980) ordneten 81 unipolar Depressive einer der folgenden Therapiearten zu: interpersonale Therapie, Pharmakotherapie (überwiegend Amitriptylin, 100 bis 200 mg/Tag), eine Kombination aus beiden Therapien oder minimale therapeutische Kontakte. Bei endogenen Depressionen hatte die interpersonale Therapie im Vergleich zur Pharmakotherapie keinen positiven therapeutischen Effekt, während sich die Kombination Pharmakotherapie plus interpersonale Therapie als günstiger erwies als die Monotherapie mit Amitriptylin. Dagegen reagierten die reaktiv Depressiven unter interpersonaler Therapie oder Pharmakotherapie gleich; es fand sich kein additiver Effekt der Kombinationsbehandlung. Elkin et al. (1989) berichteten über eine umfangreiche, multizentrische Studie, in der 250 ambulante Patienten mit einer typischen Depression („major depression") randomisiert den folgenden Behandlungsbedingungen zugewiesen wurden: interpersonale Therapie, kognitive Verhaltenstherapie, Imipramin oder Placebo. Nach 4 Monaten waren zwei Drittel der Kranken psychisch voll remittiert. Die Drop-out-Rate lag unter Placebo 2mal höher als bei der interpersonalen Therapie. Bei leichteren depressiven Syndromen war der therapeutische Effekt hinsichtlich einer Rezidivprophylaxe und einer Besserung der sozialen Integrationsfähigkeit zwischen interpersonaler Therapie, kognitiver Verhaltenstherapie und Pharmakotherapie vergleichbar. Demgegenüber war die interpersonale Therapie der kognitiven Verhaltenstherapie bei schwereren depressiven Syndromen überlegen und mit der medikamentösen Therapie vergleichbar.

Kognitive Verhaltenstherapie

Die kognitive Verhaltenstherapie nach Beck et al. (1979) hat in den letzten Jahren auch im deutschsprachigen Raum zunehmend an Bedeutung gewonnen, so daß auf das therapeutische Konzept hier nicht ausführlicher eingegangen werden soll. Ziel der Behandlung ist eine Veränderung der depressionsfördernden Kognitionen, eine Veränderung der Aktivitäten und der Aufbau bzw. die Verbesserung der sozialen Kompetenz.

In den letzten Jahren sind international mehr als 30 Vergleichsstudien an ambulanten Patientengruppen durchgeführt worden, deren Ergebnisse u. a. von Rötzer-Zimmer (1986) und de Jong-Meyer (1988) zusammengefaßt wurden. Die wichtigsten Ergebnisse aus 4 kontrollierten Studien finden sich in Tabelle 3. Den direkten Vergleich einer kognitiven Verhaltenstherapie mit einer Pharmakotherapie erlauben z. Z. 9 Studien. Mit einer Ausnahme konnten durch die kognitive Verhaltenstherapie in 3 Studien gleich gute, z. B. von Murphy et al. (1984), und in 6 Stichproben bessere therapeutische Ergebnisse erzielt werden als mit einer Standardmedikation. Zur Frage der Kombina-

Tabelle 3. Kognitive Verhaltenstherapie *(KVT)* bei depressiven Patienten

Autoren	n	Diagnosen	Behandlungsdauer (Wochen)	Behandlungsstrategien	Ergebnisse
Rush et al. 1977	41	Unipolare Depression	12	Imipramin, KVT	KVT besser, nach 3–12 Monaten gleich
Blackburn et al. 1981	64	„major depression"	12	Antidepressiva, KVT, Kombination	KVT besser, Kombination besser
de Jong et al. 1986	33	Stationäre endogene und neurotische Depression	12	KVT, VT, Kombination, Warteliste	Alle besser als Warteliste, Kombination besser
Murphy et al. 1984	87	„major depression"	12	Nortriptylin, KVT, Kombination KVT + Placebo	Alle erfolgreich, bei Kombination Trend besser, bei KVT weniger „drop-outs"

tionsbehandlung sind die Ergebnisse aus heutiger Sicht nicht ganz einheitlich. Nach der Übersicht von de Jong-Meyer (1988) ist die Kombination von kognitiver Verhaltenstherapie plus Pharmakotherapie einer Monotherapie geringfügig überlegen.

De Jong et al. (1986) legten bisher die einzige Untersuchung vor, die sich mit der Wirksamkeit der kognitiven Therapie bei stationären Patienten mit schweren neurotischen oder endogenen Depressionen befaßte. Nach 12 Wochen waren die kognitive Verhaltenstherapie und die Verhaltenstherapie einer Warteliste überlegen; die Kombination von kognitiver Verhaltenstherapie und Verhaltenstherapie erzielte die besten Ergebnisse. Mehrere Arbeitsgruppen stellten fest, daß die Drop-out-Rate unter der kognitiven Verhaltenstherapie geringer war als unter der Pharmakotherapie. Nach der Übersicht von de Jong-Meyer (1988) lag in 6 Studien die Drop-out-Rate der rein medikamentös behandelten Patienten bei nahezu 50%, bei den ausschließlich verhaltenstherapeutisch oder kombiniert verhaltenstherapeutisch-medikamentös behandelten Stichproben aber nur bei 20%.

In den 6 Studien mit Einjahreskatamnesen erzielten die Patientengruppen mit kognitiver Verhaltenstherapie, entweder als Monotherapie oder in Kombination mit Antidepressiva, bessere Ergebnisse als die ausschließlich medikamentös behandelten Patientengruppen. Nach de Jong-Meyer (1988) liegen über die Vorhersage der Therapieresponse nur wenige Studien vor. Nach den bisherigen Erfahrungen (Fennell u. Teasdale 1982; de Jong-Meyer 1988) können folgende Faktoren Prädiktoren für einen geringeren Therapieerfolg sein: chronifizierte endogene Depressionen, Dauer der aktuellen depressiven Phase mehr als 6 Monate, Nichtansprechen auf andere Behandlungsmaßnahmen, vorausgegangene depressive Phasen und geringe Toleranz gegenüber belastenden Lebensereignissen. Außer einzelnen Kasuistiken und der Studie von de Jong et al. (1986) liegen bisher keine kontrollierten Studien zur Effektivität einer kognitiven Verhaltenstherapie bei stationär behandelten endogen-depressiven Kranken vor. Zur Zeit führt eine Arbeitsgruppe um de Jong (1987) eine multizentrische prospektive Therapiestudie zum kontrollierten Vergleich von verhaltenstherapeutischer und medikamentöser Behandlung bei endogener Depression durch. Dabei werden 192 stationär behandlungsbedürftige Patienten randomisiert folgenden Bedingungen zugeteilt: kognitive Verhaltenstherapien und Amitriptylin vs. unspezifische unterstützende Arztgespräche und Amitriptylin. Die Patienten werden auch nach der Entlassung aus der stationären Behandlung poliklinisch betreut und mit verschiedenen Skalen standardisiert beurteilt. An die 8wöchige Therapiephase schließt sich eine einjährige Katamnese an.

Zusammenfassend ist festzustellen, daß die kognitive Verhaltenstherapie zumindest eine vergleichbare Wirksamkeit wie eine medikamentöse Therapie bei ambulant behandelten, nichtwahnhaften, unipolaren Depressionen besitzt. Schwere endogen-depressive Syndrome scheinen dagegen eher von einer medikamentösen Therapie zu profitieren. Antidepressiva haben einen schnelleren Wirkungseintritt und eine bessere Wirkung auf somatische Symptome depressiver Erkrankungen. Die kognitive Verhaltenstherapie und die interpersonale Therapie werden später wirksam und bessern dann in erster Linie kognitive und Verhaltenssymptome sowie die soziale Anpassung. Die Kombination von kognitiver Verhaltenstherapie mit Antidepressiva erzielt günstigere Therapieeffekte als eine Monotherapie mit Antidepressiva oder kognitiver Verhaltenstherapie. Dabei hat die kognitive Verhaltenstherapie einen günstigen Einfluß auf die Compliance.

Tabelle 4. Selbstkontrolltherapie und Selbstsicherheitstraining bei Depressiven (*MMPI* Minnesota Multiphasic Personality Inventory)

Autoren	n	Diagnosen	Behandlungsdauer (Wochen)	Behandlungsstrategien	Ergebnisse
Fuchs u. Rehm 1977	36	Depression, *MMPI*	6	Selbstkontrolltherapie, nichtdirektive Therapie, Warteliste	Selbstkontrolltherapie am besten
Roth et al. 1982	32	„major depression"	12	Selbstkontrolltherapie mit und ohne Imipramin	Beide erfolgreich, Kombination besser
Bellack et al. 1981	72	Unipolare Depression	12	Amitriptylin, Placebo, Selbstsicherheitstraining, Verhaltenstherapie	Alle erfolgreich, Selbstsicherheitstraining besser
Hersen et al. 1984	125	Unipolare Depression	12	Amitriptylin, Selbstsicherheitstraining	Vergleichbar, Amitriptylin schneller

Selbstkontrolltherapie und Selbstsicherheitstraining

Die Selbstkontrolltherapie nach Rehm (1985) versucht, verhaltenstherapeutisch Störungen der Selbstbeobachtung und des Verhaltens depressiver Patienten günstig zu modifizieren. Das Selbstsicherheitstraining nach Bellack et al. (1981) ist ebenfalls ein verhaltenstherapeutischer Behandlungsansatz, der gestörtes Sozialverhalten mit Hilfe von therapeutischen Instruktionen und Übungen günstig beeinflussen soll.

Ergebnisse mehrerer kontrollierter Studien bei leichteren ambulant behandelten Depressionen sind in Tabelle 4 aufgelistet. Nach den Befunden von Fuchs u. Rehm (1977) sowie Roth et al. (1982) scheinen Patienten mit leichteren depressiven Syndromen von einer Selbstkontrolltherapie zu profitieren. Bellack et al. (1981) und Hersen et al. (1984) berichteten von einer nahezu gleichwertigen Wirksamkeit eines Selbstsicherheitstrainings und einer medikamentösen Therapie. Dabei wurde aber die Compliance nicht geprüft, und die Dosis des Amitriptylins war relativ niedrig.

Zum gegenwärtigen Zeitpunkt ist es schwierig, ein eindeutiges Urteil über den Nutzen dieser Therapiemaßnahmen abzugeben; weitere kontrollierte Studien sollten durchgeführt werden. Es ergeben sich aber Hinweise dafür, daß die Kombination einer kognitiven Verhaltenstherapie mit einem Selbstsicherheitstraining besonders effektiv ist, weil damit gestörtes Verhalten auf verschiedenen Ebenen (Aktivitäten, soziale Fertigkeiten, Kognitionen) in einem klar strukturierten Rahmen modifiziert werden kann.

Elektrokrampftherapie

Seit der Einführung der Psychopharmaka wurde der Indikationsbereich der Elektrokrampftherapie (EKT) wesentlich eingeengt. Unsachliche Angriffe und polemische Diskussionen in den Medien über die EKT haben sowohl zu einer Verängstigung von Patienten und Angehörigen als auch zu einer Unsicherheit bei vielen Psychiatern über diese Behandlungsform beigetragen. Dies hatte zur Folge, daß im Jahre 1985 nur noch ca. 500 psychisch Kranke eine EKT erhielten. Demgegenüber kam die EKT im angloamerikanischen Sprachraum und in den skandinavischen Ländern sehr viel häufiger zum Einsatz. In den letzten Jahren haben verschiedene psychiatrische Fachgesellschaften, wie das Royal College of Psychiatrists und die American Psychiatric Association, Empfehlungen über Indikationen, Nutzen und Risiken einer EKT abgegeben. Der aktuelle Kenntnisstand der EKT wurde in zahlreichen Literaturübersichten zusammengefaßt (Kalinowski 1986; Geretsegger 1986; Fink 1987; Ottoson 1987; Sauer u. Lauter 1987).

In allen 14 kontrollierten Vergleichsstudien über EKT und Antidepressiva zeigte die EKT bei endogenen Depressionen eine stärkere und schneller einsetzende Wirkung als die medikamentöse Behandlung. Kontrollierte Untersuchungen einer EKT und einer simulierten EKT kamen übereinstimmend zu dem Ergebnis, daß die Auslösung eines generalisierten zerebralen Anfalls der entscheidende therapeutische Faktor einer EKT ist. Janicak et al. (1985) haben die Befunde zur therapeutischen Wirksamkeit einer EKT zusammengefaßt (Tabelle 5). Nach DeCarolis et al. (1965) und Avery u. Lubrano (1979) sprachen 39% von 282 endogen depressiven Patienten nicht auf eine Behandlung mit Imipramin (200–300 mg/Tag über zumindest 25 Tage) an. 85% dieser Kranken zeigten dann aber erhebliche Besserungen unter einer EKT. Bei den wahnhaften Depressionen waren 60% der Patienten resistent gegen Antidepressiva, 83% von ihnen sprachen günstig auf eine EKT an. Nach einer Vierjahreskatamnese war die Anzahl der Rezidive in beiden Behandlungsgruppen nahezu identisch (37% bzw.

Tabelle 5. Wirksamkeit der Elektrokrampftherapie *(EKT)*. (Nach Janicak et al. 1985)

	Überlegenheit [%]
EKT vs. simulierte EKT	32
EKT vs. Placebo	41
EKT vs. trizyklische Antidepressiva	20
EKT vs. MAO-Hemmer	45

38%), die Dauer der Remissionen war aber mit 14 Monaten gegenüber 10 Monaten nach EKT länger.

Sauer u. Lauter (1987) haben die Indikationen und die Kontraindikationen einer EKT zusammengefaßt.

Die Indikationen für eine EKT sind:

---

1. EKT als Therapie der 1. Wahl:
   - bei wahnhaften Depressionen, depressivem Stupor und schizoaffektiven Psychosen mit depressiver Verstimmung,
   - bei endogenen Depressionen, die mit hoher Suizidalität, Nahrungsverweigerung, körperlicher Erschöpfung und außerordentlichem Leidensdruck einhergehen,
   - bei akuter lebensbedrohlicher Katatonie;
2. EKT als Therapie der 2. oder 3. Wahl:
   - bei therapieresistenten Depressionen – nach ineffizienter Behandlung mit zumindest 2 Antidepressiva über einen ausreichenden Zeitraum bzw. nach wirkungsloser Schlafentzugstherapie,
   - bei therapieresistenten, nicht lebensbedrohlichen Katatonien und anderen akuten schizophrenen Psychosen – nach ausreichend dosierter, aber erfolgloser Neuroleptikabehandlung,
   - bei therapieresistenten Manien – nach wirkungsloser Gabe von Neuroleptika, Lithium, Carbamazepin.

Die Kontraindikationen für eine EKT sind:

---

1. absolute Kontraindikationen:
   - kürzlich überstandener Herzinfarkt,
   - zerebrales oder aortales Aneurysma, zerebrales Angiom,
   - erhöhter Hirndruck;
2. relative Kontraindikationen:
   - koronare Herzkrankheit,

> – schwere arterielle Hypertonie,
> – Zustand nach zerebralem Insult,
> – pulmonale Erkrankungen.
>
> Keine Kontraindikationen bestehen für höheres Alter, Schwangerschaft, Schrittmacher.

Die Autoren weisen darauf hin, daß ältere Personen, die unter trizyklischen Antidepressiva erhebliche Begleiterscheinungen entwickeln können, und Schwangere besonders von einer EKT profitieren.

Im allgemeinen wird die unilaterale EKT mit Plazierung der Elektroden über der nichtdominanten Hemisphäre bevorzugt, weil diese weniger kognitive Begleitwirkungen hervorruft als die bilaterale Stimulation. Beide Behandlungsformen sollen hinsichtlich ihrer therapeutischen Wirksamkeit nahezu gleichwertig sein. Die in der Bundesrepublik Deutschland üblichen Geräte erzeugen Sinusströme, neuere in den USA entwickelte Konvulsatoren erzeugen dagegen Pulsströme, die seltener zu kognitiven Beeinträchtigungen führen sollen. Wenn nach 6–10 Sitzungen kein Erfolg sichtbar ist, sollte die Behandlung nicht fortgesetzt werden.

Geretsegger (1986) hat mögliche Interaktionen zwischen einzelnen Medikamenten und einer EKT zusammengefaßt (Tabelle 6). Bei sachgerechter Anwendung sind unerwünschte Wirkungen, v. a. länger bestehende anterograde und retrograde Gedächtnisstörungen, sehr selten.

Nach Lerer (1987) und Fink (1990) besitzt die EKT unterschiedliche Wirkungsmechanismen, die bisher nur bruchstückhaft aufgeklärt sind. Die EKT soll über eine Erhöhung der Blut-Hirn-Schranke den Noradrenalinturnover steigern und die β-Adrenorezeptoren herunterregu-

Tabelle 6. Mögliche Interaktionen zwischen Medikamenten und EKT. (Nach Geretsegger 1986)

Medikamente	Interaktionen
Lithium, Streptomycin und Analoga, MAO-Hemmer, Amitriptylin	Hemmen den Abbau von Succinylcholin
Reserpin	Kardiovaskuläre Komplikationen
Benzodiazepine, Antikonvulsiva	Verringern Anfallsdauer
L-Tryptophan	Gedächtnisstörungen

lieren. Weiterhin geht man davon aus, daß die EKT eine Erhöhung, Antidepressiva dagegen eine Verminderung der Zahl der 5-HT-2-Rezeptoren hervorruft. Es wird auch eine Zunahme der Dopaminrezeptoren beobachtet infolge einer Abnahme der GABA-Abgabe in den Interneuronen und ansteigender GABA-Konzentrationen. Nach Fink (1990) soll eine EKT die Produktion und die Freisetzung eines als Antidepressin bezeichneten Peptids stimulieren.

Zusammenfassend ist festzustellen, daß die EKT für die genannten Indikationen eine wirksame Behandlungsmethode ist, die wieder häufiger eingesetzt werden sollte. Bei unilateraler Elektrodenplazierung und sachgerechter Anwendung stellt die EKT eine risikoarme Therapieform dar.

Schlafentzug

Folgende Veränderungen des Schlaf-Wach-Rhythmus sind für Depressionen beschrieben worden: verkürzte oder verlängerte Schlafdauer mit zahlreichen Unterbrechungen, Reduktion der Schlafphasen 3 und 4, Verkürzung der REM-Latenz, Verstärkung und Vorverlagerung des REM-Schlafes in die 1. Nachthälfte. Der antidepressive Effekt des Schlafentzugs wird seit ca. 15 Jahren therapeutisch genutzt. Dabei können 3 Arten von Schlafentzug unterschieden werden:
1. Bei einem *totalen* Schlafentzug wird der Schlaf für eine ganze Nacht entzogen, d.h. der Patient bleibt ca. 36 h ununterbrochen wach.
2. Beim *partiellen* Schlafentzug wird der Schlaf nur in der 2. Nachthälfte entzogen.
3. Beim *selektiven* Schlafentzug werden lediglich die REM-Schlafphasen entzogen, wobei der Patient immer dann geweckt wird, wenn im EEG REM auftaucht. Der selektive Schlafentzug wird wegen seines erheblichen technischen Aufwands klinisch kaum eingesetzt.

Nach den Literaturübersichten von Kuhs u. Tölle (1986), van den Hoofdakker u. Beersma (1988) und Kasper (1990) kommt es bei 30–50% der Patienten am 1. Tag nach dem Schlafentzug zu einer deutlichen Besserung der Depression. Am 2. Tag nach dem Schlafentzug ist häufig eine relative Verschlechterung der Depression festzustellen. Die therapeutische Wirkung tritt meistens schnell ein; eine Besserung ist bis zum 5. Tag möglich. Ein partieller Schlafentzug in der 2. Nachthälfte ist dem totalen Schlafentzug hinsichtlich der antidepressiven Wirksamkeit gleichwertig, während ein partieller Schlafentzug in der 1. Nachthälfte deutlich weniger wirksam ist. Im allgemeinen wird die Behandlung meist in Abständen von 5–7 Tagen wiederholt. Der therapeutische Effekt ist nicht nur interindividuell, sondern auch intraindividuell unterschiedlich.

Schlafentzug ist bei schweren neurotischen und endogenen Depressionen sowie bei therapieresistenten Depressionen und bei Depressionen im Rahmen von Schizophrenien indiziert. Die therapeutische Wirksamkeit soll in den verschiedenen nosologischen Gruppen in etwa vergleichbar sein. Nach Kuhs u. Tölle (1986) werden v. a. die depressive Verstimmung, die Suizidalität und die psychomotorische Hemmung besonders günstig durch Schlafentzug beeinflußt. Wenn eine charakteristische Tagesschwankung im Sinne eines Morgentiefs vor dem Schlafentzug nachweisbar war, so erfährt diese in jeweils ca. einem Drittel der Fälle eine weitere Intensivierung oder Umkehrung, oder sie bleibt unbeeinflußt. Bei vorher nicht bestehender Tagesschwankung wird diese häufig durch den Schlafentzug provoziert.

Die Kombination von Antidepressiva plus Schlafentzug ist wirksamer als jedes dieser beiden Therapieverfahren allein. Inwieweit verschiedene Antidepressiva in Kombination mit Schlafentzug eine unterschiedliche Wirkung hervorrufen, ist umstritten. Während einige Autoren berichteten, daß Schlafentzugsresponder besonders günstig auf eine nachfolgende Behandlung mit Serotoninreuptakehemmern ansprachen, konnte dies in anderen Studien nicht bestätigt werden (Kasper 1990). Nach Kasper (1990) läßt das initiale Ansprechen auf einen Schlafentzug keine sichere Vorhersage für die nachfolgende Effektivität der Antidepressiva zu. Etwa 50% der Patienten, die unter der Verabreichung von Antidepressiva oder nach einer Elektrokrampftherapie keine wesentliche Verbesserung erzielten, erlebten nach einem wiederholten Schlafentzug eine deutliche Remission ihrer Symptomatik. Abgesehen von Müdigkeit und vegetativen Befindlichkeitsstörungen ist der Schlafentzug gut verträglich. In einzelnen Fällen bewirkt der Schlafentzug eine Provokation manischer Symptome, vereinzelt wurden bei Schizophrenien psychotische Symptome verstärkt.

Der therapeutische Effekt des Schlafentzugs wird auf unterschiedliche psychophysiologische, neuroendokrinologische, biochemische und chronobiologische Veränderungen zurückgeführt. Einzelne Autoren berichteten über eine Verbesserung der Schlafarchitektur, wobei eine Unterdrückung der REM-Schlafproduktion im Rahmen des selektiven Schlafentzugs sich als wirksam erwies. Während des Schlafentzugs wurde eine Erhöhung der Ausscheidung von TSH, Kortisol und MHPG gemessen. Da Schlafentzugsresponder höhere nächtliche

Körperkerntemperaturen aufweisen, wurde die Veränderung des Energiehaushalts im Zusammenhang mit dem antidepressiven Effekt des Schlafentzugs diskutiert. Schlafentzug soll zu einer Resynchronisation des gestörten Schlaf-wach-Rhythmus führen. Die Phasenvorverlagerungshypothese geht davon aus, daß der vorverschobene Temperaturrhythmus durch den Schlafentzug rückverlagert wird.

Zusammenfassend kann konstatiert werden, daß der Schlafentzug ein wirksames antidepressives Therapieverfahren ist, den therapeutischen Effekt der Antidepressiva unterstützt, einfach zu handhaben und praktisch nebenwirkungsfrei ist.

Phototherapie

Rosenthal et al. (1984) sowie Kasper et al. (1988) beschrieben ein im Herbst und Winter auftretendes depressives Syndrom (saisonal abhängige Depression, SAD), das durch folgende Symptome gekennzeichnet ist:

- vermehrter Schlaf,
- Müdigkeit am Tage,
- inverse Tagesschwankung,
- Appetitzunahme,
- Kohlenhydratheißhunger,
- Gewichtszunahme,
- Aktivitätsminderung,
- depressive Verstimmung,
- Gereiztheit,
- Angst.

Nach Kasper et al. (1988) sind ca. 80 % der betroffenen Personen Frauen; das Krankheitsbild beginnt meistens in der 3. Lebensdekade. Etwa 80 % der Kranken erfüllen die RDC-Kriterien einer rezidiverenden Depression mit einem Auftreten von Hypomanie. Die durchschnittliche Länge einer Krankheitsphase beträgt ca. 5 Monate. Oft wird eine familiäre Belastung für Depressionen oder Alkohol- und Drogenmißbrauch festgestellt.

Nach Kasper et al. (1988) konnte in bisher 14 Untersuchungen an insgesamt 165 Patienten mit saisonal abhängigen Depressionen eine deutliche Wirksamkeit der Phototherapie beobachtet werden. Demgegenüber erbrachte eine Phototherapie bei nichtsaisonal abhängigen

Depressionsformen nur geringe Erfolge. Nur helles, weißes, fluoreszierendes Licht mit vollem Spektrum und einer Intensität von ca. 2500 lx[1] ist wirksam, während gedämpftes Licht (300 lx oder weniger) keinen Effekt erzielt. Außer der Lichtintensität ist die Dauer der Behandlung von wesentlicher Bedeutung. In der Praxis wird empfohlen, zuerst morgens oder abends mit 2 h dauernder Phototherapie zu beginnen. Bei fehlender Besserung nach 4 Tagen sollte die Behandlung auf jeweils 4 h täglich ausgedehnt werden. Die Gesamtdauer einer Phototherapie sollte sich über die Wintermonate erstrecken. 30–50 % der Patienten mit einer saisonal abhängigen Depression erleben unter einer Phototherapie eine deutliche Besserung ihrer Symptomatik. Ernsthafte Begleitwirkungen sind nicht zu erwarten. Einzelne Patienten klagen vorübergehend über Kopfschmerzen, Spannung in den Augen und Gereiztheit. Ophthalmologische bzw. dermatologische Veränderungen sind bisher nicht beschrieben worden.

Der Wirkungsmechanismus der Phototherapie ist bisher weitgehend unklar. Während frühere Untersuchungen in erster Linie die Melatonin- und Phaseshifthypothese diskutierten, beschäftigten sich spätere Studien vorwiegend mit Neurotransmittern und neuroendokrinologischen Parametern. Als möglicher Faktor für die Entstehung einer saisonal abhängigen Depression wurde ein Serotoninmangel und eine Erhöhung der T_4- und der TSH-Werte diskutiert, wobei eine Phototherapie auf diese Parameter modifizierend wirken soll.

Nach den bisherigen Erkenntnissen kann die Phototherapie für die Behandlung von saisonal abhängigen Depressionen empfohlen werden. Weitere Untersuchungen hinsichtlich der Prädiktion des Therapieerfolgs und der biologischen Grundlagen dieses Therapieverfahrens sind zu empfehlen.

Schlußfolgerungen

Abschließend kann festgestellt werden, daß die genannten nichtmedikamentösen Behandlungsverfahren zu einer wesentlichen Bereicherung der therapeutischen Möglichkeiten bei depressiven Erkrankungen geführt haben. Darüber hinaus wurden damit neue Erkenntnisse über die Pathogenese von Depressionen gewonnen. In der Zukunft wird es im Rahmen der Prädiktorforschung besonders wichtig sein, zu untersuchen, welche Patienten auf welche Behandlungsmethode besonders günstig ansprechen.

---

[1] lx = Lux; Einheit der Beleuchtungsstärke.

Literatur

Abraham K (1912) Ansätze zur psychoanalytischen Erforschung und Behandlung des manisch-depressiven Irreseins und verwandter Zustände. Zentralbl Psychoanal Psychother 2:302–315

American Psychiatric Association (1978) Electroconvulsive therapy: report of the Task Force on electroconvulsive therapy of the American Psychiatric Association. Task Force, Washington/DC (Task Force report 14)

Arieti S, Bemporad J (1978) Severe and mild depression. The psychotherapeutic approach. Basic Books, New York

Avery D, Lubrano A (1979) Depression treated with imipramine and ETC: The DeCarolis study reconsidered. Am J Psychiatry 136:559–562

Baumann U (Hrsg) (1981) Indikation zur Psychotherapie. Urban & Schwarzenberg, München

Beck AT, Rush AJ, Shaw BF, Emery G (1979) Cognitive therapy for depression: a treatment manual. Guilford, New York

Bellack AS, Hersen M, Himmelhoch JM (1981) Social skills training for depression: a treatment manual. JSAS Catalog Select Doc Psychol 10:92

Bellak L, Small L (1972) Kurzpsychotherapie und Notfallpsychotherapie. Suhrkamp, Frankfurt am Main

Benedetti G (1987) Analytische Psychotherapie der affektiven Psychose. In: Kisker KP, Lauter H, Meyer JE, Müller E, Strömgren E (Hrsg) Psychiatrie der Gegenwart. Springer, Berlin Heidelberg New York Tokyo

Bergin AE (1971) The evaluation of the therapeutic outcomes. In: Bergin AE, Garfield SL (eds) Handbook of psychotherapy and behavior change. Wiley, New York

Bergin AE, Garfield SL (1971) Handbook of psychotherapy research. Wiley, New York

Bibring E (1953) The mechanism of depression. In: Greenacre P (ed) Affektive disorders. International Univ Press, New York

Blackburn IM, Bishop S, Glen AIM, Whalley LJ, Christie JE (1981) The efficacy of cognitive therapy in depression. A treatment trial using cognitive therapy and pharmacotherapy, each alone and in combination. Br J Psychiatry 139:181–189

Covi L, Lipman R, Derogatis LR, Smith JE, Pattison JH (1974) Drugs and group psychotherapy in neurotic depression. Am J Psychiatry 131:191–198

DeCarolis V, Giberti F, Roccatagliata G (1965) Imipramine and electroshock in the treatment of depression: a clinical and statistical analysis of 437 cases. Experta Med Neurol Psychiatr Sect 818:939

Elhardt S (1982) Zum klinisch-stationären Umgang mit depressiv Erkrankten aus psychoanalytischer Sicht. In: Helmchen H, Linden M, Rüger U (Hrsg) Psychotherapie in der Psychiatrie. Springer, Berlin Heidelberg New York

Elkin I, Shea MT. Watkins JT et al (1989) Treatment of depression collaborative research program. General effectiveness of treatments. Arch Gen Psychiatry 46:971–982

Eysenck HJ (1952) The effects of psychotherapy: An evaluation. J Consult Psychol 16:319–324

Fenell MJV, Teasdale JD (1982) Cognitive therapy with chronic drug refractory depressed outpatients: a note of caution. Cogn Ther Res 6:455–460

Fink M (1987) Convulsive therapy in affective disorders: a decade of understanding and acceptance. In: Meltzer HY (ed) The third generation of progress. Raven, New York
Fink M (1990) How does convulsive therapy work? Neuropsychopharmacology 3:73–82
Freud S (1917) Trauer und Melancholie. (Gesammelte Werke, Bd 13; Imago, London, 1940, S 237–283)
Friedman AS (1975) Interaction of drug therapy with marital therapy in depressed patients. Arch Gen Psychiatry 32:619–637
Fromm-Reichmann F (1960) Principles of intensive psychotherapy. Phoenix, Chicago
Fuchs CZ, Rehm LP (1977) Self-controlled behaviour therapy program for depression. J Consult Clin Psychol 45:206–215
Geretsegger C (1986) Elektrokonvulsivtherapy (ECT). Fortschr Neurol Psychiatr 54:139–153
Hersen M, Bellack AS, Himmelhoch JM, Thase ME (1984) Effects of social skill training, amitriptylin and psychotherapy in unipolar depressed women. Behav Ther 15:21–40
Hoofdakker RH van den, Beersma DGM (1988) On the contribution of sleep wake physiology to the explanation on the treatment of depression. Acta Psychiatr Scanc [Suppl 341] 77:53–71
Jakobson E (1971) Depression. Int Univ Press, New York
Janicak PG, Davis JM, Gibbons RD, Ericksen S, Chang S, Gallagher P (1985) Efficacy of ETC: A meta-analysis. Am J Psychiatry 142:297–302
Jong R de (1987) Multizentrische prospektive Therapiestudie zur Effektivität einer Kombination von Antidepressiva-Therapie und Verhaltenstherapie bei endogen depressiven Patienten. In: Heimann H, Zimmer FT (Hrsg) Chronisch psychisch Kranke. Fischer, Stuttgart New York
Jong R de, Treiber R, Heinrich G (1986) Effectiveness of two psychological treatments for inpatients with severe and chronic depression. Cogn Ther Res 10:645–663
Jong-Meyer R de (1988) Die verhaltenstherapeutisch-kognitive Beeinflussung affektiver Störungen. In: Zerssen D von, Möller H-J (Hrsg) Affektive Störungen. Springer, Berlin Heidelberg New York Tokyo
Kalinowski LB (1986) Konvulsionstherapien. In: Freedman AM, Kaplan HI, Sadock BJ, Peters UH (Hrsg) Psychiatrie in Praxis und Klinik. Thieme, Stuttgart New York
Karasu TB (1990a) Toward a clinical model of psychotherapy for depression, I: Systematic comparison of three psychotherapies. Am J Psychiatry 147:133–147
Karasu TB (1990b) Toward a clinical model of psychotherapy for depression, II: an integrative and selective treatment approach. Am J Psychiatry 147:269–278
Kasper S (1990) Schlafentzugstherapie – eine Chance bei Antidepressiva-Nonresponse? In: Möller HJ (Hrsg) Therapieresistenz unter Antidepressiva-Behandlung. Springer, Berlin Heidelberg New York Tokyo
Kasper S, Wehr TA, Rosenthal NE (1988) Saisonal abhängige Depressionsformen (SAD). Nervenarzt 59:191–214
Kiesler DJ (1977) Experimentelle Untersuchungspläne in der Psychotherapieforschung. In: Petermann F, Schmock C (Hrsg) Grundlagentexte der klinischen Psychologie I. Huber, Bern Stuttgart Wien
Klerman GL, DiMascio A, Weissman MM, Prusoff B, Paykel ES (1974) Treatment of depression by drugs and psychotherapy. Am J Psychiatry 131:186–191

Klerman GL, Weissman MM, Rounsaville BJ, Chevron ES (1984) Interpersonal psychotherapy of depression. Basic, New York

Köhnken G, Seidenstücker G, Baumann U (1979) Zur Systematisierung von Methodenkriterien für Psychotherapiestudien. In: Baumann U, Berbalk H, Seidenstücker G (Hrsg) Klinische Psychologie: Trends in Forschung und Praxis 2. Huber, Bern Stuttgart

Kuhs H, Tölle R (1986) Schlafentzug (Wachtherapie) als Antidepressivum. Fortschr Neurol Psychiatr 54:341–355

Lang H (Hrsg) (1990a) Wirkfaktoren der Psychotherapie. Springer, Berlin Heidelberg New York Tokyo

Lang H (1990b) Wirkfaktoren bei der Psychotherapie depressiver Erkrankungen. In: Lang H (Hrsg) Wirkfaktoren der Psychotherapie. Springer, Berlin Heidelberg New York Tokyo

Lerer B (1987) Neurochemical and other neurobiological consequences of ETC: Implications for the pathogenesis and treatment of affective disorders. In: Meltzer HY (ed) The 3rd generation of progress. Raven, New York

Liberman M (1975) Survey and evaluation of the literature on verbal psychotherapy of depressive disorders. Clin Res Brach, National Institute of Health, Bethesda

Linden M (1987) Psychotherapie bei depressiven Erkrankungen, speziell endogenen Depressionen. In: Kisker KP, Lauter H, Meyer JE, Müller E, Stromgren E (Hrsg) Psychiatrie der Gegenwart. Springer, Berlin Heidelberg New York Tokyo

Luborsky L (1984) Principles of psychoanalytic psychotherapy. Basic, New York

Luft H (1978) Wandlungen der psychoanalytischen Behandlung der Depressionen. In: Dräger K, Mitscherlich A, Richter HE, Scheunert G, Seeger-Meistermann E (Hrsg) Jahrbuch der Psychoanalyse, Bd 10. Huber, Bern Stuttgart Wien

Malan DH (1976) The frontier of brief psychotherapy. Plenum, New York

Mann J (1973) Time-limited psychotherapy. Harvard Univ Press, Cambridge

McLean PD, HakstianL (1979) Clinical depression: comparative efficacy of outpatient treatments. J Consult Clin Psychol 47:818–836

Möller HJ (1986) Zur Methodik der Evaluation psychotherapeutischer Verfahren. In: Heimann H, Gaertner HJ (Hrsg) Das Verhältnis der Psychiatrie zu ihren Nachbardisziplinen. Springer, Berlin Heidelberg New York Tokyo

Murphy GE, Simons AD, Wetzel RD, Lustman PJ (1984) Cognitive therapy and pharmacotherapy. Arch Gen Psychiatry 41:33–41

Ottosson JO (1987) Elektrokrampftherapie. In: Kisker KP, Lauter M, Meyer JE, Müller E, Strömgren E (Hrsg) Psychiatrie der Gegenwart. Springer, Berlin Heidelberg New York Tokyo

Petermann F (1977) Methodische Ansätze der Einzelfallanalyse in der Psychotherapieforschung. In: Deutsche Gesellschaft für Verhaltenstherapie (Hrsg) Verhaltenstherapie. Kongreßbericht 1976. (Sonderheft I der „Mitteilungen der DGVT", Tübingen)

Prusoff BA, Weissman MM, Klerman GL, Rounsaville B (1980) Research diagnostic criteria subtypes of depression. Their role as predictors of differential response to psychotherapy and drug treatment. Arch Gen Psychiatry 37:796–801

Rehm LP (1985) Self-management therapy program for depression. Int J Med 13:34–53

Rosenthal NE, Sack DA, Gillin JC, Lewy AJ, Goodwin FK, Davenport Y, Mueller PS (1984) Seasonal affective disorder; a description and preliminary findings with light therapy. Arch Gen Psychiatry 41:72–80

Roth P, Bielski R, Jones M, Parker W, Osborn F (1982) A comparison of self-control therapy and combined self-control therapy and antidepressant medication in treatments of depression. Behav Ther 13:133–144

Rötzer-Zimmer F (1986) Kognitive Verhaltenstherapie depressiver Patienten – Entwicklungen und Perspektiven aus der Therapieforschung. In: Heimann H, Gaertner HJ (Hrsg) Das Verhältnis der Psychiatrie zu ihren Nachbardisziplinen. Springer, Berlin Heidelberg New York Tokyo

Royal College of Psychiatrists (1977) Memorandum on the use of electroconvulsive therapy. Br J Psychiatry 131:261–272

Rush AJ, Beck AT, Kovacs M (1977) Comparative efficacy of cognitive therapy and pharmacotherapy in the treatment of depressed outpatients. Cogn Ther Res 1:17–37

Sauer H, Lauter H (1987) Elektrokrampftherapie. Nervenarzt 58:201–218

Smith ML, Glass GV, Miller TJ (1980) The benefits of psychotherapy. John Hopkins Univ Press, Baltimore

Steuer JL, Mintz J, Hammen CL et al (1984) Cognitive-behavioral and psychodynamic group psychotherapy in treatment of geriatric depression. J Consult Clin Psychol 52:180–189

Strupp HH, Binder JL (1984) Psychotherapy in a new key. Basic, New York

Tegeler J (1984) Zur Phänomenologie und Psychodynamik der Regression bei depressiven Erkrankungen. In: Heinrich K (Hrsg) Psychopathologie und Regression. Schattauer, Stuttgart New York

Thompson LW, Gallagher D (1984) Efficacy of psychotherapy in the treatment of late-life-depression. Adv Behav Res Ther 6:127–139

Weissman MM, Kasl SU, Klerman GL (1976) Follow-up of depressed woman after maintenance treatment. Am J Psychiatry 133:757–760

Weissman MM, Prusoff BA, Dimascio A, Neu C, Goklaney M, Klerman GL (1979) The efficacy of drugs and psychotherapy in the treatment of acute depressive episodes. Am J Psychiatry 136:555–558

Weissman MM, Jarrett RB, Rush JA (1987) Psychotherapy and its relevance to the pharmacotherapy of major depression: A decade later (1976–1985). In: Meltzer HY (ed) The third generation of progress. Raven, New York

Nichtmedikamentöse Therapie von Angstsyndromen

Cornelius Wurthmann, Kurt Heinrich

Einleitung

Angst ist Bestandteil des normalen menschlichen Lebens. Erst wenn die Angst eine vorherrschende und dem Entwicklungsstand des Individuums sowie den äußeren Verhältnissen unangemessene Rolle spielt, kann man von pathologischer Angst sprechen (Strian 1983).

Neben der je nach den Gegebenheiten im Einzelfall indizierten Pharmakotherapie steht eine Fülle nichtmedikamentöser Therapieverfahren zur Verfügung (Lehmann et al. 1990; Wurthmann 1991; Wurthmann u. Klieser, im Druck). Auf die wichtigsten nichtmedikamentösen Möglichkeiten der Angsttherapie soll nun weiter eingegangen werden.

Panikstörung

Aus psychoanalytischer Sicht herrscht bei Patienten, die an „Angstanfällen" leiden, eine Trennungsangst vor, d. h. sie sind angewiesen auf die Realpräsenz bestimmter Bezugspersonen, die ihnen Vertrauen und Sicherheit geben (Badura 1982, S. 78):

> Eine Trennungsgefahr führt dann häufig zu entsprechenden massiven Angstanfällen. Diese Trennungsgefahr kann insofern auch von innen kommen, indem die Patienten plötzlich auf eigene Wünsche und Verselbständigungstendenzen mit einem solchen Angstanfall reagieren ... Häufig spielt als Hintergrund auch die sog. Triebangst eine Rolle. Dabei können sehr starke erotisch-sexuelle oder auch aggressive Impulse nicht adäquat bewältigt werden.

Die Bearbeitung dieser Konflikte im Rahmen einer analytischen Psychotherapie (auch in Gruppenbehandlungen) sollte wegen der nicht seltenen Neigung zur Frühinvalidisierung möglichst schon nach den ersten Anfällen beginnen, z. B. in Form psychoanalytischer Kurztherapien. In späteren Studien ist eine langdauernde analytische Psychotherapie häufig erfolglos (Huber 1987). Übende Methoden, supportive Psychotherapie und Verhaltenstherapie sind nach Huber (1987) vermutlich wirksamer und v. a. ökonomischer als eine mehrjährige Langstreckenanalyse.

In der Psychotherapie der Panikstörung stehen nach Langen (1973) das autogene Training und die gestufte Aktivhypnose an erster Stelle. Hierzu erlernt der Patient zunächst die Ruhe-, Schwere- und Wärmeübung des autogenen Trainings. Dann folgt die Fixierübung, mit welcher eine Vertiefung des autohypnoiden Zustands durch die Suggestion des Therapeuten angestrebt wird. Das Erreichen des hypnoiden Zustands hängt ganz von der aktiven Mitarbeit des Patienten ab, weshalb von „Aktivhypnose" gesprochen wird. Durch sie gelingt es, neben der vegetativen Stabilisierung eine Indifferenz den Angstanfällen gegenüber zu vermitteln. „Einem anfallsweise auftretenden Geschehen nicht machtlos ausgeliefert zu sein, festigt das Selbstgefühl, diszipliniert den Patienten und hilft dadurch auch gegen die Angst" (Langen 1973, S. 68).

In verhaltenstherapeutischen Erklärungsansätzen zur Entstehung von Angstanfällen wird neben einer Prädisposition zur erhöhten Gefahrenwahrnehmung die Fehlinterpretation kognitiver und körperlicher Unregelmäßigkeiten als verursachend angenommen (Strauss u. Hermann 1990). Nach dieser Theorie ist der erste Angstanfall ausschlaggebend. Der Patient erlebt z. B. einen durch eine Hypoglykämie verursachten Schwindel oder eine Tachykardie als gesundheitliche Bedrohung. Durch seine nachfolgende Angstreaktion werden weitere körperliche Symptome ausgelöst, die die subjektive Gefahrenhypothese des Patienten fördern. Verhaltenstherapeutische Therapieprogramme gehen daher spezifisch auf die fehlgeleitete Wahrnehmung und Interpretation des Patienten ein.

Phobien

Die Psychoanalyse betrachtet Phobien als Störungen, die auf den sog. Ödipuskomplex zurückzuführen sind. Durch Traumanalyse und freie Assoziation soll dieser Konflikt herausgearbeitet und bearbeitet werden. Die Abwehrmechanismen der Verdrängung, Verschiebung und Projektion sollen bewußtgemacht und schließlich vom Patienten aufgegeben werden. Nach Hollister (1986) sind die Erfolge der klassischen psychoanalytischen Therapie bei Phobien, v. a. bei der Agoraphobie, eher bescheiden.

Lerntheoretische Konstrukte der Verhaltenstherapie gehen von der Entwicklung bedingter Reflexe aus (Hoffmann 1986). Strauss u. Hermann (1990) führen aus, daß die Angst des Phobikers durch Kopplung eines neutralen mit einem schmerzhaften oder erschrekkenden Reiz (klassische Konditionierung) erworben und anschließend durch die erleichternde Wirkung der Vermeidung (operante Konditionierung) aufrechterhalten wird. Die Nachahmung von Angst und die Vermeidung anderer Ängste sowie das Einsetzen irrationaler Kognitionen dienen ebenso als Erklärung der Genese von Phobien.

Die bei Agoraphobien und einfachen Phobien am häufigsten und erfolgreichsten angewandte verhaltenstherapeutische Methode ist die systematische Desensibilisierung. Zur Vorbereitung auf die Desensibilisierungsbehandlung erlernt der Patient ein Entspannungsverfahren. Wolpe benützte die progressive Relaxation nach E. Jacobsen. Es kann aber auch das autogene Training von J. H. Schultz verwendet werden. Ferner wird zusammen mit dem Patienten auf einem Blatt Papier eine Rangfolge seiner Ängste aufgeschrieben. An oberster Stelle steht die Situation oder das Objekt, welches mit der stärksten Angst behaftet ist, an unterster Stelle jene Situationen oder Objekte, die eine gerade noch spürbare Angst bewirken. In einem Fall von Tierphobie kann dies einerseits der Anblick des Tieres in vivo, andererseits die Betrachtung seines Bildes sein. Die Rangliste vom Minimum zum Maximum der Angst sollte wenigstens 10 Stufen enthalten. Sobald der Patient seine Entspannungsübungen beherrscht, beginnt die Konfrontation mit der Angsthierarchie. In entspanntem Zustand, z. B. auf einer Couch liegend, wird der Patient aufgefordert, sich die Angstsituation der untersten Stufe in der Phantasie vorzustellen. Sobald der Patient Angst verspürt, werden Entspannungsübungen eingesetzt. Aufeinanderfolgende Wiederholungen von entspannter Einstellung und vorgestellter Situation folgen so oft, bis der Patient berichtet, daß seine Angst abnimmt. Schließlich ist er fähig, den vorgestellten Situationen in vivo ruhig zu begegnen. Zu Beginn der Behandlung sollte eine Konfrontation mit den angstauslösenden Situationen in der Realität zur Vermeidung fortlaufender Rekonditionierungen und Frustration vermieden werden.

Experimentelle Studien zeigen, daß die Verhaltenstherapie allein in der Lage ist, eine bedeutende und langdauernde Reduktion der Angst zu bewirken (Badura 1982). Die Erfolgsraten der systematischen Desensibilisierung in der Behandlung phobischer Ängste liegen zwischen 60% und 95% (Fliegel et al. 1989). Die Behandlungsdauer beschränkt sich meistens auf wenige Wochen oder Monate.

Monosymptomatische, einfache Phobien können alternativ mit Hypnose oder durch eine Reizkonfrontation behandelt werden (Tyrer 1977, 1988). Bei der Reizkonfrontation sind 4 verschiedene Verfahren von Bedeutung:
1. *Implosion:* Die Angststimuli werden in voller Intensität und z. T. übersteigert in der Vorstellung dargeboten.
2. *Flooding:* Die Patienten werden mit den Stimuli in der Realität in voller Intensität konfrontiert.
3. *Reizüberflutung:* Die Darbietung der Angststimuli erfolgt zunächst in der Vorstellung (in sensu), anschließend in der Realität (in vivo) bei unmittelbar höchster Intensität.
4. *Habituationstraining:* Dies ist ein In-vivo-Verfahren, bei dem der Patient direkt mit einer aversiven Situation, abgestuft im Sinne einer Annäherungshierarchie, konfrontiert wird.

Bei diesem Verfahren wird ein Flucht- und Vermeidungsverhalten der Patienten grundsätzlich verhindert. Die Patienten müssen die Konfrontationen bis zum Rückgang der Angst ohne Entspannungshilfe – meist über längere Zeit – ertragen. Die Therapiesitzung wird beendet, wenn es mindestens zu einem deutlichen Rückgang der Angst in der jeweiligen Situation gekommen ist. Reizkonfrontationsverfahren werden von den Patienten naturgemäß initial als unangenehm empfunden.

Bei sozialen Phobien hat sich das Selbstsicherheitstraining bewährt, bei dem in ca. 20 Gruppensitzungen für die Patienten schwierige soziale Situationen im Rollenspiel durchlebt werden. Der Therapeut kann dabei den Part derjenigen Person übernehmen, die die Unsicherheit hervorruft. Der äußere Rahmen sollte möglichst wirklichkeitsgetreu gestaltet werden. Es sollten entsprechende Gegenstände tatsächlich benutzt werden, wenn sie für die Auslösung von Angst bedeutsam sind (z. B. Gebrauch eines Telefons beim Telefonieren). Bei Redeangst z. B. sollten mehrere Mitspieler einbezogen werden. Jedes Rollenspiel sollte möglichst auf Video aufgezeichnet werden. Es wird solange wiederholt, bis das Übungsziel erreicht ist, bis also die verbalen Äußerungen des Patienten inhaltlich, sprachlich, mimisch, gestisch und in der Körperhaltung zufriedenstellend sind. Zur Erreichung dieses Ziels kann der Therapeut während des Rollenspiels Hilfestellungen oder praktische Anleitungen geben. Unter Hilfestellungen werden verbale Hinweise und Instruktionen, z. B. „sprich lauter" oder die Aufforderung zum Blickkontakt, verstanden. Mit praktischen Anleitungen ist das unmittelbare, aktive und nicht nur verbale Eingreifen des Therapeuten in das Rollenspiel gemeint. So kann der

Therapeut beispielsweise die Bewegungen des Patienten mit seinen Händen führen. Erwünschtes Verhalten wird durch Lob verstärkt. Nach Beendigung des Rollenspiels erfolgt eine detaillierte Nachbesprechung. Hierbei können die Videoaufzeichnungen mit herangezogen werden. Der Übergang zu den Realübungen erfolgt, wenn das Rollenspiel sicher beherrscht wird.

Zwangsstörung

Psychoanalytiker betrachten die Krankheitssymptome der Zwangsstörung als Kompromiß zwischen einem strengen Über-Ich und unvollständig verdrängten, meist aggressiven, jedoch auch sexuellen Triebimpulsen (Badura 1982). Danach entwickeln sich die Symptome nach einem auslösenden Ereignis durch Regression auf Fixierungen in der analsadistischen Phase. Dabei seien die Abwehrmechanismen der Isolierung und des Ungeschehenmachens von wesentlicher Bedeutung. Laut Quint (1971) sind bei sorgfältiger Indikationsstellung gute therapeutische Erfolge mit der psychoanalytischen Therapie möglich.

Verhaltenstherapeuten betrachten Zwänge als „gelerntes, durch seine Konsequenz, die Reduzierung von Angst, sich aufrechterhaltendes Verhalten" (Strauss u. Hermann 1990).

Eine der wichtigsten Methoden zur Behandlung von Zwangsgedanken ist der Gedankenstop. Dieses Verfahren wird zunächst unter der Anleitung eines Therapeuten geübt, ehe es vom Patienten selbststeuernd eingesetzt wird. Da der Erfolg dieser Methode z. T. auf Überraschungsmomenten basiert, wird dem Patienten vor Behandlungsbeginn lediglich mitgeteilt, daß nun ein Verfahren zur Unterbrechung und Blockierung unerwünschter Gedanken geübt wird. Der Patient wird dann aufgefordert, seine Augen zu schließen und sich auf seine störenden Gedanken zu konzentrieren. Sobald seine Zwangsgedanken präsent sind, soll er ein vorher verabredetes Zeichen geben. Auf dieses Signal hin ruft der Therapeut laut „Stop!" und schlägt mit seiner Faust auf einen Tisch. Hierdurch wird der Patient erschreckt zusammenzucken, die Augen öffnen und auf entsprechende Fragen einräumen, daß sein Gedankengang gestoppt bzw. unterbrochen wurde. Dieser Vorgang wird zunächst immer wieder wiederholt. Später unterbricht der Patient seine Zwangsgedanken selber durch den Ausruf „Stop!" und indem er seine Armmuskulatur kurz anspannt. Damit die Zwangsideen nicht sofort wiederkehren, sollte ein positiver Alternativgedanke formuliert werden, der unmittelbar dem Ruhesignal folgt. Parallel dazu soll die Muskulatur wieder entspannt werden. In den ersten Tagen der Behandlung kann es paradoxerweise zu einem Frequenzanstieg der unerwünschten Gedanken kommen. Spätestens nach diesen 2 Tagen nimmt die Frequenz aber rapide ab.

Der Gedankenstop eignet sich auch zur Behandlung von Zwangsimpulsen. Diese sprechen jedoch auch auf die bereits geschilderte Methode der Reizkonfrontation an.

Posttraumatische Belastungsstörung

Die Literatur zur Behandlung der posttraumatischen Belastungsstörung ist spärlich. Allgemein wird auch hier eine Kombination von Verhaltenstherapie und Pharmakotherapie empfohlen (Dommisse u. Hayes 1987). Die Behandlung in Einzel- und Gruppentherapien besteht häufig darin, durch intensives Erinnern an das traumatische Ereignis zu einer Habituation zu gelangen. „In vielen Gesprächen werden die Patienten ermuntert, sich das Ereignis von der Seele zu reden, um es der Vergangenheit zuordnen zu können" (Strauss u. Hermann 1990). Spiegel (1990) empfiehlt eine Hypnosetherapie, da sich diese Patienten durch eine erhöhte Hypnotisierbarkeit auszeichnen.

Generalisierte Angststörung

Die meisten Patienten benötigen neben der Pharmakotherapie zumindest eine supportive Psychotherapie, bestehend aus Ermutigung, Erklärung und Katharsis. Verhaltenstherapeuten versuchen, entweder die bei generalisierten Angststörungen mannigfaltigen angstauslösenden Situationen zu ordnen und dann mehrere systematische Desensibilisierungen anzuschließen oder Ängste zweiter Ordnung zu finden, die hinter den vielen angstauslösenden Situationen stehen (z. B. Angst vor sozialen Kontakten), um diese gezielt anzugehen.

Wo eine systematische Desensibilisierung nicht durchführbar ist, weil aufgrund des Vorherrschens frei flottierender Ängste keine Angsthierarchie konstruiert werden kann, ist die Durchführung eines Angstbewältigungstrainings sinnvoll. Das Prinzip dieser verhaltenstherapeutischen Behandlungsmethode besteht darin, daß der Patient lernt, eine aufkommende Angst durch den gezielten Einsatz von Entspannungstechniken aktiv zu kontrollieren und zu reduzieren.

Der Ablauf des Angstbewältigungstrainings gliedert sich nach Fliegel et al. (1989) in 5 Schritte:
1. Zunächst lernt der Patient die progressive Muskelentspannung nach Jacobsen. Dabei wird er gleichzeitig für die Wahrnehmung von Muskelspannungen als Anzeichen aufkommender Angst und Erregung sensibilisiert.
2. Mit Hilfe gezielter Atemtechniken (z. B. langsames, ruhiges Ausatmen) oder durch beruhigende Vorstellungen wird eine schnellere und intensivere Entspannung erreicht. „Eine besonders rasche Entspannung ist durch eine durch Signale ausgelöste Entspannung (,cue-controlled-relaxation') zu erreichen. Dabei wird der Zustand tiefer Entspannung mit bestimmten Worten, etwa ,ruhig' oder ,Kontrolle', assoziiert; die Worte werden gewissermaßen zu konditionierten Stimuli für einen entspannten Zustand. Wenn die Person tief entspannt ist, wird sie aufgefordert, den entsprechenden Begriff bei jedem Ausatmen leise bzw. subvokal zu sagen" (Fliegel et al. 1989, S. 176).
3. Der Patient wird instruiert, seine Ängste selbständig zu kontrollieren, indem er bei den allerersten Anzeichen von Erregung Entspannungsübungen einsetzt.
4. Während der Therapie wird die Bewältigung der Angst durch Entspannung trainiert, indem Angst durch Vorstellungen oder Darbietung bzw. Ankündigung aversiver Reize ausgelöst wird.
5. Das gelernte Vorgehen wird im Alltag angewandt.

Eine weitere Möglichkeit der Behandlung generalisierter Angststörungen ist das Biofeedback. Hierbei werden dem betreffenden Individuum eigene physiologische Vorgänge (z. B. Muskelspannung, Herzfrequenz, elektrischer Hautwiderstand, α-Rhythmus im EEG) durch Signale wahrnehmbar gemacht, so daß Veränderungen laufend registriert werden können. Relativ häufig wird unter Kontrolle eines Elektromyogramms Entspannung mit den Formeln des autogenen Trainings geübt. Dieses sehr aufwendige Verfahren ist allerdings bei schwersten Ängsten unwirksam (Hoehn-Saric u. McLeod 1985; Hollister 1986).

Die psychoanalytische Psychotherapie dient der Aufdeckung ödipaler und präödipaler Konflikte sowie der Bearbeitung früherworbener Ich-struktureller Veränderungen (Hoffmann 1986; Dommisse u. Hayes 1987).

Im allgemeinen besteht die Behandlung generalisierter Angststörungen aus einer Kombination von angstlösenden Psychopharmaka mit verhaltenstherapeutischen sowie psychotherapeutischen Maßnahmen (v. Zerssen et al. 1988). Diese Kombination ist sowohl der alleinigen Pharmakotherapie als auch der alleinigen nichtmedikamentösen Therapie überlegen (Luborsky et al. 1975; Freedman 1980; Dommisse u. Hayes 1987).

Schlußbetrachtung

Die Feststellung von v. Zerssen et al. (1988), wonach Dauer, Häufigkeit und Art psychotherapeutischer und medikamentöser Behandlungen von Angststörungen bei gruppenstatistischer Auswertung mit einem ungünstigen Krankheitsverlauf bzw. einer vergleichsweise stärkeren Ausprägung der Krankheitssymptomatik zum Zeitpunkt der Nachuntersuchung hoch korrelierten, erscheint allzu zugespitzt und insgesamt gesehen zu pessimistisch. Diese Aussage von v. Zerssen et al. (1988) ist darauf zurückzuführen, daß insbesondere die „schweren Fälle" im Rahmen der Untersuchung vergleichsweise intensiv, aber auch mit geringem Erfolg behandelt wurden. Andere, v. a. verhaltenstherapeutisch orientierte Autoren berichten über günstigere Behandlungserfolge (Noyes et al. 1980; Hand u. Wittchen 1986). Auch unsere eigenen Therapieerfahrungen sind eher positiv. Es muß allerdings eingeräumt werden, daß es trotz weltweiter intensiver Bemühungen bisher nicht gelungen ist, einen befriedigenden therapeutischen Standard zu erreichen, um die hinlänglich bekannte Neigung von Angststörungen zur Chronifizierung zu verhindern. Dies hängt u. a. damit zusammen, daß die therapieüberdauernde Wirkung angstlösender Behandlungsverfahren bisher nicht in ausreichendem Maß gewährleistet ist. Darüber hinaus ist es noch nicht gelungen, differentielle Indikationen und Prädiktoren des Therapieerfolgs für die Vielzahl der verschiedenen Behandlungsverfahren im Einzelfall herauszuarbeiten. Diese offenen Fragen bedürfen weiterer wissenschaftlicher Erforschung.

Literatur

Badura HO (1982) Psychotherapie. Kohlhammer, Stuttgart Berlin Köln Mainz
Dommisse CS, Hayes P (1987) Current concepts in clinical therapeutics: anxiety disorders. Clin Pharm 6:196–215
Fliegel S, Groeger WM, Künzel R, Schulte D, Sorgatz H (1989) Verhaltenstherapeutische Standardmethoden. Psychologie Verlags Union, München
Freedman AM (1980) Psychopharmacology and psychotherapy in the treatment of anxiety. Pharmacopsychiatry 13:277–289

Hand I, Wittchen HU (1986) Panic and phobias. Empirical evidence of theoretical models and longterm effects of behavioral treatments. Springer, Berlin Heidelberg New York Tokyo

Hoehn-Saric R, McLeod DR (1985) Generalized anxiety disorder. Psychiatr Clin North Am 8:73–88

Hoffmann SO (1986) Psychoneurosen und Charakterneurosen. In: Kisker KP, Lauter H, Meyer JE, Müller C, Strömgren E (Hrsg) Psychiatrie der Gegenwart 1. Springer, Berlin Heidelberg New York Tokyo

Hollister LE (1986) Pharmacotherapeutic considerations in anxiety disorders. J Clin Psychiatry 47:33–36

Huber G (1987) Psychiatrie. Schattauer, Stuttgart New York

Langen D (1973) Psychotherapie. Thieme, Stuttgart

Lehmann E, Heinrich K, Wurthmann C (1990) Niedrigdosierte Neuroleptanxiolyse. In: Heinrich K (Hrsg) Leitlinien neuroleptischer Therapie. Springer, Berlin Heidelberg New York Tokyo

Luborsky L, Singer B, Luborsky L (1975) Comparative studies of psychotherapies. Arch Gen Psychiatry 32:995–1008

Noyes R, Clancy J, Hoenk PR, Slymen DJ (1980) The prognosis of anxiety neurosis. Arch Gen Psychiatry 37:173–178

Quint H (1971) Über die Zwangsneurose. Vandenhoeck & Ruprecht, Göttingen

Spiegel D (1990) New uses of hypnosis in the treatment of PTSD. In: American Psychiatric Association (ed) Continuing medical education. Syllabus and scientific proceedings in summary form. The 143rd annual meeting of the American Psychiatric Association. APA, Washington

Strauss WH, Hermann T (1990) Behandlung von Angstpatienten. MMW 132:345–347

Strian F (1983) Angst. Springer, Berlin Heidelberg New York Tokyo

Tyrer P (1977) Choice of treatment for anxiety. Practitioner 219:479–485

Tyrer P (1988) Anxiety disorders. J Inst Med 10:63–66

Wurthmann C (1991) Anwendung von Neuroleptika in Tranquilizer-Indikation. Psycho 2:118–129

Wurthmann C, Klieser E (im Druck) Möglichkeiten der Therapie von Angststörungen des DSM-III-R. Fortschr Neurol Psychiatr

Zerssen D von, Krieg JC, Wittchen HV (1988) Der langfristige Verlauf behandelter und unbehandelter Angstsyndrome. In: Heinrich K, Bogerts B (Hrsg) Angstsyndrome – Ursachen, Erscheinungsformen, Therapie. Schattauer, Stuttgart New York

Diskussion

Diskutanten: RAINER GOLD, Berlin; ARNO RICHARD, Bremen; JOACHIM TEGELER, Düsseldorf; CORNELIUS WURTHMANN, Düsseldorf.

GOLD:

Zunächst möchte ich für alle Teilnehmer aus den neuen Bundesländern vorausschicken, daß wir sehr froh sind, am Symposium teilnehmen zu können, vor allen Dingen diejenigen, die früher nicht die Gelegenheit hatten. Zwei Fragen interessieren mich aus klinisch-pharmakologischer Sicht. Als erstes eine Bemerkung zu den Interaktionen EKT und Medikament. Meines Wissens gibt es auch Interaktionen, was die Neuroleptika, z. B. Haloperidol, angeht. Es gibt Erfahrungen, daß es bei EKT unter Neuroleptika zu verlängerten apnoischen Pausen kommen soll. Wichtig erscheint mir außerdem, die EKT unter Vollanästhesie durchzuführen; das wird ja auch in der Regel in den modernen Krankenhäusern gemacht. Aber auch danach sollte man doch auf gewisse Störungen der Atmung achten. Das zweite Problem betrifft die kontrollierten Studien mit psychotherapeutischen und medikamentösen Verfahren. Hier tritt das Problem der Begleitwirkungen bzw. der Standardisierung der Begleitwirkungen auf. Verstehen würde ich es, wenn man Psychotherapieverfahren als Adjuvanztherapie ansieht und dann bei einer Basistherapie mit Antidepressiva gegen Placebo prüft, aber natürlich weiß jeder erfahrene Patient aufgrund der Begleiteffekte, wann er Amitriptylin und wann er Placebo nimmt. Gibt es in der Literatur Angaben zur Validität dieser Prüfungen?

TEGELER:

Inwieweit die Patienten wirklich wissen, ob sie Amitriptylin, ein anderes Antidepressivum oder Placebo bekommen, ist nicht immer in allen Studien festzustellen. Natürlich nehmen Patienten, wenn sie unerwünschte Wirkungen entwickeln, an, daß sie das Verum bekommen haben. Auf der anderen Seite weiß man aus vielen Placebostudien, daß Patienten, wenn sie ein Placebo einnehmen, zahlreiche vegetative Begleitwirkungen oder Unannehmlichkeiten empfinden. Wir haben in einer Studie mit Neuroleptika festgestellt, daß es den Patienten eben nicht immer gelingt, festzustellen, ob sie Neuroleptika oder Placebo bekommen haben.

Was die psychotherapeutischen Methoden betrifft, handelt es sich häufig um den Vergleich einer psychotherapeutischen Maßnahme, z. B. Gruppentherapie, Paartherapie, kognitive Verhaltenstherapie oder interpersonale Therapie einerseits mit entweder einer Warteliste oder einer sozialen Unterstützung, also einem „normalen" ärztlichen Gespräch ohne tiefergreifende Psychotherapie. Diese beiden Methoden werden dann miteinander verglichen, aber das wurde nicht immer doppelblind durchgeführt. Es gibt natürlich auch einige Untersuchungen mit Videoaufnahmen. Diese Videoaufzeichnungen wurden dann von Ärzten beurteilt, die selbst nicht die Therapie durchgeführt haben, so daß dann eine gewisse Blindheit erreicht werden konnte.

Bei der EKT sollte versucht werden, auf die gleichzeitige Verabreichung psychotroper Medikamente wegen bestimmter Interaktionen zu verzichten. So verringern Benzodiazepine und Antikonvulsiva die Anfallsdauer. Lithium hemmt den Abbau des Succinylcholins und kann Verwirrtheitszustände hervorrufen. Bei gleichzeitiger Tryptophanbehandlung sind häufiger Gedächtnisstörungen beschrieben worden.

WURTHMANN:

Sicherlich gibt es auch negative Wirkungen. Ich erlebe immer wieder, daß der hohe Zeitaufwand von Patienten als Nachteil empfunden wird. Das andere ist ein Problem, das eigentlich immer im Zusammenhang mit bestimmten Medikamenten diskutiert wird. Ich möchte es mal etwas provozierend formulieren: Es wird immer von der Abhängigkeit von Medikamenten gesprochen; ich glaube, die Abhängigkeit vom Arzt – und in dem Fall vom Psychoanalytiker – spielt ebenso eine große Rolle.

RICHARD:

Wenn ich Sie richtig verstanden habe, haben Sie mittelfristige und langfristige Therapieformen vorgestellt. Wie verfahren Sie bei einem akuten Angst- oder Panikanfall? Da spielen die Couch, das autogene Training und die Psychoanalyse wohl keine Rolle?

WURTHMANN:

Das ist vollkommen richtig. Die Situation, daß ein Arzt mit einem Patienten in einer Panikattacke konfrontiert wird, ist eine absolute Rarität. Meistens ist es doch so, daß die Panikattacke vorbei ist, bevor der Notarzt eintrifft oder bevor der Patient in der Praxis ankommt. Sollte es nun wirklich dazu kommen, ist eine pauschale Antwort sehr schwer möglich. Es kommt immer auf den Einzelfall an. Ich wehre mich dagegen, zu sagen: „Das müssen Sie aushalten, das geht ja sowieso vorbei." Einigen Patienten ist dies sicherlich zumutbar; aber gerade, wenn die Panikattacke länger dauert – sie dauert eben nicht immer nur wenige Minuten – dann muß u. U. eine Injektionsbehandlung erwogen werden, etwa die akute Gabe eines Tranquilizers.

IV Medikamentöse Therapiekonzepte

Neue Substanzen mit Wirkung auf Serotoninrezeptoren

ECKHARD KLIESER, ANSGAR KLIMKE

Einleitung

Die klinischen Behandlungsergebnisse psychiatrischer Krankheitsbilder sind bei einem beachtenswert hohen Teil der Patienten immer noch unbefriedigend. Diese Tatsache führt zur Suche nach neuen psychopharmakologischen Therapiemöglichkeiten. In diesem Zusammenhang findet auch das serotonerge Neurotransmittersystem wieder vermehrt Beachtung, nachdem in den letzten Jahren neue morphologische und biochemische Erkenntnisse gewonnen wurden und eine Reihe neuer, z. T. hochspezifischer Liganden mit agonistischer bzw. antagonistischer Wirkung auf die Serotoninrezeptoren bzw. neue MAO- bzw. Serotoninwiederaufnahmehemmer synthetisiert und in klinischen Prüfungen untersucht werden konnten.

Die Erwartungen richten sich auf mehrere Indikationsgebiete, in denen die bisherige Standardtherapie aus verschiedenen Gründen unzureichend ist und die mit der funktionellen Bedeutung der serotonergen Projektionen im ZNS in Verbindung gebracht werden.

So scheinen neue, die serotonerge Neurotransmission beeinflussende Pharmaka die Therapie von Angststörungen verbessern zu können. Zwar zeigen die Benzodiazepine, in dieser Indikation angewandt, einen guten therapeutischen Effekt. Ihre Wirkung läßt aber nach längerem Gebrauch nach, und ihr Abhängigkeitspotential darf keinesfalls vernachlässigt werden. Die Neuroleptanxiolyse ist wegen möglicher extrapyramidaler Nebenwirkungen nur mit Zurückhaltung anzuwenden (Heinrich u. Lehmann 1988). Darüber hinaus lassen sich nicht alle Patienten mit niedrigdosierten Neuroleptika therapeutisch beeinflussen.

Die Ergebnisse mehrerer Studien weisen bei Panikattacken auf eine Wirksamkeit von Antidepressiva hin (Liebowitz 1989); ihre generelle Wirksamkeit zur Behandlung von Angstsyndromen ist jedoch bisher nicht ausreichend belegt worden, zumal in der routinemäßigen klinischen Anwendung mit subjektiv störenden bzw. mit medizinisch relevanten Begleitwirkungen gerechnet werden muß.

Auch zur Behandlung depressiver Syndrome sind neue Antidepressiva wünschenswert, die nebenwirkungsärmer sind, bereits nach kurzer Behandlungszeit einen Eintritt der therapeutischen Wirkung zeigen und eine größere Ansprechrate also 50–60% aufweisen, wie dies etwa die klassischen Antidepressiva im günstigsten Falle haben.

Aufmerksamkeit verdient die Hypothese, daß möglicherweise Störungen der Impulskontrolle mit fremd- und autoaggressivem Verhalten auf Veränderungen im Serotoninsystem zurückzuführen sind (Übersicht bei Osterheider, im Druck). Viele dieser Patienten lassen sich mit den derzeitig verfügbaren Therapieverfahren nicht ausreichend behandeln.

Wenn die Beeinflussung serotoninerger Mechanismen zu einer Verbesserung der schizophrenen Minussymptomatik führen würde und durch klassische Neuroleptika hervorgerufene extrapyramidale Begleitwirkungen vermieden oder vermindert werden könnten, wäre schließlich eine deutliche Verbesserung der Schizophrenietherapie erreicht.

Behandlung von Angstsyndromen

Die Reduktion der serotoninergen Transmission durch die unbestreitbar anxiolytisch wirkenden Benzodiazepine (via GABA-erger Inhibition) und die anxiolytischen Effekte von Serotoninantagonisten in Tiermodellen, ebenso wie die angstlösenden Effekte von Läsionen serotoninerger Projektionsbahnen bei Versuchstieren (Tye et al. 1979), machen es wahrscheinlich, daß das serotoninerge System an der Kontrolle oder Entstehung von Angst beteiligt ist (Übersicht bei Traber, im Druck). Hieraus wurden in den letzten Jahren Behandlungsversuche von Angstpatienten abgeleitet.

Nach der – allerdings umstrittenen – Serotoninhypothese der Angst ist zu vermuten, daß eine Verminderung serotoninerger Einflüsse zu einer Angstreduktion führt, während eine gesteigerte 5-HT-Funktion Angst hervorrufen oder steigern soll (Übersicht s. Johnston u. File 1986). Vielfältige Erklärungsmöglichkeiten der in Tiermodellen zu beobachtenden unterschiedlichen 5-HT-Effekte werden durch die Entdeckung zahlreicher Subtypen von Serotoninrezeptoren möglich.

So sollen die auf Zellkörpern und Dendriten, aber wahrscheinlich auch postsynaptisch zu findenden 5-HT-1A- und die präsynaptischen 5-HT-1B-Rezeptoren Autorezeptorfunktion besitzen. Eine selektive

Stimulation dieser Autorezeptoren soll zu einer Verminderung der Serotonintransmission führen.

Mehrere relativ selektiv wirkende 5-HT-1A-Agonisten, z. B. Buspiron, Gepiron, Ipsapiron und in jüngster Zeit Flesinoxan, wurden nach ihrer Synthese besonders in Tiermodellen untersucht; sie wurden allerdings von mehreren Arbeitsgruppen bezüglich ihrer möglichen Angstlösung sehr unterschiedlich bewertet.

Johnston u. File (1988) wiesen in ihrer Übersichtsarbeit darauf hin, daß diese Liganden in der Mehrzahl der vorliegenden Publikationen keine oder eine im Vergleich zu den Benzodiazepinen nur sehr geringe Wirkung in den tierexperimentellen Testmodellen zur Angstlösung aufzeigten. Dies erfolgte allerdings unter dem Hinweis, daß diese für die Benzodiazepintestung entwickelten Tiermodelle unzureichende Aussagen bezüglich serotoninerger Einflüsse zuließen. Eine Übertragung dieser pharmakologischen Ergebnisse auf Angstpatienten sei kaum möglich. Besonderes Interesse galt daher klinischen Studien, in denen 5-HT-1A-Rezeptoragonisten bei Angstpatienten angewandt wurden. Bei der Interpretation und dem Vergleich der Ergebnisse muß die Schwierigkeit der diagnostischen Klassifikation von Angststörungen trotz Anwendung operationalisierter diagnostischer Klassifikationssysteme wie dem DSM-III-R berücksichtigt werden, worauf Angst u. Dobler-Mikola (1986) hinwiesen. Beide Autoren zeigten, daß innerhalb der verschiedenen Angstsyndrome ebenso wie zwischen Angst und Depression starke Überlappungen vorkommen können.

Die ersten Untersuchungen wurden mit Buspiron durchgeführt. Amerikanische Studien von Goldberg, Rickels, Feighner und Smith zeigten nach Andro (1985) bei nichtdepressiven Patienten mit generalisierter Angststörung eine gute, dem Diazepam ebenbürtige, deutlich dem Placebo überlegene Angstlösung durch Buspiron während einer Behandlungszeit von 4 Wochen. Dieser Therapieeffekt konnte bereits nach 7 Tagen beobachtet werden. Die Verträglichkeit von Buspiron wurde in diesen Studien besser als die Benzodiazepinverträglichkeit beurteilt. Zeichen für eine Abhängigkeitsentwicklung fand sich für diesen 5-HT-1A-Agonisten nicht. Während die kanadische Arbeitsgruppe um Pecknold et al. (1989) die Ergebnisse bestätigte, konnte Lader (1985) in keiner von 3 in Großbritannien durchgeführten Studien eine Überlegenheit von Placebo gegenüber Buspiron bei Angstpatienten feststellen, wobei in diesen Studien aber eine deutliche, dem Placebo und Buspiron überlegene Angstlösung durch Diazepam nachgewiesen wurde. Anfängliche Hoffnungen, Buspiron könne wegen seiner guten anxiolytischen Potenz die Verordnungshäufigkeit von Benzodiazepinen mindern, haben sich nicht erfüllt. Offensichtlich finden sich v. a. unter Patienten, die regelmäßig Benzodiazepine einnehmen oder eingenommen haben, viele Nonresponder auf Buspiron. Bei der Beurteilung der Buspironeffekte muß außerdem berücksichtigt werden, daß Buspiron nicht nur 5-HT-1 A-Rezeptoren stimuliert, sondern auch dosisabhängig Wirkungen auf dopaminerge Rezeptoren zeigt. In diesem Zusammenhang ist erwähnenswert, daß ein gesteigerter Dopaminturnover als möglicher Wirkungsmechanismus der Neuroleptanxiolyse z.B. mit niedrigdosiertem Fluspirilen diskutiert wird (Laduron 1981; Niemeegers 1986; Müller 1990).

Untersuchungen mit Ipsapiron stützen aber die These, daß doch der 5-HT-1 A-Agonismus ein wesentlicher Faktor für das Zustandekommen einer anxiolytischen Wirkung beim Menschen ist.

516 Patienten mit generalisierter Angststörung wurden 4 Wochen unter Doppelblindbedingungen entweder mit Ipsapiron, Diazepam oder Placebo behandelt. Die Wirksamkeit und Verträglichkeit waren der von Diazepam ebenbürtig. Bezüglich des Therapieeffekts waren beide Substanzen dem Placebo überlegen (Beneke et al. 1988).

Möglicherweise stellt das derzeitig in der klinischen Prüfung befindliche Flesinoxan, an dessen Prüfung unsere Arbeitsgruppe auch beteiligt ist, einen weiteren Fortschritt dar, da die Affinität dieser Substanz zu den 5-HT-1 A-Rezeptoren deutlich größer als die der beiden genannten Substanzen ist.

Zu einer verminderten serotoninergen Transmission können auch die 5-HT-2 Rezeptorantagonisten, Ketanserin und Ritanserin, führen.

Ritanserin wurde daher ebenfalls zur Angstlösung angewandt. Bisher konnte in 4 Studien eine deutliche, dem Placebo überlegene Angstreduktion bei Patienten mit generalisierter Angststörung nachgewiesen werden (Waelkens et al. 1984; Pangalila-Ratu et al. 1988; Hoppenbrowers et al. 1986; Ceulemans et al. 1985b). Dabei wurde in 3 Studien Lorazepam oder Diazepam als Vergleichssubstanz benutzt. Die Behandlung mit Benzodiazepinen zeigte dabei im Vergleich keine größere therapeutische Effektivität als Ritanserin. Bei „panic disorder" angewandt, konnte Ritanserin im Vergleich mit Placebo kein günstigeres Behandlungsergebnis bewirken (Humble et al 1986).

Behandlung depressiver Syndrome

Tiermodelle und Pharmako-EEG deuten darauf hin, daß sowohl 5-HT-1-Agonisten als auch 5-HT-2-Antagonisten depressionslösend sein könnten. Diese Hypothese wird auch durch unsere offene Studie an Patienten mit vitalisierter Depression (im Sinne einer „major depressive disorder") bestätigt, in der wir eine den klassischen Antidepressiva ebenbürtige antidepressive Wirkung von durchschnittlich 15 mg Ritanserin bei 18 Kranken mit raschem Wirkungseintritt und ausgezeichneter Verträglichkeit beobachteten. Derzeitig werden entsprechende kontrollierte Studien mit Ritanserin durchgeführt. Wir selbst sind an einer z. Z. stattfindenden placebokontrollierten Untersuchung von Ipsapiron bei vital depressiven Patienten beteiligt. Wegen ihrer ausgezeichneten Verträglichkeit würden diese Substanzen, falls sie sich, wie erhofft, in den klinischen Studien als ausreichend stark depressionslösend erweisen, eine wesentliche Bereicherung der somatischen Depressionstherapie darstellen.

Die günstige therapeutische Beeinflußbarkeit von vitalisierten Depressionen und depressiven Verstimmungszuständen mit den sog. Serotoninreuptakehemmern ist in zahlreichen placebokontrollierten Studien ausreichend belegt. Dies gilt v. a. auch für die in Deutschland verfügbaren Substanzen Fluvoxamin (Fevarin) und Fluoxetin (Fluctin), die sich in Studien und im Verschreibungsalltag als relativ nebenwirkungsarm erwiesen haben. Wir selbst führten eine große deutsche multizentrische Studie an vitalisiert depressiven Patienten mit Fluoxetin durch und stellten dabei eine Responserate von 62 % fest. Es fand sich dabei eine den tetrazyklischen Antidepressiva vergleichbare Nebenwirkungsrate. Nur bei 3,8 % der Patienten mußte die Behandlung wegen Nebenwirkungen abgebrochen werden (Heinrich u. Klieser 1990). Bei klassischen Antidepressiva ist nach unseren Ergebnissen (Klieser 1987) demgegenüber ein Therapieabbruch wegen deutlicher Nebenwirkungen bei 10 % der Patienten notwendig.

Beeinflussung pathologisch destruktiven Verhaltens

Die psychopharmakologische Beeinflussung der Fremd- und Selbstaggressivität findet in den letzten Jahren erfreulicherweise zunehmend Beachtung, wie zahlreiche Symposien und Workshops auf nationalen und internationalen Kongressen zeigen. Dieses Forschungsinteresse muß v. a. auch für die schwerstkranken psychiatrischen Klinikpatienten gelten, die unter ihren auto- und fremdaggressiven Verhaltensstörungen in ganz besonderem Maße leiden und hierdurch in ihrer freien Lebensführung oft erheblich behindert sind.

Dies soll an einer von Heinrich u. Klimke (im Druck) an unserer Klinik durchgeführten Untersuchung illustriert werden. So wurden

Tabelle 1. Massive Aggressionszustände an der Psychiatrischen Klinik der Heinrich-Heine-Universität Düsseldorf 1987. (Nach Heinrich u. Klimke, im Druck)

Art	Anzahl (n)	Relativ [%]
Autoaggression	16	14,0
Fremdaggression	73	64,0
Suizidversuch	18	15,8
Suizid	7	6,2
Gesamt	114	100,0

z. B. im Jahre 1987 bei insgesamt 913 Klinikbetten 114 sehr schwerwiegende Aggressionsbehandlungen als besonderes Vorkommnis der Betriebsleitung unserer Klinik gemeldet. Dies bedeutet, daß praktisch alle 3 Tage auf einer der Stationen der Klinik ein solches schwerwiegendes Ereignis stattfindet.

Es handelte sich dabei um 16 schwere Autoaggressionen, 73 schwere Fremdaggressionen, 18 Suizidversuche und 7 Suizide (Tabelle 1). Davon ereignete sich nur ein kleinerer Teil (nämlich 14 von insgesamt 89) Auto- bzw. Heteroaggressionshandlungen im engeren Sinne (ohne Suizide) im Bereich der Abteilung für Akutpsychiatrie (etwa bei akut schizophrenen Patienten oder intoxikierten Suchtpatienten); die Mehrzahl der betroffenen Patienten war längerfristig, insbesondere aufgrund der wiederholt auftretenden Aggressionshandlungen, hospitalisiert worden.

Dabei war die medikamentöse Behandlung zum Zeitpunkt des besonderen Vorkommnisses kunstgerecht und bestmöglich durchgeführt worden. Auffallend war ein relativ hoher Anteil von Patienten, die möglicherweise im Sinne einer unzureichenden therapeutischen Wirkung 4 und mehr Substanzklassen gleichzeitig erhielten. Eine offensichtlich medikamentös bedingte Induktion von Aggressionsverhalten (z. B. im Sinne einer durch Neuroleptika induzierten Akathisie oder einer Beeinträchtigung der Impulskontrolle, etwa durch paradoxe Reaktion auf eine einmalige Benzodiazepinapplikation) fand sich aber bei keinem Patienten.

β-Blocker, Neuroleptika, Antidepressiva und Tranquilizer stellen, in dieser Indikation angewandt (wenn nicht eine andere damit sinnvoll behandelbare Grunderkrankung, etwa eine akute schizophrene Psychose mit wahnhafter Realitätsverkennung dem Aggressionsverhalten zugrunde liegt), keine optimale Therapie dar. Ihre Wirkung ist nicht ausreichend sicher belegt.

Dagegen soll nach Müller-Oerlinghausen (1990) der therapeutische Effekt der Lithiumsalze gesichert sein.

Zahlreiche tierexperimentelle Studien wie auch biochemische Untersuchungen an Menschen deuten aber darauf hin, daß Störungen des Serotoninsystems für auto- und fremdaggressives Verhalten verantwortlich sein könnten.

Bei Nagetieren induziert eine tryptophanarme Ernährung aggressive Verhaltensweisen, die durch MAO-Hemmer bzw. 5-HT-Wiederaufnahmehemmstoffe sowie durch eine verstärkte Tryptophanzufuhr antagonisiert werden können. Bei Primaten zeigte sich bei sog. α-Tieren, die in der sozialen Rangfolge an der Spitze stehen, eine signifikante Erhöhung des Serotoninabbauprodukts 5-Hydroxyindolessigsäure (5-HIAA). Bei aggressiven Psychopathen, gewalttätigen Delinquenten, Pyromanen und insbesondere auch bei endogen depressiven Patienten, die schwere Suizidversuche begangen haben, finden sich signifikant erniedrigte 5-HIAA-Spiegel (van Praag u. Korf 1971; Übersichten bei Asberg et al. 1987; Eichelman 1987; Osterheider, im Druck).

Die Hypothese, daß eine allgemeine Aktivierung serotoninerger Systeme aggressive Verhaltensweisen dämpft, während eine generelle Inaktivierung serotoninerger Systeme zu einer Verstärkung führt (Valzelli 1981), bedarf im Lichte neuerer Befunde sicherlich einer Differenzierung hinsichtlich der Lokalisation der beteiligten serotoninergen Systeme und der involvierten Rezeptorsubtypen.

Zu hoffen ist, daß die in der klinischen Prüfung befindlichen sog. Serenika nicht nur tierexperimentell, sondern auch beim Menschen zu einer Verbesserung der im Moment unzureichenden Behandlungsmöglichkeiten von krankheitsbedingtem auto- oder fremdaggressivem Verhalten führen.

Ein Vertreter dieser Serenika ist Eltoprazin, das in Rezeptorbindungsstudien eine starke Affinität zu den 5-HT-1B- und 5-HT-1A-Rezeptoren und eine nur geringe Affinität zu den β-adrenergen Rezeptoren aufweist. Eltoprazin und einige ähnliche Substanzen (Fluprazin, TFMPP) haben sich in pharmakologischen Aggressionsmodellen tierexperimentell als äußerst wirksam erwiesen (Olivier u. Mos 1989). Müller-Oerlinghausen (1990) berichtete darüber hinaus über erste erfolgreiche Behandlungen von aggressiven Patienten in ersten klinischen Untersuchungen.

Behandlung schizophrener Psychosen

Die von Woolley u. Shaw (1954) geprägte Serotoninhypothese der Schizophrenie fand in den letzten beiden Jahrzehnten kaum noch Beachtung, da man die Genese schizophrener Psychosen auf eine Störung der dopaminergen Neurotransmission zurückführte. Die Tatsache, daß 60–70% der akuten schizophrenen Patienten weder durch hochdosierte Behandlung mit klassischen Neuroleptika noch durch neue, hochselektive D2-Rezeptorblocker, z. B. Remoxiprid, therapeutisch zu beeinflussen sind, begründet aber berechtigte Zweifel an der Gültigkeit der klassischen Dopaminhypothese (im Sinne einer primären dopaminergen Überaktivität als Ursache aller Formen akuter schizophrener Psychosen). Der Befund, daß sog. Therapienonresponder auf kombinierte, zusätzlich antiserotinerg wirkende Dopaminrezeptorblocker wie Clozapin (Kane et al. 1988), Zotepin und in jüngster Zeit Risperidon (Gelders et al. 1988), aber auch auf die neuroelektrische Therapie (deren Wirkung insbesondere auf das serotoninerge System gesichert ist, vgl. Meltzer u. Lowry 1987) therapeutisch ansprechen, könnte deshalb die Vermutung stützen, daß zumindest eine Untergruppe von Patienten, die als schizophren klassifiziert werden, primär eine Funktionsstörung in einem anderen Neurotransmittersystem aufweist.

Von uns wurden 7 akut schizophrene Patienten mit dem 5-HT-2-Antagonisten Ritanserin als Monotherapie behandelt. 4 Patienten erfuhren davon innerhalb von 7 Behandlungstagen eine akute Verschlechterung ihrer schizophrenen Symptomatik, bei 3 Patienten aber war eine Reduktion der Beschwerden festzustellen.

Ähnliche Befunde ergaben sich bei der Behandlung mit EMD 49980 (Roxindol), einer Substanz, die wir ursprünglich aufgrund ihrer selektiv agonistischen Wirkung auf dopaminerge Autorezeptoren bei einer offenen Prüfung bei 20 sorgfältig ausgewählten akut schizophrenen Patienten einsetzten (Klimke u. Klieser, im Druck c). Statt der erwarteten antipsychotischen Wirkung fand sich jedoch vielmehr eine signifikante Wirkung bei den BPRS-Subskalen Angst/Depression und Anergie; in diesem Zusammenhang ist darauf hinzuweisen, daß neuere Befunde einen ausgeprägten 5-HT-1 A-Agonismus und eine deutliche Hemmung der Wiederaufnahme von Serotonin nachweisen konnten (Seyfried et al. 1989).

Zu ähnlichen Ergebnissen kamen wir in unserer Studie zur Differentialindikation von Neuroleptika und Thymoleptika (Klieser 1990), in der unter Placebokontrolle unter Doppelblindbedingungen 11 von 20 akut schizophrenen Patienten unter 150 mg Amitriptylin täglich eine deutliche Verstärkung ihrer produktiven Symptomatik erfuhren, wohingegen 9 Patienten sich unter dieser Behandlung deutlich besserten. Zu hoffen ist, daß diese psychopharmakologisch gegensätzlich reagierenden schizophrenen Patienten, die sich im Ausgangsbefund nicht unterschieden, mit biologischen Markern näher zu beschreiben sind, um für sie eine Differentialtherapie zu ermöglichen.

Allerdings birgt die isolierte pharmakologische Manipulation serotoninerger Funktionen offensichtlich bei einer weiteren Subgruppe schizophrener Patienten eben das schon lange bekannte Risiko einer Symptomprovokation, also die Verstärkung bereits vorbestehender oder das Neuauftreten akuter schizophrener Symptome in sich. Hier ist ein Fortschritt in der Entwicklung kombinierter Rezeptorblocker mit gleichzeitiger antidopaminerger Komponente zu sehen (s. unten).

Ceulemans et al. (1985a) bzw. Gelders et al. (1985) konnten im Gruppenvergleich im Vergleich zu Haloperidol keine ausreichende antipsychotische Wirkung von Ritanserin bei chronischen Schizophrenien feststellen. Sie verzeichneten aber einen deutlichen Rückgang der Minussymptomatik der untersuchten Patienten. Dieser Effekt wurde auch von Reyntjens et al. (1986) bei Kombination von Ritanserin mit klassischen Neuroleptika festgestellt. Gleichzeitig wurde in dieser Studie eine deutliche Reduktion von extrapyramidalmotorischen Symptomen (EPMS) unter zusätzlicher Ritanserintherapie festgestellt. Dieser EPMS-mildernde Effekt konnte von Ciani et al. (1988) in einer placebokontrollierten Studie 1988 bestätigt werden. Auch neuroanatomisch und tierexperimentell gibt es Hinweise auf eine Beeinflussung motorischer Funktionen durch das serotoninerge System. Zentrale Strukturen des extrapyramidalmotorischen Systems, wie Substantia nigra und Striatum, werden durch serotoninerge Fasern innerviert (Nieuwenhuys 1985), und die zentral bedingte Muskelatonie während des REM-Schlafs ist offensichtlich an die gleichzeitige Inaktivität der serotoninergen Rapheneuronen gebunden (Jacobs 1987).

Besondere Beachtung findet in den letzten Jahren Risperidon. Es handelt sich hierbei um ein Psychopharmakon, das, wie etwa die klassischen Neuroleptika vom Haloperidoltyp, eine ausgeprägte postsynaptische D2-Rezeptorblockade bewirkt, gleichzeitig aber einen starken 5-HT-2-Antagonismus entfaltet. Nachdem klinische Studien eine gute antipsychotische Wirkung des Risperidons bei im Vergleich zu Haloperidol fast zu vernachlässigenden EPMS nachweisen konnten, wandten wir Risperidon im Vergleich mit Clozapin bei akut paranoid-halluzinatorischen Schizophrenen (ICD Nr. 295.3) an. Unter Doppelblindbedingungen behandelten wir je 20 Patienten mit 4 mg Risperidon, 8 mg Risperidon oder 400 mg Clozapin täglich für den

Zeitraum von 4 Wochen. In der antipsychotischen Wirkung ließ sich kein Unterschied zwischen den Behandlungsbedingungen feststellen. In allen Behandlungsgruppen war eine deutliche, statistisch signifikante BPRS-Scorereduktion nachzuweisen. Die globale Nebenwirkungsbeurteilung war für die 4-mg-Risperidonbehandlung am günstigsten. Extrapyramidale Nebenwirkungen waren (erwartungsgemäß) in der Clozapingruppe nicht zu beobachten und traten unter Risperidon nur vereinzelt auf: 2 Patienten in der 8-mg-Risperidongruppe entwickelten in den ersten Behandlungstagen eine akute Dyskinesie, die durch Einmalgabe von Biperiden (Akineton) beseitigt werden konnte. Einer dieser Patienten und ein weiterer Patient in der 4-mg-Risperidongruppe entwickelten nach 2wöchiger Weiterbehandlung ein mäßiggradiges Parkinsonoid, das eine Biperidenbegleitmedikation erforderte (Klieser et al. 1990).

Auch bei therapieresistenten Schizophrenien war mit Risperidon ähnlich wie bei Clozapin bei einem Drittel der auf klassische Neuroleptika nicht ansprechenden Patienten eine deutliche therapeutische Wirkung zu erzielen, wie Gelders et al. (1988) zeigten.

Neue Perspektiven zur pharmakotherapeutischen Beeinflussung schizophrener Psychosen ergeben sich aus dem Befund, daß die dopaminerge Neurotransmission im mesolimbischen System offensichtlich einer Kontrolle über 5-HT-3-Rezeptoren unterliegt (Costall et al. 1987). Der 5-HT-3-Rezeptorantagonist Ondansetron mindert bei der Ratte eine gesteigerte mesolimbische dopaminerge Aktivität (Hagan et al. 1988). Die Überaktivität mesolimbischer dopaminerger Systeme wird im Sinne der „Dopaminhypothese der Schizophrenie" als eine mögliche Ursache schizophrener Psychosen angesehen. Dementsprechend wird von der Behandlung mit 5-HT-3-Antagonisten eine antipsychotische Wirkung erwartet, ohne daß gleichzeitig durch eine Inaktivierung des nigrostriatären Systems (wie bei der Behandlung mit klassischen Neuroleptika) etwa extrapyramidalmotorische Begleitwirkungen erwartet werden. Derzeit wird Ondansetron bei der Therapie von akut schizophrenen Patienten klinisch getestet.

Zusammenfassung

Die in der präklinischen und klinischen Forschung befindlichen Pharmaka mit Wirkung auf das Serotoninsystem stellen einen vielversprechenden neuen therapeutischen Ansatz dar. Angesichts der nur unzureichenden tierexperimentellen Modelle, deren Ergebnisse nur sehr bedingt beim Menschen auf Angst, Depression, pathologisch-destruktives Verhalten oder auch auf schizophrene Psychosen übertragbar sind, ist aus unserer Sicht die Notwendigkeit der Intensivierung klinischer Studien mit diesen neuen Substanzen bzw. pathomorphologische Substrat vieler seelischer Erkrankungen letztlich nicht geklärt. Es ist wahrscheinlich, daß bestimmte psychopathologisch ähnliche Syndrome (etwa psychotische Symptome oder Angsyndrome) nur eine gemeinsame Endstrecke von primär ganz unterschiedlich lokalisierten Störungen im ZNS darstellen. Aus klinischer Sicht ist deshalb statt einer Beschränkung der Studien beim Menschen auf Indikationen, die aus tierexperimentellen Krankheitsmodellen abgeleitet sind, ein Screening neuer psychotroper Pharmaka mit serotoninerger Wirkung bei einer Vielzahl von psychiatrischen Erkrankungen sinnvoll und ethisch geboten, bei denen heute nur unzureichende Behandlungsmöglichkeiten bestehen.

Literatur

Ando GA (1985) Ergebnisse klinischer Erfahrungen neuer US-amerikanischer Studien mit Buspiron unter besonderer Berücksichtigung des Abhängigkeitspotentials. In: Hippius H (Hrsg) Buspiron Workshop. Edition Materia Medica, Socio medico Verlag, Gräfelfing

Angst J, Dobler-Mikola N (1986) Indikationsstellung bei ängstlichen und depressiven Syndromen. In: Hippius H, Engel RR, Laakmann G (Hrsg) Benzodiazepine. Springer, Berlin Heidelberg New York Tokyo

Åsberg M, Schalling D, Träskman-Bendz L, Wägner A (1987) Psychobiology of suicide, impulsivity, and related phenomena. In: Meltzer HY (ed) Psychopharmacology: The third generation of progress. Raven, New York, pp 655–668

Beneke M, Kümmel B, Roed I, Spechtmeyer H (1988) Treatment of anxiety neurosis with ipsapirone. Psychopharmacology 96:353

Ceulemans D, Doren J van, Nuyts J, de Wit P (1985a) Therapeutic efficacy of a serotonin and a dopamine antagonist on positive and negative symptoms of chronic schizophrenic patients. (IVth World Congress of Biological Psychiatry, Philadelphia, book of abstracts, p 272)

Ceulemans DLS, Hoppenbrouwers ML, Gelders YG, Reyntjens AJM (1985b) The influence of ritanserin a serotonin antagonist in anxiety disorders: a double blind placebo controlled study vs. lorazepam. Pharmacopsychiatry 18:303–305

Ciani N, Bersani G, Marini S, Grispini A, Pasini A, Valducci M (1988) Extrapyramidal syndrome by neuroleptics and S_2-antagonism (ritanserin). Clinical study controlled by orphenadrine and placebo. Psychopharmacology [Suppl] 96:256

Costall AM, Domency RJ, Naylor C, Tyers MB (1987) Effects of the 5-HT 3-receptor antagonist GR 38032 S on raised dopaminergic activity in the mesolimbic system of the rat and marmoset brain. Br J Pharmacol 92:891–894

Eichelman B (1987) Neurochemical and psychopharmacologic aspects of aggressive behaviour. In: Meltzer HY (ed) Psychopharmacology: The third generation of progress. Raven, New York, pp 697–704

Gelders YG, Ceulemans D, Hoppenbrouwers ML, Reyntjens AJM, Mesotten F (1985) Ritanserin a selective serotonin antagonist in chronic schizophrenia. (IVth World Congress of Biological Psychiatry, Philadelphia, book of abstracts, p 338)

Gelders Y, Heylen S, Bussche G van den, Reyntjens A, Janssen P (1988) Risperidone, a novel antipsychotic with thymostenic properties. Psychopharmacology [Suppl] 96:100

Hagan RM, Jones BJ, Jordan BC, Tyers MB (1988) Effects of the 5-HT 3-receptor antagonist GR 38032 S on the synthesis and metabolism of 5-HT and dopamine in rat forebrain. Br J Pharmacol [Proc Suppl] 95:867 P

Heinrich K, Klieser E (1990) Offene klinische Phase 3-Studie mit Fluoxetin. In: Hippius H, Laakmann G (Hrsg) Chancen und Risiken eines neuen Ansatzes der Depressionstherapie. Springer, Berlin Heidelberg New York Tokyo

Heinrich K, Klimke A (im Druck) Klinische Inzidenz aggressiver Akte. In: Duphar-Rundtischgespräch „Aggression, pathologisch destruktives Verhalten und Eltoprazine" am 25.2. 1989. Duphar Med Script

Heinrich K, Lehmann E (1988) Fundamentals and results of controlled studies in neuroleptanxiolysis. Eur J Psychiatry 2:96

Hoppenbrouwers ML, Gelders YG, Bussche G van den, Reyntjens AJM (1986) The effect of benzodiazepine withdrawal on the therapeutic efficacy of a serotonin antagonist (ritanserin) in anxiety. Clin Res Rep R 55667/5

Humble M, Aberg-Wistedt A, Wistedt B, Bertilsson L (1986) A pilot study of ritanserin. (XVth CINP congress book of abstracts, p 165)

Jacobs BL (1987) Central monoaminergic neurons: Single-unit studies in behaving animals. In: Meltzer HY (ed) Psychopharmacology: The third generation of progress. Raven, New York, pp 159–169

Johnston A, File SE (1986) 5-HT and anxiety: promises and pitfalls. Pharmacol Biochem Behav 24:1467–1470

Johnston A, File SE (1988) Effects of ligands for specific 5-HT receptor sub-types in two animal tests of anxiety. In: Lader M (ed) Buspirone: a new introduction to the treatment of anxiety. Royal Society of Medicine Services, London (Royal Society of Medicine Services International Congress and Symposium Series, No 133)

Kane J, Honigfeld G, Singer J, Meltzer HY (1988) Clozapine for the treatment-resistant schizophrenic. Arch Gen Psychiatry 445:789–796

Klieser E (1987) Risiken und Komplikationsmöglichkeiten der medikamentösen Therapie affektiver Erkrankungen. Gesamtverband der Deutschen Nervenärzte, Kiel

Klieser E (1990) Psychopharmakologische Differentialtherapie endogener Psychosen. Thieme, Stuttgart New York

Klieser E, Lehmann E, Schnitzler A, Wurthmann C, Lemmer W (1990) Wirksamkeit und Verträglichkeit von Risperidon im Vergleich zu Clozapin – eine Doppelblindstudie. Fortschr Neurol Psychiatr [Sonderheft 1] 58:16

Klimke A, Klieser E (im Druck a) The treatment of positive and negative schizophrenic symptoms with dopamine agonists. In: Marneros A, Andreasen N, Tsuang MT (eds) Negative vs. positive schizophrenia. Springer, Berlin Heidelberg New York Tokyo

Klimke A, Klieser E (im Druck b) Zur Wirksamkeit der neuroelektrischen Therapie (NET) bei pharmakotherapeutisch resistenten endogenen Psychosen. Fortschr Neurol Psychiatr 58

Klimke A, Klieser E (im Druck c) Antipsychotic efficacy of the dopaminergic autoreceptor agonist EMD 49980 (Roxindol). Pharmacopsychiatry

Lader M (1985) Übersicht über klinische Daten von Buspiron in Großbritannien. In: Hippius H (Hrsg) Buspiron Workshop. Socio medico, Gräfelfing

Laduron P (1981) Dopamine receptor: A unique site with multiple postsynaptic localization. Apomorphine and other dopaminomimetics. In: Cressa GL, Corsini GV (eds) Basic pharmacology, vol 1. Raven, New York, pp 95–103

Liebowitz MR (1989) Antidepressants in panic disorders. Br J Psychiatry [Suppl 6] 155:46–52

Meltzer HY, Lowry MT (1987) The serotonin hypothesis of depression. In: Meltzer HY (ed) Psychopharmacology: The third generation of progress. Raven, New York, pp 159–169

Müller WE (1990) Pharmakologische Aspekte der Neuroleptikawirkung. In: Heinrich K (Hrsg) Leitlinien neuroleptischer Therapie. Springer, Berlin Heidelberg New York Tokyo

Müller Oerlinghausen B (1990) Pharmakologische Beeinflussung von krankhaften Störungen der Impulskontrolle (Fremd- und Selbstaggressivität). Fortschr Neurol Psychiatr 58:15

Niemeegers C (1986) Pharmakologie und Biochemie niedrigdosierter Neuroleptika. In: Heinrich K, Bogerts B (Hrsg) Angstsyndrome – Ursachen, Erscheinungsformen, Therapie. 7. Düsseldorfer Symposion am 25. und 26. 4. 1986. Schattauer, Stuttgart, S 159–166

Nieuwenhuys R (1985) Chemoarchitecture of the brain. Springer, Berlin Heidelberg New York Tokyo, pp 33–41

Olivier B, Mos J (1989) Serotonin, serenics and aggressive behaviour in animals. In: Swinkels JA, Blijleven W (eds) Depression, anxiety and aggression. Medidact, Houten, pp 133–166

Osterheider (im Druck) In: Beckmann (Hrsg) Neurotransmitter und psychische Erkrankungen. (38. Tropon-Symposium am 9.11.1990)

Pangalila-Ratu Langi EA, Jansen PAJ (1988) Ritanserin in the treatment of generalized anxiety disorder. A placebo controlled trial. Hum Psychopharmacol 3:207–212

Pecknold MD, Matas M, Howarth B, Ross C (1989) Evaluation of buspirone as an antianxiety agent: Buspirone and diazepam vs. placebo. Can J Psychiatry 34:766–771

Reyntjens, AJM, Gelders YG, Hoppenbrouwers ML, Bussche G van den (1986) Thymostenic effects of ritanserin, a centrally acting serotonin-S2-receptor blokker. Drug Dev Res 8:205–211

Seyfried CA, Greiner HE, Haase AF (1989) Biochemical and functional studies on EMD 49 980: a potent, selectively presynaptic D-2 dopamine agonist with actions on serotonin systems. Eur J Pharmacol 160:31–41

Traber J (im Druck) Serotonerge Mechanismen der Angst. In: Beckmann (Hrsg) Neurotransmitter und psychische Erkrankungen. (38. Tropon-Symposium am 9.11.1990)

Tye A, Engholm B, Israel Y (1979) Serotonergic control of anxiety disorders. J Affective Disord 16:251–259

Valzelli L (1981) Psychopharmacology of aggression: an overview. Int Pharmacopsychiatry 16:39–48

Van Praag HM, Korf J (1971) Endogenous depressions with and without disturbances in the 5-hydroxytryptamine metabolism: A biochemical classification. Psychopharmacology 19:148–152

Waelkans J, de Graeve W, Duyck H et al (1984) Double blind comparison of R 55667 and placebo in anxiety and tension with somatic symptoms. Clin Res Rep R 55667/1

Wooley DW (1962) The biochemical basis of psychoses or the serotonin hypothesis about mental diseases. Raven, New York London

Wooley DW, Shaw A (1954) A biochemical and pharmacological suggestion about certain mental disorders. Proc Natl Acad Sic 40:228–231

Serotoninwiederaufnahmehemmer und Depression

GREGOR LAAKMANN, ALFRED BREULL, ANETTE PÖGELT,
CLAUDIA DAFFNER, DAGMAR UNTERBERGER

Einleitung

Serotoninreuptakehemmer (5-HT-Reuptakehemmer bzw. -Wiederaufnahmehemmer) nehmen in den letzten 10 Jahren einen zunehmenden Raum im Rahmen der vorklinischen und klinischen Forschung ein. Neben Untersuchungen zum Einsatz dieser Substanzen bei der Behandlung von Depressionskrankheiten wurde ihre Wirksamkeit inzwischen auch bei verschiedenen Formen der Angst- (Johnston u. File 1986; Kahn et al. 1988; Den Boer et al. 1988) oder Zwangskrankheiten (Perse et al. 1987; Price et al. 1986; Goodman et al. 1989) geprüft. Inzwischen sind 2 selektive 5-HT-Wiederaufnahmehemmer, Fluvoxamin (Fevarin) und Fluoxetin (Fluctin), in der Bundesrepublik Deutschland im Handel. Zimelidin, eine weitere Substanz aus dieser Gruppe, wurde wegen schwerer Nebenwirkungen nach kurzer Zeit wieder vom Markt genommen. Mehrere andere Substanzen werden derzeit im Rahmen der vorklinischen und klinischen Prüfung untersucht.

Neu entwickelte Pharmaka werden im Rahmen eines Vierphasenstufenplans in klinischen Studien geprüft. Aufgrund dieser Studien sollen über den Einzelfall hinausgehende Erkenntnisse über den therapeutischen Wert eines Arzneimittels gewonnen werden. Dabei liegt der Schwerpunkt solcher Prüfungen auf Untersuchungen zur Wirksamkeit und Unbedenklichkeit (BPI 1988).

Vorgeschrieben sind in Phase I Verträglichkeits- und Wirksamkeitsprüfungen bei gesunden Probanden. In Phase II wird bei kleinen Patientengruppen in offenen und ersten Doppelblindstudien die Wirksamkeit und Verträglichkeit der Präparate bei intensiver Überwachung meist stationärer Patienten geprüft. Phase III umfaßt die Verträglichkeits- und Wirksamkeitsprüfung in groß angelegten Doppelblindstudien mit größeren Patientengruppen sowohl im stationären klinischen Bereich als auch bei niedergelassenen Ärzten. Nach diesen Prüfungen kann ein Präparat zur Behandlung von Patienten für den

Tabelle 1. Schematisierte Prüfplanübersicht (nähere Erläuterungen s. Text)
Studienplan
Arztbeurteilung

Raskin/Covi							
CGI	CGI	CGI	CGI	CGI	CGI	CGI	
HAMD	HAMD	HAMD	HAMD	HAMD	HAMD	HAMD	
AMDP	AMDP	AMDP	AMDP	AMDP	AMDP	AMDP	
	Labor					Labor	
−1	0	1	2	3	4	5	Wochen
−7/−3	0	7	14	21	28	35	Tage
	PGI	PGI	PGI	PGI	PGI	PGI	
SDS	SDS	SDS	SDS	SDS	SDS	SDS	
EWL	EWL	EWL	EWL	EWL	EWL	EWL	

Patientenselbstbeurteilung

allgemeinen Markt zugelassen werden. Phase IV kommt erst nach der Zulassung einer Substanz zum Tragen. Während dieser Prüfung wird unter klinischen Alltagsbedingungen u. a. speziell auf das Auftreten seltener Nebenwirkungen bzw. Langzeiteffekte geachtet.

Die kontrollierten Doppelblindstudien der Phase-II- und -III-Prüfung werden entsprechend einem detaillierten Prüfplan durchgeführt. Im Rahmen eines solchen Prüfplans wird u. a. festgelegt, welche Patienten in die Studie einzuschließen sind, wie lange die Behandlung durchgeführt wird und anhand welcher Instrumentarien die Wirkungen und Nebenwirkungen zu dokumentieren sind. Ein Übersichtsbeispiel für einen solchen Prüfplan ist in Tabelle 1 dargestellt. Die dort angeführten Skalen, die Clinical Global Impressions Scale (CGI), die Hamilton-Depressionsskala (HAMD) und der Dokumentationsbogen der Arbeitsgemeinschaft für Methodik und Dokumentation in der Psychiatrie (AMDP), sind Fremdbeurteilungsskalen, die vom Arzt auszufüllen sind. Die Patients Global Improvement Scale (PGI), die Selbstbeurteilungs-Depressionsskala (SDS) und die Eigenschaftswörterliste (EWL) sind Selbstbeurteilungsskalen, die der Patient zu bearbeiten hat.

Ein wichtiger, bei derartigen Prüfungen häufig verwendeter Fragebogen ist die Hamilton-Depressionsskala (HAMD). Anhand dieser Skala beurteilen die behandelnden Prüfärzte u. a. die depressive Stimmung der Patienten, deren Schuldgefühle, Schlafstörungen, Arbeitsfähigkeit, depressive Hemmung und Erregung, Ängstlichkeit und somatische Beschwerden, z. B. Appetitstörungen, Verdauungsstörungen, Gewichtsabnahme und Veränderungen der zirkadianen Rhythmik.

Die für einzelne Items vergebenen Punktwerte können zu einem Gesamtpunktwert addiert werden. Eine Reduktion der Gesamtpunktwerte wird üblicherweise als Folge einer Symptombesserung angesehen. Werden in einer Prüfung 2 (oder mehrere) Präparate gegeben, spiegeln gleiche oder unterschiedliche Reduktionen in der HAMD gleiche oder unterschiedliche therapeutische Effekte wider.

Beim Wirksamkeits*nachweis* wird untersucht, ob sich ein Prüfpräparat im Vergleich zum Placebo als therapeutisch überlegen erweist. In diesem Fall muß z. B. die Reduktion in der HAMD in der Verumgruppe erheblich deutlicher ausfallen als in der Placebogruppe. Beim Wirksamkeits*vergleich* hingegen wird untersucht, ob ein Prüfpräparat therapeutisch ebenso wirksam ist wie ein Standardpräparat. In diesem Fall sollte die HAMD-Reduktion in der mit dem Prüfpräparat behandelten Patientengruppe wenigstens ebenso deutlich ausgeprägt sein wie in der Gruppe, die mit dem Standardpräparat behandelt wurde.

Bei beiden Arten von Wirksamkeitsprüfungen (Nachweis bzw. Vergleich) werden die Daten aus Doppelblindstudien (z. B. Veränderungen in der HAMD) analysiert und statistisch mit Hilfe von Signifikanztests ausgewertet. Eine mathematische Eigenheit oder „Fehler" von Signifikanztests ist, daß bei hohen Fallzahlen „alles" signifikant wird. Das aber ist beim Wirksamkeitsnachweis (Prüfpräparat gegen Placebo) von Nachteil, da nur klinisch relevante Unterschiede interessieren, nicht jedoch zwar statistisch signifikante, klinisch aber unwesentliche Minimalunterschiede zwischen Prüfpräparat und Placebo. Der Fehler, den ein Untersucher macht, wenn er aufgrund eines signifikanten Testergebnisses irrtümlich ein Prüfpräparat für wirksamer hält als das Placebo, heißt α-Fehler.

Die 2. Eigenheit von Signifikanztests ist, daß bei niedrigen Fallzahlen „nichts" signifikant wird, auch keine als klinisch relevant angesehenen Unterschiede. Dies wiederum ist beim Wirksamkeitsvergleich von Prüfpräparat gegenüber einem Standardpräparat von Nachteil. Dort ist es wichtig, Unterschiede zuungunsten eines Prüfpräparates nicht zu übersehen. Beurteilt ein Untersucher aufgrund eines nichtsignifikanten Ergebnisses irrtümlich ein Prüfpräparat als genauso wirksam wie ein Standardpräparat, macht er einen sog. β-Fehler.

Die einzige Möglichkeit, auch beim Signifikanztest die klinisch unwesentlichen Unterschiede zu „übersehen" und die klinisch wichtigen aufzudecken, besteht darin, vor der Untersuchung die für das „Übersehen" bzw. das „Aufdecken" notwendige Patientenzahl zu berechnen oder wissenschaftlichen Tabellen zu entnehmen (Cohen

1977). Dazu muß vor der Untersuchung das Signifikanzniveau (α-Fehler) festgelegt werden sowie der β-Fehler und der als klinisch relevant angesehene Effekt. Als klinisch relevanter Effekt könnte beispielsweise angesehen werden, wenn die aufgrund der HAMD gemessene Symptombesserung in der einen Behandlungsgruppe um 5 Punkte geringer ausfällt als in der Vergleichsgruppe bei gleichem Meßfehler (z. B. eine Standardabweichung von 8 Punkten). Aus diesen 3 Werten (α-Fehler, β-Fehler und 5/8 HAMD-Punkte) kann nun die Fallzahl berechnet werden. Wird z. B. das Signifikanzniveau konventionell auf $\alpha = 0{,}05$ festgelegt und der β-Fehler auf $\beta = 0{,}20$, dann werden nach den Tabellen von Cohen *pro* Behandlungsgruppe 50 Patienten (plus 20% Behandlungsabbrecher) benötigt, um genau den als klinisch relevant angesehenen Behandlungseffekt mit einer Wahrscheinlichkeit von 80% zu finden, sofern es diesen in der Population gibt. Die Wahrscheinlichkeit von 80% (oder richtiger 0,80) errechnet sich nach der Gleichung $1-\beta = 1-0{,}20 = 0{,}80$, genannt „power". Werden beispielsweise nur 30 Patienten pro Behandlungsgruppe untersucht, dann beträgt die Wahrscheinlichkeit, denselben Effekt zu finden, nur noch 60%. Bei 25 Patienten pro Behandlungsgruppe beträgt die Wahrscheinlichkeit nur 50%, nicht höher also als für „Wappen" beim Münzwurf. Es besteht also ebenso eine Wahrscheinlichkeit von 50% dafür, daß ein bestehender Unterschied nicht gefunden wird, und – im Beispiel des Wirkungsvergleichs von Prüfpräparat und Standardantidepressivum – ein bestehender Unterschied zwischen den Präparaten nicht signifikant wird. Studien mit zu geringen Patientenzahlen sind daher in dem hinten angegebenen Literaturüberblick (vgl. Tabellen 3 und 4) nicht aufgeführt. Es werden nur solche Studien genannt, bei denen der Stichprobenumfang groß genug war, um mit ausreichender Wahrscheinlichkeit sowohl eine Wirkungsgleichheit als auch eine Wirkungsungleichheit aufdecken zu können.

Zusätzlich wurde im Zusammenhang mit der Berechnung von HAMD-Gesamtscores von verschiedenen Autoren darauf hingewiesen, daß auch die Veränderung einzelner Fragebogenitems (Laakmann u. Breull 1991) oder Itemgruppen (Danish University Antidepressant Group 1990) wichtige Hinweise auf Wirksamkeitsspezifika eines Präparates geben kann.

Im Rahmen des vorliegenden Beitrages werden einige 5-HT-reuptakehemmende Antidepressiva, die derzeit klinisch geprüft werden, besonders aus klinischer Sicht dargestellt. Weiterhin werden die im Handel befindlichen Substanzen Fluoxetin und Fluvoxamin beschrieben und Studien mit diesen Präparaten erwähnt, die bei einer genügend großen Patientenzahl durchgeführt werden. Abschließend wird auf einige, im Rahmen unserer klinischen Behandlung mit Fluvoxamin gemachten Erfahrungen bei stationär aufgenommenen Patienten eingegangen.

Serotoninwiederaufnahmehemmer

Die 5-HT-reuptakehemmende Wirkung der Antidepressiva ist neben der Noradrenalin-(NA-)reuptakehemmenden Wirkung seit Mitte der 60er Jahre bekannt. Aufgrund der NA-Reuptakehemmung formulierten Schildkraut (1965) und Matussek (1965) die NA-Mangelhypothese und aufgrund der 5-HT-Reuptakehemmung Coppen (1967) die 5-HT-Mangelhypothese als mögliche Ursache für Depressionserkrankungen. Obwohl aus heutiger Sicht diese Hypothesen zur Erklärung depressiver Erkrankungen als nicht hinreichend anzusehen sind, waren sie für die Depressionsforschung von großer Bedeutung. Alle auf dem Markt oder in der Entwicklung befindlichen Antidepressiva werden u. a. auch hinsichtlich ihrer NA- oder 5-HT-reuptakehemmenden Wirkung untersucht. In Tabelle 2 wird die 5-HT- und NA-reuptakehemmende Wirkung anhand der IC_{50} wiedergegeben, die die Konzentration (in nmol/l) angibt, die zur 50%igen Transmitterwiederaufnahmehemmung führt. Bei Bildung der Quotienten aus den Werten von NA- und 5-HT-Wiederaufnahmehemmung wird deutlich, daß die Substanzen von Trimipramin bis Maprotilin eine stärkere NA- als 5-HT-Reuptakehemmung haben (Quotient < 1). Die Substanzen von Clomipramin (Chlorimipramin) bis Citalpram haben eine stärkere 5-HT-Reuptakehemmung (Quotient > 1). Mehrere der trizyklischen Antidepressiva haben sowohl eine deutliche NA- als auch 5-HT-reuptakehemmende Wirkung. Primäre NA-Reuptakehemmer wie Desipramin oder Maprotilin sind seit längerer Zeit im Handel. Primäre 5-HT-Reuptakehemmer wurden zunehmend in den letzten 10 Jahren in größerer Anzahl klinisch entwickelt. Die derzeit im Handel neu eingeführten Präparate können als selektive 5-HT-Wiederaufnahmehemmer bezeichnet werden, da sie kaum andere pharmakologische Wirkungen entfalten.

Neben der reuptakehemmenden Wirkung haben die meisten Antidepressiva auch noch andere pharmakologische Eigenschaften, die besonders im Zusammenhang mit Nebenwirkungen erörtert werden. So hat ein Teil der antidepressiv wirkenden Substanzen eine stark ausgeprägte anticholinerge Wirkung, die mit Mundtrockenheit, Obstipation, Akkomodationsstörungen und Miktionsbeschwerden in

Tabelle 2. Einfluß von Antidepressiva auf die Transmitteraufnahme. Folgende Strukturen des Rattenhirns wurden für die Untersuchung verwendet: für 5-HT gesamtes Gehirn minus Zerebellum, Pons und Medulla oblongata; für NA okzipitaler plus temporaler Kortex; für DA Corpus striatum. Alle Ergebnisse sind das Mittel von mindestens 2 Bestimmungen, jeweils mit 5 Konzentrationen der Testsubstanzen in 3facher Ausführung. (Mod. nach Hyttel 1982)

Antidepressivum	Serotonin IC_{50} (nmol/l)	Noradrenalin $IC50_{nM}$ (nmol/l)	NA/5-HT	Handelsname
Citalopram	1,8	8800	4889	
Indalpin	2,4	2400	1000	
Alaproclat	89	32000	360	
Paroxetin	0,31	88	284	
Fluvoxamin[a]	4,1	620	152	Fevarin
Fluoxetin	6,9	380	55	Fluctin
Zimelidin	59	3200	54	
Femoxetin	8,3	410	49	
Trazodon	580	11000	19	Thombran
Chlorimipramin	1,5	24	16	Anafranil
Trimipramin	2100	1300	0,62	Stangyl
Amitriptylin	40	24	0,60	Saroten
Imipramin	35	20	0,57	Tofranil
Opipramol	2200	700	0,32	Insidon
Doxepin	280	40	0,14	Sinquan
Melitracen	710	54	0,076	Trausabun
Mianserin	1200	23	0,019	Tolvin
Viloxazin	15000	280	0,019	Vivalan
Nortriptylin	590	7,7	0,013	Nortrilen
Dibenzipin	3200	41	0,013	Noveril
Desipramin	210	0,97	0,0046	Pertofran
Maprotilin	3000	8,4	0,0028	Ludiomil

[a] Nach Hyttel u. Larsen 1985.

Zusammenhang gebracht wird, eine α-adrenolytische Wirkung mit Blutdruckabfall und Schwindel oder eine antihistaminerge Wirkung mit Sedation, Müdigkeit und Gewichtszunahme (Möller et al. 1988).

● *Trazodon* (Thombran) ist ein schwach 5-HT- und noch schwächeres NA-reuptakehemmendes Antidepressivum und hat eine zusätzliche α-adrenolytische Wirkung (Benkert u. Hippius 1986). Die Substanz hat eine Halbwertszeit von etwa 10h und vermutlich keine aktiven Metaboliten (Kümmerle et al. 1984). Das Präparat wurde in vorklinischen und klinischen Untersuchungen geprüft und ist seit Jahren im europäischen wie auch im angloamerikanischen Raum zur Behandlung von depressiven Erkrankungen zugelassen.

Als gelegentlich auftretende, unerwünschte Substanzwirkungen werden genannt: Blutdruckabfall, Schwindel, Müdigkeit, Magen-Darm-Beschwerden, Mundtrockenheit, Schlafstörungen, Kopfschmerzen, Unruhe und beschleunigter Herzschlag. In seltenen Fällen können Hauterscheinungen (z. B. allergische Hautausschläge), Sehstörungen, Verstopfung, Blutdruckerhöhung, Verwirrtheitszustände, Priapismus, Übelkeit, Brechreiz, Zittern und Gewichtsveränderung auftreten. Die Wirkung blutdrucksenkender Mittel kann verstärkt werden. Wechselwirkungen mit Alkohol, anderen zentral wirksamen Substanzen, Anästhetika und MAO-Hemmern sind möglich (Benkert u. Hippius 1986).

- *Femoxetin* ist ein potenter, selektiver 5-HT-Reuptakehemmer, der eine Halbwertszeit von etwa 20 h hat. Der Hauptmetabolit Norfemoxetin ist ebenfalls ein potenter 5-HT-Reuptakehemmer mit einer Halbwertszeit von 20 h. Femoxetin wurde in kleineren klinischen Studien mit Amitriptylin und Imipramin verglichen, mit z. T. schlechterer bis vergleichbarer Wirksamkeit. Die unerwünschten Substanzwirkungen werden als nicht sehr stark ausgeprägt beschrieben (Warrington et al. 1989; Suominen et al. 1988), wobei Kopfschmerz, Zittern, Schwitzen und Übelkeit mit an erster Stelle genannt werden.

- *Zimelidin* war nach Durchlaufen der vorklinischen Untersuchungen zwischen 1982 und 1983 als erster 5-HT-Reuptakehemmer in mehreren Ländern im Handel. Die Substanz hat eine Halbwertszeit von 5 h und ist, ebenso wie der Hauptmetabolit Norzimelidin, ein potenter 5-HT-Reuptakehemmer. Norzimelidin hat eine Halbwertszeit von 15 h und ist gleichzeitig nur ein schwacher NA-Reuptakehemmer. Die 5-HT-reuptakehemmende Potenz von Norzimelidin ist etwa um den Faktor 10 höher als die der Ausgangssubstanz. In einer großen Anzahl von offenen Prüfungen und Doppelblindstudien wurde das Präparat in verschiedenen Ländern untersucht. Es ließ sich ein den Vergleichspräparaten adäquater therapeutischer Effekt ableiten. Insgesamt wurden Anfang der 80er Jahre etwa 150 000–200 000 Patienten mit Zimelidin behandelt. Als Nebenwirkungen wurden über Übelkeit, Kopfschmerz, Schlafstörungen, Schwindel, Tremor, Mundtrockenheit und Schwitzen berichtet. Da u. a. bei mehreren Patienten ein influenzaähnliches Syndrom bzw. ein Guillain-Barré-Syndrom auftrat, wurde das Präparat 1983 wieder vom Markt genommen.

- *Paroxetin* ist einer der am frühesten beschriebenen, selektiven 5-HT-Reuptakehemmer (Petersen et al. 1977) mit einer Halbwertszeit von etwa 16h, wobei möglicherweise keine aktiven Metaboliten entstehen. In kleineren Doppelblindstudien zeigte das Präparat die gleiche Wirksamkeit wie Amitriptylin. Die Antidepressant Group der Dänischen Universität (1990) untersuchte Paroxetin gegen Clomipramin in einer Fixed-dose-Doppelblindstudie und fand bei insgesamt 120 Patienten eine signifikant bessere Wirksamkeit von Clomipramin ab der 2. Behandlungswoche. Feighner u. Boyer (1989) stellten eine bessere Wirksamkeit von Paroxetin im Vergleich zu Imipramin fest, Peselow et al. (1989) einen signifikant geringeren pharmakotherapeutischen Effekt. Rickels et al. (1989) berichteten über eine höhere Wirksamkeit von Paroxetin gegenüber Placebo. Als häufigste Nebenwirkungen wurden Kopfschmerz, Übelkeit, Schwitzen und Müdigkeit beschrieben und bei einigen Patienten Gewichtsreduktion.

- *Alaproklat* hat eine ausgeprägte 5-HT-reuptakehemmende Wirkung, die regional selektiv hauptsächlich auf Hypothalamus und Hippokampus wirken soll (Asberg et al. 1986). Zusätzlich zu der die 5-HT-Aufnahme hemmenden Eigenschaft wurde für die Substanz eine „Potenzierung muskarinerger Agonisten" festgestellt (Thompson u. Checkley 1985). Aufgrund dieser Eigenschaften wird überlegt, die Substanz bei depressiven oder dementen Patienten einzusetzen (Dehlin et al. 1985). In ersten klinischen Studien wurde für die Substanz eine befriedigende Wirksamkeit berichtet.

- *Indalpin* ist ein sehr potenter, selektiver 5-HT-Reuptakehemmer. Indalpin wurde im Rahmen verschiedener offener und kontrollierter Doppelblindprüfungen eingesetzt und zeigte gegenüber Clomipramin (Uzan 1982) etwa vergleichbare therapeutische Effekte. Als Nebenwirkungen wurden von dem Präparat – ähnlich wie von anderen 5-HT-Reuptakehemmern – Übelkeit/Erbrechen, Kopfschmerz und Mundtrockenheit berichtet.

- *Citalopram* ist der stärkste der in Tabelle 2 angegebenen selektiven 5-HT-Reuptakehemmer. Der desmethylierte Metabolit der Ausgangssubstanz hat hingegen nur eine schwache 5-HT- und eine kaum NA-reuptakehemmende Wirkung. In ersten Studien wurde bei Citalopram im Vergleich zu Clomipramin eine signifikant schlechtere Wirksamkeit festgestellt (Danish University Antidepressant Group 1986); gegenüber Mianserin wurde ein vergleichbarer therapeutischer Effekt berichtet (de Wilde et al. 1985). Als Nebenwirkungen, die bisher als gering bezeichnet werden, treten Mundtrockenheit, Übelkeit, Schwitzen, Benommenheit und Kopfschmerz auf (Ahlfors et al. 1988).

- *Fluoxetin* ist ein selektiver 5-HT-Reuptakehemmer mit einer Halbwertszeit von etwa 70 h. Der einzige bekannte Metabolit, Norfluoxetin, hat eine Halbwertszeit von mehr als 300 h. Die Substanz wurde 1990 in der Bundesrepublik Deutschland zugelassen, nachdem sie in Amerika und anderen Ländern schon mehrere Jahre im Handel war.

In kleineren und größeren Studien wurde Fluoxetin hinsichtlich seiner klinischen Wirksamkeit fast ausschließlich bei ambulanten Patienten untersucht, wobei die größeren Doppelblindstudien in Tabelle 3 aufgeführt sind. Fluoxetin zeigte eine vergleichbare pharmakotherapeutische Wirksamkeit mit Imipramin und eine Überlegenheit gegenüber Placebo (Reimherr et al. 1984; Cohen u. Wilcox 1985; Stark u. Hardison 1985; Byerley et al. 1988; Muijen et al. 1988; Feigher et al. 1989a). Bei diesen Studien handelt es sich ausnahmslos um 6wöchige Studien, die bei Patienten mit „major depressive disorder" (DSM III) in ambulanter Behandlung durchgeführt wurden. In der Studie von Muijen et al. (1988) wurde Fluoxetin als signifikant wirksamer bewertet als Placebo, während für das Vergleichspräparat Mianserin kein Unterschied zu Placebo aufgedeckt wurde. Corne u. Hall (1989) verglichen Fluoxetin mit Doxepin und fanden während des Behandlungsverlaufs Vorteile für Doxepin, die aber bei Behandlungsende wieder ausgeglichen waren. Remick et al. (1989) berichten bei einer Gruppe von 80 Patienten, von denen 60 ambulant behandelt wurden, daß Fluoxetin eine dem Doxepin vergleichbare antidepressive Wirksamkeit hat. Unsere eigene Arbeitsgruppe fand bei 130 ambulanten behandlungsbedürftigen, endogen depressiven Patienten eine vergleichbare Wirksamkeit von Fluoxetin (40 mg) und Amitriptylin (100 mg; Laakmann et al. 1988, 1991a, b). Peters (1991) bestätigt diesen Befund aufgrund einer Untersuchung mit 102 ambulanten Patienten, bei denen eine tägliche Dosis von 20 mg Fluoxetin bzw. 75 mg Amitriptylin gegeben wurde.

Unsere Arbeitsgruppe führte die einzige großangelegte Doppelblindstudie mit stationären Patienten mit einem zur oben angesprochenen Ambulanzstudie identischen Studiendesign durch. Auch bei den stationären Patienten konnte gezeigt werden, daß Fluoxetin in einer Dosis von 40 mg bei endogen depressiven Patienten eine mit Amitriptylin (100 mg) vergleichbare antidepressive Wirksamkeit zeigt. In einer Subgruppe der Patienten wurde auch festgestellt, daß Fluoxetin – besonders bei schwerkranken, stationären Patienten – in der 1. Woche in der HAMD eine signifikant geringere therapeutische Wirksamkeit aufweist als Amitriptylin. Dieser Effekt, der auch bei

Tabelle 3. Publikationen zu Fluoxetin (*F* Fluoxetin, *I* Imipramin, *M* Mianserin, *A* Amitriptylin, *D* Dothiepin, *Do* Doxepin, *P* Placebo, *W* Woche; > gibt die Signifikanz an: $p < 0{,}05$)

Autor	Patienten gesamt	Diagnose	Dauer (Wochen)	Dosis (mg/Tag)	Wirksamkeit
		Verum/Verum/Placebo ambulant			
Cohn u. Wilcox 1985	166	„major depressive disorder"	6	F: ~ 60 I: ~ 150	F = I F > P
Stark u. Hardison 1985	540	„major depressive disorder"	6	F: ~ 80 I: ~ 150	F = I > P
Byerley et al. 1988	103	„major depressive disorder"	6	F: ~ 60 I: ~ 200	F = I > P
Muijen et al. 1988	81	„major depressive disorder" bipolar	6	F: ~ 60 M: ~ 60	F = M F > P
Feighner et al. 1989 a	198	„major depressive disorder"	6	F: bis 80 I: bis 150	F = I > P
		Verum/Verum ambulant			
Laakmann et al. 1988	130	„endogen depressive disorder"	5	F: ~ 40 A: ~ 100	F = A
Corne u. Hall 1989	100	„major depressive disorder"	6	F: ~ 40 D: ~ 75	F = D W1+2, D > F
Peters 1991	102	„endogen depressive disorder"	5	F: 20 A: 75	F = A
		Dosis ambulant			
Wernicke et al. 1987	356	„major depressive disorder"	6	20, 40, 60	20 = 40 > P 60 = P
Wernicke et al. 1988	437	„major depressive disorder"	6	5, 20, 40	5 = 20 = 40 > P
		Verum/Verum ambulant/stationär			
Remick et al. 1989	80	„major depressive disorder" ambulant/stationär	6	F: ~ 20 Do: ~ 150	F = Do
		Verum/Verum stationär			
Laakmann et al., im Druck	201	„endogen depressive disorder"	5	F: ~ 40 A: ~ 100	F = A W1 A > F

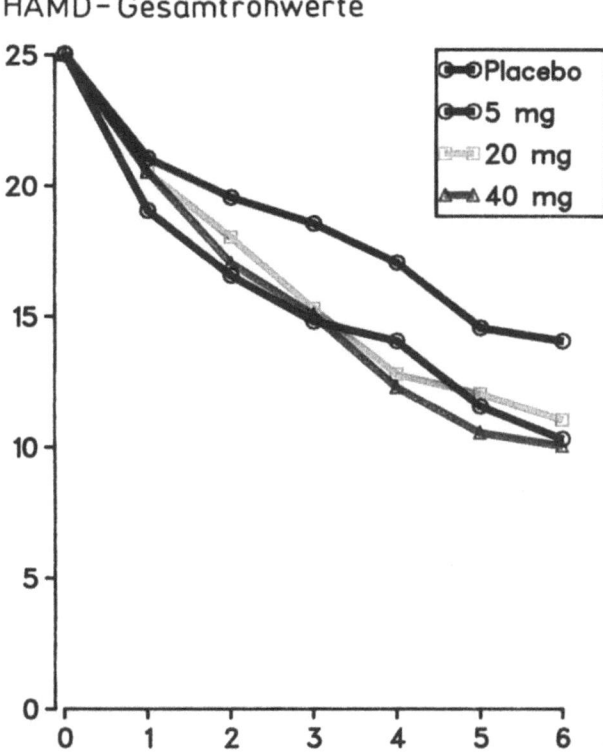

Abb. 1. Wirksamkeit von Fluoxetin gegenüber Placebo. (Nach Wernicke et al. 1988)

den ambulanten Patienten zu sehen war, könnte als Hinweis einer leicht verzögerten Wirksamkeit von Fluoxetin im Vergleich zu Amitriptylin bei schwerkranken Patienten interpretiert werden. Leicht- und mittelschwerkranke Patienten sprachen auf beide Substanzen etwa gleich gut an (Laakmann et al. 1991).

In einer Dosisstudie gegen Placebo berichteten Wernicke et al. (1988) von einer vergleichbaren antidepressiven Wirksamkeit von 5, 20 und 40 mg Fluoxetin und einer Überlegenheit gegenüber Placebo (Abb. 1). In einer früheren Studie, in der 20, 40 und 60 mg gegenüber Placebo verglichen wurden, zeigten die 20- und 40-mg-Dosierung eine Überlegenheit gegenüber Placebo, nicht aber die 60-mg-Dosis (Wernicke et al. 1987). Eine Erklärung für die geringere Wirksamkeit der 60-mg-Dosis wurde bisher nicht gefunden. Wernicke et al. (1991) vermuten jedoch, daß diese zu einem Teil durch die deutlich erhöhte

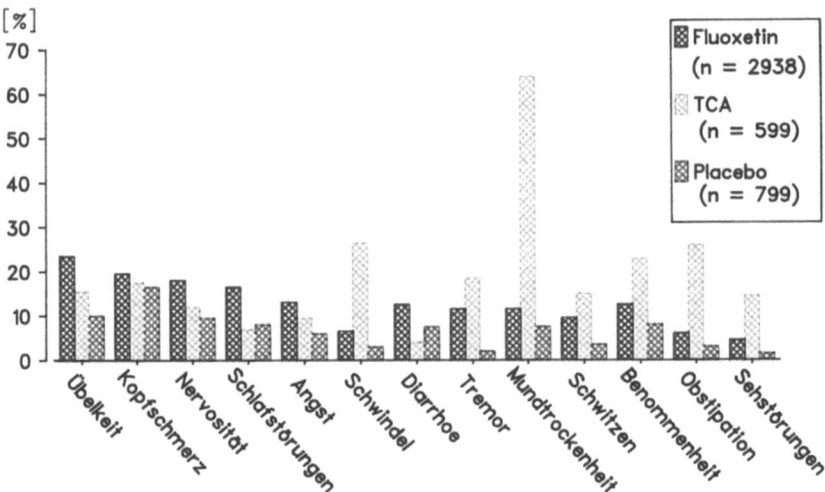

Abb. 2. Nebenwirkungen von Fluoxetin im Vergleich zu trizyklischen Antidepressiva *(TCA)* und Placebo. (Nach Cooper 1988)

Anzahl von Nebenwirkungen, hauptsächlich Schlaflosigkeit, Bauchschmerzen und Diarrhö, mitbestimmt sein könne. Da bei einer Dosierung über 20 mg die Häufigkeit der unerwünschten Substanzwirkungen deutlich anstieg, gleichzeitig jedoch keine therapeutische Überlegenheit gesehen wurde, wurde die 20-mg-Dosis als therapeutisch günstige Dosis empfohlen.

Bei gemeinsamer Analyse mehrerer Studien mit mehr als 4000 Patienten (etwa 3000 mit Fluoxetin, 600 mit Trizyklika, 800 mit Placebo) berichtete Cooper (1988), daß unter Fluoxetin häufiger Übelkeit, Kopfschmerz, Nervosität, Schlafstörungen, Angst und Diarrhö auftraten als unter Trizyklika (Abb. 2). Unter Trizyklika wurden häufiger Schwindel, Tremor, Mundtrockenheit, Schwitzen, Benommenheit, Obstipation und Sehstörungen genannt. In unseren Studien fanden wir ein ähnliches Nebenwirkungsprofil (vgl. Laakmann et al. 1988, 1991a, b; Laakmann u. Breull 1991). Insgesamt scheint Fluoxetin verträglicher zu sein als die eingesetzten Trizyklika. Mehrere Autoren berichten über Gewichtsreduktion (z. B. Cohn u. Wilcox 1985). Bei Überdosierungen scheint Fluoxetin wenig toxisch zu wirken. So berichtet Lader (1988) anhand von retrospektiven Analysen, daß bei Einmaldosierungen von bis zu 1000 mg keine ernsthaften Probleme auftraten.

Die gleichzeitige Gabe von Fluoxetin und MAO-Hemmern ist nicht erlaubt. Auch bei schweren Nierenfunktionsstörungen kann das Präparat nicht gegeben werden.

Wegen der langen Halbwertszeit von Fluoxetin ist bei Umstellung auf einen MAO-Hemmer eine Auswaschphase von 5 Wochen einzuhalten. Umgekehrt sollten nach Absetzen von MAO-Hemmern wenigstens 2 Wochen gewartet werden bis zur Einnahme von Fluoxetin. Nach Teicher et al. (1990) scheint die Auswaschphase von 14 Tagen für MAO-Hemmer möglicherweise zu kurz zu sein, da es bei einigen Patienten auch nach dieser Auswaschphase zu Suizidversuchen kam. Bei der Kombination von Fluoxetin mit anderen Psychopharmaka scheint Vorsicht geboten, da es zur Beeinflussung der Benzodiazepinausscheidung kommen kann oder auch zu Veränderungen des Lithiumspiegels. Darüber hinaus wurde über Hinweise auf eine Interaktion von Fluoxetin mit Neuroleptika berichtet. Fluoxetin kann bei Diabetikern zu Hypoglykämie führen und bei gleichzeitiger Gabe von Diuretika zu Hyponaträmie. Bei älteren Patienten scheint Fluoxetin wegen der geringen kardiotoxischen Wirkung geeignet.

Bei Hautausschlag sollte das Präparat sofort abgesetzt und die entsprechenden medizinischen Maßnahmen eingeleitet werden.

Fluvoxamin (Fevarin) ist ein selektiver 5-HT-Reuptakehemmer, der in der Bundesrepublik Deutschland und verschiedenen anderen europäischen Staaten seit 1984 auf dem Markt ist. Das Präparat hat eine Halbwertszeit von etwa 15 h und wird zu mehreren – soweit bekannt – unwirksamen Metaboliten verstoffwechselt (Claassen et al. 1977).

Die klinische Wirksamkeit von Fluvoxamin bei depressiven Patienten wurde in einer größeren Anzahl von Studien bei ambulanten und stationären Patienten im Vergleich zu Placebo und zu Vergleichspräparaten untersucht, wobei die wichtigsten Studien mit größeren Patientenzahlen in Tabelle 4 aufgeführt sind. Norton et al. (1984) verglichen Fluvoxamin mit Imipramin und Placebo bei 91 ambulanten Patienten und konnten in der HAMD keinen signifikanten Unterschied zu Placebo finden. In einer ähnlich aufgebauten Studie mit 101 ambulanten Patienten berichten Dominguez et al. (1985) nach 2 Behandlungswochen über einen Wirksamkeitsvorteil von Fluvoxamin gegenüber Placebo, nach 3 Wochen von Imipramin gegenüber Placebo und bei Behandlungsende über keine signifikanten Unterschiede. Aufgrund der relativ geringen Stichprobenumfänge beider Studien kommt diesen Ergebnissen nur eingeschränkte Gültigkeit zu. Cassano et al. (1986) faßten die Daten von etwa 500 Patienten, die teils ambulant, teils stationär behandelt worden waren, aus insgesamt

Tabelle 4. Publikationen zu Fluvoxamin (*Fv* Fluvoxamin, *I* Imipramin, *D* Dothiepin, *L* Lorazepam, *P* Placebo, > gibt die Signifikanz an: p < 0,05)

Autor	Patienten gesamt	Diagnose	Dauer (Wochen)	Dosis (mg/Tag)	Wirksamkeit
		Verum/Verum/Placebo ambulant			
Norton et al. 1984	91	„major depressive disorder"	4	Fv: > 150 I: ~ 150	Fv = I = P
Dominguez et al. 1985	101	„major depressive disorder"	4	Fv: 50–300 I: 50–300	Fv = I = P
		Verum/Verum ambulant			
Mullin et al. 1988	78	„major depressive disorder"	6	Fv: 100 D: 75	Fv = D
Laws et al. 1990	115	Angst und Depression	6	Fv: 100 L: 2	Fv = L
		Verum/Verum/Placebo stationär/ambulant			
Cassano et al. 1986	185 stat. 296 amb.	„major depressive disorder"	4	Fv: 150 I: 150	Fv = I > P
		Verum/Verum/Placebo stationär			
Feighner et al. 1989b	81	„major depressive disorder"	6	Fv: ~ 150 I: ~ 150	Fv > I Fv > P
		Verum/Verum stationär			
Guelfi et al. 1983	158	„major depressive disorder"	4	Fv: ~ 200 I: ~ 100	Fv = I

8 Studien zusammen und fanden eine signifikante Überlegenheit von Fluvoxamin bzw. Imipramin gegenüber Placebo (Abb. 3). Diese Daten wurden auch von Amin et al. (1984) und Wagner et al. (1985) unter verschiedenen Aspekten bearbeitet. In Vergleichsstudien zu Dothiepin konnten Mullin et al. (1988) keinen Unterschied zwischen

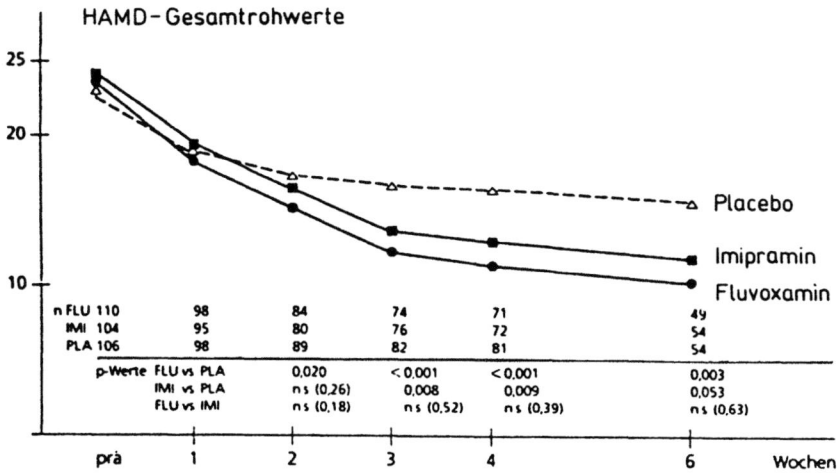

Abb. 3. Wirksamkeit von Fluvoxamin und Imipramin gegenüber Placebo. (Nach Wagner et al. 1985)

Fluvoxamin und Dothiepin bei ambulanten Patienten finden. Laws et al. (1990) untersuchten in einer Multicenterstudie Fluvoxamin im Vergleich zu Lorazepam bei einer gemischten Stichprobe von ängstlichen und depressiven Patienten und berichteten über eine gleiche Wirksamkeit bei beiden Substanzen. Feighner et al. (1989b) verglichen Fluvoxamin gegenüber Imipramin und Placebo bei 81 schwerkranken stationären Patienten. Nach 6wöchiger Behandlung wurde eine signifikante Überlegenheit von Fluvoxamin gegenüber Imipramin und Placebo gefunden. Guelfi et al. (1983) berichteten über eine vergleichbare Wirkung von Fluvoxamin und Imipramin aufgrund einer 4wöchigen Multicenterstudie mit 158 stationären Patienten.

Als Dosierung von Fluvoxamin für die Behandlung depressiver Erkrankungen werden 100 mg bis maximal 300 mg vorgeschlagen, wobei eine Anfangsdosierung von 100 mg für die 1. Woche empfohlen wird.

Aufgrund der gemeinsamen Analyse von 10 Doppelblindstudien mit insgesamt mehr als 600 Patienten, die mit Fluvoxamin, Imipramin oder Placebo behandelt worden waren, berichten Benfield u. Ward (1986, vgl. Abb. 4), daß bei Fluvoxamin Übelkeit, Kopfschmerz und Schlafstörungen häufiger auftreten als bei Imipramin. Mundtrockenheit, Tremor, Schwindel und Obstipation treten bei Imipramin häufiger auf als bei Fluvoxamin. Unerwünschte Substanzwirkungen, die unter Fluvoxamin auftreten können, sind sehr häufig innerhalb der

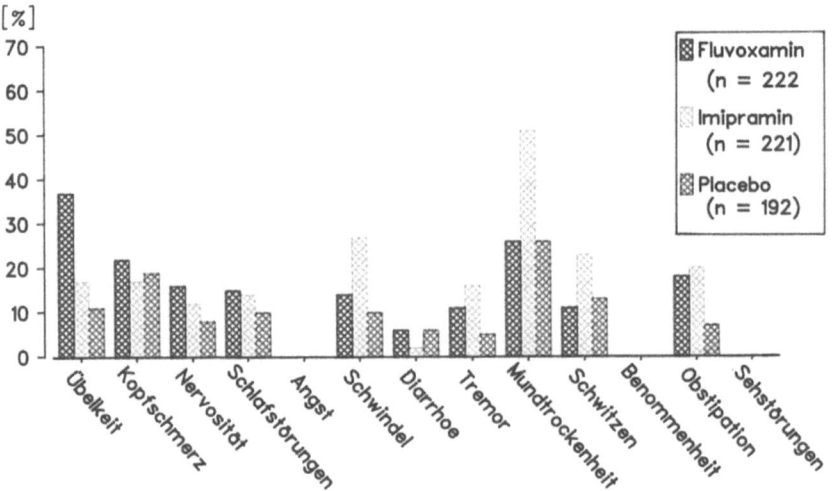

Abb. 4. Nebenwirkungen unter Fluvoxamin, Imipramin und Placebo. (Nach Benfield u. Ward 1986)

beiden ersten Behandlungswochen zu erwarten. Insgesamt erscheint Fluvoxamin verträglicher als trizyklische Vergleichspräparate.

Eine gleichzeitige Gabe von Fluvoxamin und MAO-Hemmern ist untersagt.

Bei Umstellung von MAO-Hemmern auf Fluvoxamin soll ein mindestens 14tägiges MAO-hemmerfreies Intervall eingehalten werden. Die Kombination von Fluvoxamin mit Lithium sollte intensiv überwacht werden, da eine Erhöhung der serotonergen Wirkungen möglich ist.

Fluvoxamin kann wegen der geringen kardiovaskulären Wirkungen gut bei alten Patienten eingesetzt werden. Die Wirkung bei ängstlich-depressiven Patienten scheint ebenfalls zufriedenstellend zu sein und günstiger als bei Maprotilin (Den Boer u. Westenberg 1988) und Ritanserin (Den Boer 1987) und vergleichbar zu Clomipramin (Den Boer et al. 1987). Das Präparat ist auch im Rahmen der Langzeitbehandlung von Patienten einsetzbar.

Abschließende Bemerkungen

Selektive 5-HT-reuptakehemmende Substanzen nehmen in den letzten Jahren einen zunehmenden Raum im Rahmen der Depressionsbehandlung ein. Neben der für die allgemeine Therapie zur Verfügung stehenden Substanzen Fluoxetin und Fluvoxamin werden derzeit verschiedene Präparate hinsichtlich ihrer Wirksamkeit und Verträglichkeit untersucht. Über die Prüfpräparate kann natürlich im Rahmen unseres Beitrags nicht abschließend geurteilt werden. Es scheinen aber einige Präparate vorhanden zu sein, die als potentielle Antidepressiva anzusehen sind und weiter untersucht werden sollten. Hierbei möchten wir nochmals darauf hinweisen, daß solche klinischen Studien methodisch einwandfrei durchzuführen sind, um für den Kliniker zu verwertbaren Ergebnissen zu führen.

Der klinische Einsatz der beiden in der BRD zugelassenen Präparate zeigt, daß die Substanzen die Therapiemöglichkeiten der Depression sowohl im ambulanten als auch im stationären Bereich erweitern.

Folgende Anmerkungen seien in diesem Zusammenhang gemacht: In den letzten Jahren wurden in unserer Klinik insgesamt 32 Patienten mit einem behandlungsbedürftigen depressiven Syndrom mit Fluvoxamin behandelt wurden. Hierbei handelte es sich um 8 klinische Erstbehandlungen und um 24 Behandlungen von Patienten, bei denen vorher schon stationär ein Antidepressivum verabreicht worden war. Von diesen 24 stationär Mehrfachbehandelten konnten 7 Patienten mit Fluvoxamin entlassen werden, von den 8 Erstbehandelten 5 Patienten mit Fluvoxamin. Vergleicht man dazu 32 depressive Patienten, die im gleichen Zeitraum in unserer Klinik mit Amitriptylin behandelt wurden, so ist bei dieser Vergleichsstichprobe zu verzeichnen, daß es sich hierbei um 27 Erstbehandlungen in der Klinik handelte, von denen 19 mit Amitriptylin entlassen werden konnten. Bei den 5 Patienten, bei denen Amitriptylin als Zweit- oder Drittpräparat eingesetzt wurde, wurde keiner der Patienten unter Amitriptylin entlassen.

Mit großer Vorsicht betrachtet, weisen diese Zahlen u.E. einmal darauf hin, daß in unserer Klinik Amitriptylin offensichtlich häufiger als Erstbehandlungspräparat eingesetzt wird als Fluvoxamin. Andererseits konnte bei den mehrfach vorbehandelten Patienten immerhin etwa ein Drittel der Patienten mit Fluvoxamin so gut behandelt werden, daß sie unter dieser Medikation entlassen wurden.

Des weiteren sei noch darauf hingewiesen, daß diese Präparate ein anderes Nebenwirkungsprofil zeigen als die trizyklischen Antidepressiva. Es kommt unter diesen Präparaten häufiger zu Übelkeit, Kopfschmerz und Schlafstörungen und sehr viel seltener zum Auftreten von Mundtrockenheit, was bei vielen trizyklischen Antidepressiva als Hauptnebenwirkung anzusehen ist. Auch scheinen diese Präparate den trizyklischen Antidepressiva hinsichtlich der kardialen Verträglichkeit überlegen zu sein. Abschließend möchten wir nochmals darauf hinweisen, daß diese Präparate zur Erweiterung pharmakotherapeutischer Behandlungsmöglichkeiten depressiver Patienten beitragen. Bei guter Verträglichkeit zeigen diese Präparate ein anderes Nebenwirkungsprofil als die bekannten Antidepressiva. Im Rahmen der klinischen Anwendung, sowohl bei stationären als auch bei ambulanten Patienten, scheint es besonders wichtig, auf selten auftretende Nebenwirkungen zu achten und diese zu melden, um diese pharmakotherapeutische Behandlungsmöglichkeit zu erhalten.

Literatur

Ahlfors UG, Elovaara S, Harma P et al (1988) Clinical multicenter study of citalopram compared double-blindly with mianserin in depressed patients. Nord Psykiatr Tid 42/3:201–210

Amin MM, Ananth JV, Coleman BS et al (1984) Fluvoxamine: antidepressant effect confirmed in a placebo-controlled international study. Clin Neuropharmacol 7/1:1

Asberg M, Eriksson B, Martensson B et al (1986) Therapeutic effects of serotonin uptake inhibitors in depression. J Clin Psychiatry [Suppl] 47/4:23–35

Benfield P, Ward A (1986) Fluvoxamine. A review of its pharmacodynamic and pharmacokinetic properties, and therapeutic efficacy in depressive illness. Drugs 32:313–334

Benkert O, Hippius H (1986) Psychiatrische Pharmakotherapie. Springer, Berlin Heidelberg New York Tokyo

BPI (1988) Merkblatt des Bundesverbandes der Pharmazeutischen Industrie e. V. zur Durchführung von klinischen Arzneimittelprüfungen in der Bundesrepublik Deutschland. Pharm Ind 50/11:1223–1240 8–9

Byerley WF, Reimherr FW, Wood DR, Grosser BI (1988) Fluoxetine, a selective serotonin uptake inhibitor, for the treatment of outpatients with major depression. J Clin Psychopharmacol 8/2:112–115

Casasno GB, Conti L, Massimetti G et al (1986) Use of a standardized documentation system (BLIPS/BDP) in the conduct of a multicenter international trial comparing fluvoxamine, imipramine, and placebo. Psychopharmacol Bull 22/1:52–58

Claassen V, Davies JE, Hertting G, Placheta P (1977) Fluvoxamine, a specific 5-hydroxytryptamine uptake inhibitor. Br J Pharmacol 60:505–516

Cohen J (1977) Statistical power analysis for the behavioral sciences. Academic Press, New York San Francisco London

Cohn JB, Wilcox C (1985) A comparison of fluoxetine, imipramine, and placebo in patients with major depressive disorder. J Clin Psychiatry 46/3:35–38

Cooper GL (1988) The safety of fluoxetine – an update. Br J Psychiatry [Suppl 3] 153:77–86

Coppen A (1967) The biochemistry of affective disorders. Br J Psychiatry 113:1237–1264

Corne SJ, Hall JR (1989) A double-blind comparative study of fluoxetine and dothiepin in the treatment of depression in general practice. Int Clin Psychopharmacol 4:145–254

Danish University Antidepressant Group (1986) Citalopram: Clinical effect profile in comparison with clomipramine. A controlled multicenter study. Psychopharmacology 90:131–138

Danish University Antidepressant Group (1990) Paroxetine: A selective serotonin reuptake inhibitor showing better tolerance, but weaker antidepressant effect than clomipramine in a controlled multicenter study. J Affective Disord 18:289–299

Dehlin O, Hedenrud B, Jansson P, Nörgard J (1985) A double-blind comparison of alaproclate and placebo in the treatment of patients with senile dementia. Acta Psychiatr Scand 71:190–196

Den Boer JA, Westenberg HGM (1988) Effect of a serotonin and noradrenaline uptake inhibitor in panic disorder: a double-blind comparative study with fluvoxamine and maprotiline. Int Clin Psychopharmacol 3:59–74

Den Boer JA, Westenberg HGM, Kamerbeek WDJ et al (1987) Effect of serotonin uptake inhibitors in anxiety disorders: a double-blind comparison of clomipramine and fluvoxamine. Int Clin Psychopharmacol 2:21–32

Den Boer JA (1988) Serotonergic function in panic disorder: a double blind placebo controlled study with fluvoxamine and ritanserin in patients with panic disorder. In: Den Boer JA (ed) Serotonergic mechanisms in anxiety disorders, an inquiry into serotonine function in panic disorder. Pub Cop-Gegnens Koninklijke, Den Haag 170–195

De Wilde J, Mertens C, Fredericson Overo K et al (1985) Citalopram vs mianserin. A controlled double-blind trial in depressed patients. Acta Psychiatr Scand 72:89–96

Dominguez RA, Goldstein BJ, Jacobson AF, Steinbook RM (1985) A double-blind placebo-controlled study of fluvoxamine and imipramine in depression. J Clin Psychiatry 46/3:84–87

DSM-III (1984) Diagnostisches und statistisches Manual psychiatrischer Störungen DSM-III. Beltz, Weinheim Basel

Feighner JP, Boyer WF (1989) Paroxetine in the treatment of depression: a comparison with imipramine and placebo. Acta Psychiatr Scand [Suppl] 350:125–129

Feighner JP, Boyer WF, Merideth CH, Hendrickson GG (1989a) A double-blind comparison of fluoxetine, imipramine and placebo in outpatients with major depression. Int Clin Psychopharmacol 4:127–134

Feighner JP, Boyer WF, Meredith CH, Hendrickson GG (1989b) A placebo-controlled inpatient comparison of fluvoxamine maleate and imipramine in major depression. Int Clin Psychopharmacol 4:239–244

Goodman WK, Price LH, Rasmussen SA et al (1989) Efficacy of fluvoxamine in obsessive-compulsive disorder. A double-blind comparison with placebo. Arch Gen Psychiatry 46:36–44

Guelfi JD, Dreyfus JF, Pichot P (1983) A double-blind controlled clinical trial comparing fluvoxamine with imipramine. Br J Clin Pharmacol 15:411S–417S

Hyttel J (1982) Citalopram – pharmacological profile of a specific serotonin uptake inhibitor with antidepressant activity. Prog Neuropsychopharmacol Biol Psychiatry 6:277–295

Hyttel J, Larsen J-J (1985) Serotonin-selective antidepressants. Acta Pharmacol Toxicol 56/1:146–153

Johnston AL, File SE (1986) 5-HT and anxiety: promises and pitfalls. Pharmacol Biochem Behav 24:1467–1470

Kahn RS, Asnis GM, Wetzler S, van Praag HM (1988) Neuroendocrine evidence for serotonin receptor hypersensitivity in panic disorder. Psychopharmacology 96:360–364

Kuemmerle H-P, Hitzenberger G, Spitzy KH (Hrsg) (1984) Klinische Pharmakologie, 4. Alf. ecomed, Landsberg

Laakmann G, Breull A (1991) Wirkungsverlaufsprofile in der Antidepressiva-Therapie. In: Helmchen H, Linden M (Hrsg) Die jahrelange Behandlung mit Psychopharmaka. De Gruyter, Berlin New York

Laakmann G, Blaschke D, Engel R, Schwarz A (1988) Fluoxetin im Vergleich mit Amitriptylin bei der ambulanten Depressionsbehandlung. Br J Psychiatry 153/3:64–68

Laakmann G, Pögelt A, Kriszio B, Breull A (1991a) Behandlungsergebnisse mit Fluoxetin im Vergleich zu Amitriptylin bei ambulanten und stationären Patienten im Rahmen von Doppelblindstudien (Gesamtanalysen). In: Laakmann G (Hrsg) Selektive Re-uptake-Hemmung und ihre Bedeutung für die Depression. Springer, Berlin Heidelberg New York Tokyo, S 23–46

Laakmann G, Breull A, Kriszio B (1991b) Behandlungsergebnisse mit Fluoxetin im Vergleich zu Amitriptylin bei ambulanten und stationären Patienten im Rahmen von Doppelblindstudien (Schichtungsanalysen). In: Hippius H (Hrsg) Chancen und Risiken eines neuen Ansatzes der Antidepressivatherapie. Springer, Berlin Heidelberg New York Tokyo

Lader M (1988) Wirksamkeit von Femoxetin gegenüber Vergleichspräparaten: Ein Überblick. Br J Psychiatry [Suppl 3] 153:51–58

Laws D, Ashford JJ, Anstee JA (1990) A multicentre double-blind comparative trial of fluvoxamine vs lorazepam in mixed anxiety and depression treated in general practice. Acta Psychiatr Scand 81:185–189

Matussek N (1966) Neurobiologie und Depression. Med Wochenschr 20:109

Möller HJ, Kissling W, Stoll K-D, Wendt G (1989) Psychopharmakotherapie. Kohlhammer, Stuttgart Berlin Köln

Muijen M, Roy D, Silverstone T et al (1988) A comparative clinical trial of fluoxetine, mianserin and placebo in depressed outpatients. Acta Psychiatr Scand 78:384–390

Mullin JM, Pandita-Gunawardena VR, Whitehead AM (1988) A double-blind comparison of fluvoxamine and dothiepin in the treatment of major effective disorder. Br J Clin Pract 42/2:51–55

Norton KRW, Sireling LI, Bhat AV et al (1984) A double-blind comparison of fluvoxamine, imipramine and placebo in depressed patients. J Affective Disord 7:297–308

Perse TL, Greist JH, Jefferson JW et al (1987) Fluvoxamine treatment of obsessive-compulsive disorder. Am J Psychiatry 144/12:1543–1548

Peselow ED, Filippi A-M, Goodnick P, Barouche F, Fieve RR (1989) The short- and long-term efficacy of paroxetine HCL: A data from a 6-week double-blind parallel design trial vs imipramine and placebo. Psychopharmacol Bull 25:267–271

Peters UH (1991) Ambulante Therapie der Depression mit Fluoxetin – Eine multizentrische Vergleichsstudie. In: Laakman G (Hrsg) Selektive Re-uptake-Hemmung und ihre Bedeutung für die Depression. Springer, Berlin Heidelberg New York Tokyo, S 13–22

Petersen EN, Olsson S-O, Squires RFR (1977) Effects of 5-HT uptake inhibitors on the pressor response to 5-HT in the pitted rat: The significance of 5-HT blocking property. Eur J Pharmacol 43:209–215

Price LH, Charney DS, Heninger GR (1986) Variability of response to lithium augmentation in refractory depression. Am J Psychiatry 143/11:1387–1392

Reimherr FW, Wood DR, Byerley B et al (1984) Characteristics of responders to fluoxetine. Psychopharmacol Bull 20/1:70–72

Remick RA, Keller FD, Gibson RE, Carter D (1989) A comparison between fluoxetine and doxepin in depressed patients. Curr Ther Res 46/5:842–848

Rickels K, Amsterdam J, Clary C, Fox I, Schweizer E, Weise C (1989) A placebo-controlled, double-blind, clinical trial of paroxetine in depressed outpatients. Acta Psychiatr Scand 350 [Suppl]:117–123

Schildkraut JJ (1965) The catecholamine hypothesis of affective disorders: a review of supporting evidence. Am J Psychiatry 121:509–522

Stark P, Hardison CD (1985) A review of multicenter controlled studies of fluoxetine vs imipramine and placebo in outpatients with major depressive disorder. J Clin Psychiatry 46/3:57–61

Suominen J, Tamminen T, Elosuo R, Manniche PM (1988) Efficacy and tolerance of femoxetine and imipramine in the treatment of depressive states. A randomized, double-blind study. Pharmacopsychiatry 21:238–244

Teicher MH, Glod C, Cole JO (1990) Emergency of intense suicidal preoccupation during fluoxetine treatment. Am J Psychiatry 147:207–210

Thompson C, Checkley SA (1985) The effects of alaproclate on the pupillary responses to tyramine, phenylephrine and pilocarpine in depressed patients. Psychopharmacology 85:65–68

Uzan A (1982) Agents proserotonergiques et depression. Encephale VIII:273–289

Wagner W, Wakelin J, Coleman BS, Cimander K (1985) Therapeutische Ergebnisse mit Fluvoxamin und der Einfluß psychogener Begleitmedikation auf Wirksamkeit und Verträglichkeit. Adv Pharmacother 2:33–65

Warrington SJ, Turner P, Skrumsager BK (1989) Cardiovascular (ECG and systolic time intervals) and anticholinergic effects of repeated doses of femoxetine – a comparison with amitriptyline and placebo in healthy men. Br J Clin Pharmacol 27:343–351

Wernicke JF, Dunlop SR, Dornseif BE, Zerbe RL (1987) Fixed-dose fluoxetine therapy for depression. Psychopharmacol Bull 23:164–168

Wernicke JF, Dunlop SR, Dornseif BE, Bosomworth JC, Humbert M (1988) Low-dose fluoxetine therapy for depression. Psychopharmacol Bull 24:183–188

Wernicke JF, Bosonworth JC, Ashbrook E (1991) Fluoxetin 20 mg/Tag: Die empfohlene therapeutisch wirksame Dosis in der Depressionsbehandlung. In: Laakmann G (Hrsg) Selektive Re-uptake-Hemmung und ihre Bedeutung für die Depression. Springer, Berlin Heidelberg New York Tokyo, S 47–52

Serotonin: Therapie mit spezifischen Substanzen in der Kinder- und Jugendpsychiatrie

GÖTZ-ERIK TROTT, GERHARDT NISSEN, MARTIN MENZEL

Vorbemerkung

Die pharmakologische Behandlung psychiatrischer Erkrankungen im Kindes- und Jugendalter ist in vielen Fällen unentbehrlich, wenn man einem Kind oder Jugendlichen effektiv helfen und seine Lebenssituation verbessern möchte. Die Kinder- und Jugendpsychiatrie hat der medikamentösen Therapie immer schon eine berechtigte Skepsis entgegengebracht und die Indikationen enger gestellt, als dies in anderen medizinischen Fachrichtungen gelegentlich der Fall ist. Die Pharmakotherapie wird in der Kinder- und Jugendpsychiatrie ohnehin immer nur in Kombination mit anderen therapeutischen Maßnahmen eingesetzt. Dennoch werden dieser Behandlungsform sehr viele Vorurteile entgegengebracht. Das Bild des mit Medikamenten vollgestopften Kindes, dem statt Zuwendung eine chemische Disziplinierung zuteil wird, ist ein häufiges Sujet in den Massenmedien. Und die gerade in Nordrhein-Westfalen häufig aufgestellte Behauptung, bis zu einem Drittel aller Schüler bekäme Psychopharmaka, hielt bislang keiner wissenschaftlichen Überprüfung stand (Trott et al. 1989a).

Aspekte der Entwicklungspsychopharmakologie

Gelegentlich werden Daten aus der allgemeinen Psychiatrie einfach auf das Gebiet der Kinder- und Jugendpsychiatrie übertragen. Dies ist jedoch nur zum Teil möglich, wie Forschungsergebnisse der Entwicklungspharmakologie ergeben haben. Allerdings besteht in diesem Bereich noch ein erhebliches Forschungs- und Wissensdefizit.

Nicht nur die Pharmakokinetik ist stark alters- und entwicklungsabhängig. Die hepatische Metabolisierungsrate ist bei 1- bis 5jährigen doppelt so schnell wie bei Erwachsenen, die gastrale Resorption ist vermindert (Jatlow 1987), die Verteilung der Substanzen auf den extra- und intravaskulären Raum ist unterschiedlich, und der renale „blood flow" ist höher (Teicher u. Baldessarini 1987).

Neben diesen Besonderheiten müssen bei der Verordnung von Psychopharmaka bei Kindern die Entwicklungsspezifika des zentralen Nervensystems beachtet werden. Die biogenen Amine, auf die die Psychopharmaka bevorzugt wirken, sind am Ende des 1. Trimenons der Schwangerschaft zuerst beim Kind nachweisbar. Allerdings entwickeln sich die Neurotransmittersysteme alters- bzw. reifeabhängig.

Das noradrenerge System ist bereits früh entwickelt. 30% der Synapsen des immaturen Gehirns sind noradrenerg (Coyle u. Molliver 1977). Möglicherweise spielen diese Synapsen bei der Formation des Kortex eine gewichtige Rolle, so daß Schäden im noradrenergen System die Plastizität des Kortex beeinflussen können. Noradrenalin reguliert die Vigilanz und die Angst, 2 lebensnotwendige Funktionen. Die im 1. Lebensjahr auftretende Fremdenangst und Trennungsangst können sich sehr ausgeprägt darstellen, ebenso wie z. T. erhebliche Schlafstörungen. Auch im Separations-Distreß-Verhalten scheint Noradrenalin eine wichtige Rolle zu spielen (Harris u. Newman 1987).

Das serotonerge System wird später ausgebildet. Auch serotonerge Neuronen scheinen die kortikale Entwicklung zu beeinflussen. Lauder u. Krebs konnten zeigen, daß Beeinflussungen des serotonergen Systems die Rate von Zellteilungen im zentralen Nervensystem beeinflussen (Lauder u. Krebs 1976).

Serotoninspezifische Substanzen in der Kinder- und Jugendpsychiatrie

Störungen im Serotoninstoffwechsel spielen vermutlich eine zentrale Rolle bei autistischen Syndromen, bei Zwangssyndromen, bei affektiven Störungen, bei schizophrenen Psychosen, bei Störungen der Impulskontrolle, bei Eßstörungen sowie bei Schlafstörungen.

Bemerkenswert ist in diesem Zusammenhang, daß diese Störungen sich im Schulalter zuerst manifestieren. Erfahrungen über die folgenden serotoninspezifischen Substanzen liegen in der Kinder- und Jugendpsychiatrie vor: Fenfluramin, Cyproheptadin, Clomipramin, Fluvoxamin, Fluoxetin, Moclobemid, Lithium, Clozapin, Zotepin, Ritanserin und L-Tryptophan. Die zuletzt erwähnte Substanz steht nach den bekannten Komplikationen des Eosinophilie-Myalgie-Syndroms für die Therapie nicht mehr zur Verfügung.

Aus verschiedenen Gründen, die z. T. bereits ausgeführt wurden, besteht ein erhebliches Forschungsdefizit im Bereich der kinder- und jugendpsychiatrischen Pharmakologie. Zum einen beschäftigen sich nur sehr wenige Kliniken mit diesen Problemen, und die forschende

Industrie hat bis auf wenige Ausnahmen kein Interesse an der Psychopharmakologie des Kindes- und Jugendalters. Aus diesem Grunde können in der vorliegenden Arbeit mehr episodische Erfahrungen als statistisch abgesicherte Resultate von großen Patientenzahlen referiert werden.

Frühkindlicher Autismus

Seit der Erstbeschreibung dieses klinischen Syndroms 1943 durch Leo Kanner haben die Spekulationen über mögliche pathoblastische Ursachen nicht zu einem überzeugenden Ergebnis geführt. Einige Zeit propagierte eine Forschungsgruppe um Ritvo in den USA die Fenfluramintherapie autistischer Syndrome. Diese Empfehlung gründete sich u. a. auf den Befund, daß bei einem Drittel der autistischen Kinder eine Hyperserotoninämie gefunden wurde (Ritvo et al. 1970), die allerdings nicht mit der Schwere des klinischen Zustandsbildes korrelierte (Minderaa et al. 1989). Zahlreiche Studien wurden durchgeführt, wobei die meisten positiven Effekte auf Reizbarkeit, Selbstbeschädigungsneigung, Aggressivität und Stereotypien zu finden waren. Die positiven Effekte standen jedoch nicht in Relation zur serotoninspezifischen Wirkung dieser Substanz (Pomeroy 1990). Als optimale Dosis wurde der Bereich zwischen 1,1 und 1,8 mg/kg KG/Tag herausgefunden. Die meisten Studien, die die positive Wirkung des Fenfluramins sahen, liefen unter der Leitung von Ritvo. Andere Autoren wie Campbell und August sahen weit weniger günstige Wirkungen oder keine Wirkungen (Leventhal 1985).

Zwangssyndrome

Passagere Zwangsphänomene sind bei Kindern nicht selten, ohne daß ihnen per se eine pathologische Bedeutung zukäme. Gerade Kleinkinder haben oft ein starkes Bedürfnis nach pedantischer Einhaltung bestimmter Denk- und Handlungsabläufe. Bei den Kindern, die eine Zwangskrankheit entwickeln, sind diese Phänomene jedoch wesentlich stärker ausgeprägt, und die Kinder bestehen vehement auf der Einhaltung dieser Rituale (Leonhard et al. 1990). Feldstudien der kinder- und jugendpsychiatrischen Klinik am National Institute of Mental Health haben ergeben, daß man wohl von einer Prävalenz von 1% bei Schulkindern ausgehen muß. Dabei waren 50% der schwer zwangskranken Kinder nicht in Behandlung (Swedo u. Rapoport

1989). Erwachsene Zwangskranke berichten in einem Drittel der Fälle von einem Beginn vor dem 15. Lebensjahr (Swedo u. Rapoport 1989). Ältere Untersuchungen gehen sogar von der Hälfte aus (Pitres u. Regis 1902).

Die Behandlung von zwangskranken Kindern und Jugendlichen mit serotonergen Antidepressiva wird in Deutschland seit ca. 15 Jahren durchgeführt (Nissen et al. 1984), während in den USA die Clomipramintherapie in der Kinder- und Jugendpsychiatrie erst jetzt als große Neuerung eingeführt wird. Untersuchungen haben ergeben, daß die günstige Wirkung des Clomipramins auf Zwangssymptome bei Kindern wohl auf die Serotoninreuptakehemmung zurückzuführen sein dürfte (March et al. 1989). Bei der Verabreichung des 5-HT-Rezeptorantagonisten Metergolin zeigen zwangskranke Patienten eine deutliche Zunahme der Symptomatik, ohne daß dabei die Serumclomipraminspiegel beeinflußt worden wären (Benkelfat et al. 1989). Die klinische Besserung stand in Korrelation mit der Minderung der Serotoninkonzentration in den Thrombozyten während der Therapie (Flament et al. 1987). Bei schweren Zwangssyndromen jugendlicher Patienten haben wir die Clomipramintherapie häufig parenteral durchgeführt, wobei wir den Eindruck hatten, daß die initiale Entlastung durch die Infusionstherapie der oralen Therapie überlegen war (Nissen 1984).

Bei erwachsenen Patienten wurde die Effizienz von Fluvoxamin bei Zwangssyndromen erprobt. Eine Besserung zeigte sich bei den Patienten unabhängig davon, ob eine Begleitdepression vorlag oder nicht (Goodman et al. 1989; Perse et al. 1987). Wir haben Fluvoxamin bei einigen jugendlichen Patienten mit recht gutem Erfolg eingesetzt. Bei guter Wirkung war die Verträglichkeit in diesen Einzelfallbeobachtungen bemerkenswert.

Zur Therapie von Zwangssyndromen bei Kindern und Jugendlichen mit selektiven MAO-A-Hemmern liegen nur Einzelfallbeobachtungen vor, die allerdings recht positiv sind und einer weiteren Überprüfung bedürfen.

Affektive Störungen

Die Effizienz serotonerger Antidepressiva bei depressiven Syndromen ist hinlänglich bekannt und muß hier nicht noch einmal erwähnt werden. *Clomipramin* ist in der Kinder- und Jugendpsychiatrie recht gut dokumentiert. *Fluvoxamin* wurde in einer offenen Studie bei jugendlichen Patienten mit depressiven Syndromen eingesetzt und zeigte dabei eine zuverlässige Wirkung bei guter Verträglichkeit (Held 1985).

Auch bei der Suizidalität scheint Serotonin eine wichtige Rolle zu spielen (Fritze 1989). In einer prospektiven Studie nach Suizidversuchen war bei niedriger Liquorkonzentration von 5-HIAA das Risiko, innerhalb des folgenden Jahres an Suizid zu sterben, auf das Zehnfache erhöht (Träskman et al. 1981). Im Frontalhirn von Suizidopfern war die Zahl der 5-HIAA- und Imipraminbindungsstellen vermindert (Korpi et al. 1986), die der Serotoninrezeptoren erhöht (Stanley u. Mann 1983). In bezug auf die suizidale Gefährdung erscheint eine Therapie mit serotonergen Antidepressiva besonders interessant. Gute Erfahrungen haben wir (Trott et al. 1989b) im Rahmen einer klinischen Studie mit dem selektiven MAO-A-Hemmer Moclobemid bei jugendlichen Patienten mit depressiven Syndromen gemacht. Die antidepressive Wirksamkeit war gut; bemerkenswert war das Nebenwirkungsprofil, was die Compliance erhöhte und die schulische Leistungsfähigkeit dieser Kinder verbesserte.

Schizophrene Psychosen

Die Effizienz dopaminantagonistisch wirkender Neuroleptika stellt eine der wichtigsten Stützen der mittlerweile weiter differenzierten Dopaminhypothese der Schizophrenie dar (Crow 1987). Antipsychotisch wirksame Medikamente mit bevorzugtem Serotonin-S2-Antagonismus wie Clozapin haben jedoch „Unordnung" in die bisherigen Theorien gebracht, ebenso wie die Beobachtung, daß die Patientengruppe mit einer überwiegenden Minussymptomatik keine zufriedenstellende Besserung mit den herkömmlichen Neuroleptika zeigte (Wetzel u. Benkert 1990).

Clozapin, das Histamin H_1-, muskarinerge Azetylcholin- und Serotonin-S2-Rezeptoren überwiegend antagonisiert, hat eine gute antipsychotische Wirksamkeit bei sehr selten auftretenden extrapyramidalmotorischen Nebenwirkungen. Besonders wichtig ist eine größere emotionale Ausgeglichenheit und verbesserte Kontaktbereitschaft unter der Clozapintherapie. Auf die hohe Suizidrate jugendlicher schizophrener Patienten sei in diesem Zusammenhang hingewiesen (Nissen 1986). Ein erhöhtes Risiko für Agranulozytosen zwingt zu strengen hämatologischen Kontrollen.

Auch in der Kinder- und Jugendpsychiatrie hat sich Clozapin gut bewährt (Siefen u. Remschmidt 1986). Gemeinsam mit der kinder- und jugendpsychiatrischen Klinik am Zentralinstitut für seelische

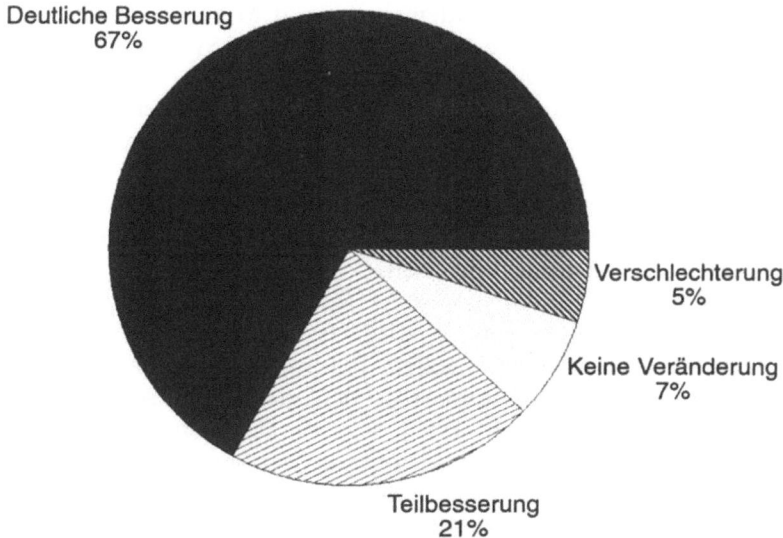

Abb. 1. Clozapin in der Kinder- und Jugendpsychiatrie [n = 57 (41 aus Würzburg, 16 aus Mannheim); Alter: x = 16,8 Jahre (9,8–20,3)]. (Aus Schmidt et al. 1989)

Gesundheit in Mannheim untersuchten wir Behandlungsergebnisse und Nebenwirkungen bei 57 stationär behandelten Patienten (41 aus Würzburg und 16 aus Mannheim; Schmidt et al. 1989; Abb. 1). Die Indikation zur Clozapintherapie war ein ungenügendes Ansprechen auf klassische Neuroleptika. Eine deutliche Verbesserung der Gesamtsymptomatik war bei 67% der Probanden festzustellen, wobei besonders hervorgehoben werden muß, daß diese Patienten bei anderen Medikamenten keine ausreichende Besserung zeigten. Die häufigsten Nebenwirkungen waren Pulsfrequenzsteigerung, Tagesmüdigkeit, Hypersalivation und orthostatische Hypotonie.

In Anlehnung an Clozapin wurden ähnliche neuroleptische Substanzen entwickelt. Gerade der Serotonin-S2-Antagonismus wurde mit dem Fehlen extrapyramidalmotorischer Nebenwirkungen in Verbindung gebracht. Darüber hinaus wiesen Post-mortem-Rezeptorbindungsstudien bei chronisch-schizophrenen Patienten mit überwiegender Negativsymptomatik eine verminderte Zahl von Serotonin-S2-Bindungsstellen auf (Mita et al. 1986). Für die Bedeutung des Serotonins bei schizophrenen Psychosen spricht auch die Tatsache, daß LSD, bekannt für seine halluzinogenen Eigenschaften, den Serotoninumsatz mittels verminderter Bildung reduziert und die spezifischen Serotoninrezeptoren blockiert. Zudem vermögen MAO-Hemmer, die den Serotoningehalt im ZNS erhöhen, schizophrene Symptome zu verstärken (Garreau et al. 1990).

Ein Neuroleptikum mit kombinierter S 2-/D 2-blockierender Wirkung ist *Zotepin*, das in unserem Hause vor einigen Jahren bei jugendlichen Patienten klinisch geprüft wurde. Es zeigte sich in der Wirksamkeit und Verträglichkeit den klassischen Neuroleptika gegenüber als ebenbürtig. Die Substanz ist inzwischen auf dem Markt und für Patienten ab 14 Jahren zugelassen.

Ein selektiver S 2-Antagonist ist *Ritanserin*, das derzeit auch bei Jugendlichen klinisch geprüft wird. Es wäre verfrüht, jetzt schon Ergebnisse präsentieren zu wollen. Produktive Symptome können mit dieser Substanz nicht therapiert werden; sie können sogar provoziert werden (Ceulemans et al. 1985), was wir in einem Fall beobachten konnten und wo wir deshalb Haloperidol mit gutem Erfolg zusätzlich gaben. Bemerkenswert ist der Behandlungserfolg bei einer 15jährigen Patientin mit einer katatonen Psychose, die auf alle bekannten Neuroleptika einschließlich Clozapin nicht ansprach. Parakinesen und Stereotypien wurden unter Ritanserin sehr gut mitigiert, der Versuch einer Dosisreduktion führte prompt zu einer Verschlechterung. Die Verträglichkeit dieser Substanz ist ausgezeichnet.

Störungen der Impulskontrolle

Bei der Regulierung der Impulskontrolle scheinen verschiedene Transmitter beteiligt zu sein. Eine selektive Zerstörung des serotonergen Systems im Tierversuch vermindert die Impulskontrolle, was durch den Präkursor Tryptophan kompensiert wird (Pucilowski u. Kostowski 1983). Auch Versuche unter entsprechenden Diäten weisen darauf hin, daß ein Serotoninmangel zu verminderter Impulskontrolle führt. Niedrige Liquorkonzentrationen von 5-HIAA wurden mit größerer Aggressionsbereitschaft und Gewalttätigkeit assoziiert gefunden (Lidberg et al. 1985), was auch bei Kindern bestätigt wurde (Kruesi et al. 1990). Auch aggressive Verhaltensmuster bei Kindern mit Aufmerksamkeits- und Hyperaktivitätsstörungen scheinen mit niedrigen Blutserotoninspiegeln zu korrelieren (Greenberg u. Coleman 1976). Eine wichtige Indikation für *Lithiumsalze* in der Kinder- und Jugendpsychiatrie sind aggressive Störungen. In sehr sorgfältigen placebokontrollierten Studien konnte eine drastische Reduzierung der aggressiven Durchbrüche festgestellt werden (Sheard 1975; Dostal u.

Zvolsky 1970; Stewart et al. 1990; Vetro et al. 1985). Die Lithiumtherapie war allen anderen Behandlungsformen einschließlich anderer Pharmakotherapien hochsignifikant überlegen. Die antiaggressiven Effekte zeigten sich auch bei geistig Behinderten. Auch bei autoaggressiven Kindern ist Lithium sehr hilfreich. Die dabei wirksamen Plasmaspiegel sind denen bei der Phasenprophylaxe der Zyklothymie Erwachsener identisch. Nach unserer Erfahrung ist die Verträglichkeit bei Jugendlichen eher besser als bei erwachsenen Patienten.

Eine neue antiaggressive Substanz *Eltoprazin* befindet sich derzeit in England in klinischer Prüfung; es ist ein potenter und selektiver Serotoninagonist (Evans et al. 1990). Die Bedeutung der Arzneimittelgruppe der Serenika wird sehr kontrovers diskutiert.

Der Einsatz von *L-Tryptophan* zur Verbesserung der Impulskontrolle zeigte keine überzeugenden Effekte (Volavka et al. 1990).

Eßstörungen

Humorale Faktoren spielen bei der Vermittlung von Hunger- und Sättigungsgefühl eine große Rolle. Allen Monoaminen kommt dabei wohl Bedeutung zu (Trott 1990). Der Einstrom der Vorstufe des Serotonins, des L-Tryptophans, in das ZNS erfolgt durch ein gemeinsames Transportsystem für große neutrale Aminosäuren an der Blut-Hirn-Schranke. Die Konzentrationsquotienten der verschiedenen Aminosäuren bestimmen die Menge des Einstroms. Nach Eiweißzufuhr ist so der Tryptophaneinstrom niedrig; nach Kohlenhydratzufuhr ist er hoch, weil Insulin die Aufnahme von Leucin, Isoleucin und Valin in die Muskulatur und andere Gewebe fördert.

Die im Tierversuch beobachtete verminderte Nahrungsaufnahme nach Aktivierung des serotonergen Systems (Wurtman u. Wurtman 1979) konnte auch beim Menschen gesehen werden. Serotoninagonisten wie *Fenfluramin* vermindern die Nahrungsaufnahme, Serotoninantagonisten wie *Cyproheptadin* erhöhen die Nahrungsaufnahme (Morley u. Levine 1985).

Der appetitstimulierende und gewichtsfördernde Effekt des Serotoninantagonisten *Cyproheptadin* ist gut bekannt (Lavenstein et al. 1962). In 3 placebokontrollierten Studien (Vigerski u. Lovian 1977; Goldberg et al. 1979; Halmi et al. 1983) zeigte die Substanz tendenziell günstige Effekte in bezug auf das Gewicht. Die Effektivität war stark dosisabhängig (bis zu 30 mg/Tag), Nebenwirkungen wurden relativ wenige gesehen. Die Effekte waren bei anorektischen Patienten vom restriktiven Typ weitaus besser als bei denen vom bulimischen Typ, weil der Appetit, der sicher nicht das zentrale Problem der Anorexie ist, die Angst vor dem Kontrollverlust erhöht (Halmi et al. 1986).

Schon sehr frühe Studien über Serotoninreuptakeblocker zeigten, daß diese Veränderungen des Appetenzverhaltens bewirken. So erhöhte sich der Proteinanteil der Nahrung gegenüber dem Kohlenhydratanteil beträchtlich (Antelman et al. 1981). Auch beim Einsatz bei depressiven Patienten war eine Gewichtsabnahme zu beobachten gewesen. Dieser Effekt wurde auch bei übergewichtigen, nichtdepressiven Patienten gesehen (Ferguson 1986). Systematische Studien zum Einsatz der Serotoninreuptakeblocker bei Bulimie und Adipositas stehen noch aus; man muß aufgrund der bisherigen Beobachtungen, die wir in Einzelfällen an der Würzburger Klinik mit *Fluvoxamin* gemacht haben, aber von einem erfolgversprechenden therapeutischen Prinzip ausgehen.

Die anorektische Wirkung des *Fenfluramins* ist seit Jahren bekannt (Blundell 1984). Da der Effekt dieser Substanz durch nichtselektive 5-HT-Rezeptorantagonisten zu blockieren ist, dürfte wieder der spezifische Effekt auf das serotonerge System die Wirksamkeit dieser Substanz erklären. Fenfluramin erhöht die Freisetzung von Serotonin und blockiert dessen Wiederaufnahme. Differenzierte Beobachtungen bei bulimischen Patienten ergaben, daß genauso intensiv Hungergefühle wie in der Placebogruppe angegeben wurden, die Nahrungsmenge jedoch deutlich geringer war. Die Nahrungsmenge war abhängig vom Plasmafenfluraminspiegel (Robinson et al. 1985). Fenfluramin hat sich als effektives Medikament zur Gewichtsreduktion auch bei übergewichtigen Patienten gezeigt (Garattini 1986), wenngleich es unter langfristiger Anwendung hier zu einer Toleranz kommen kann (Carruba et al. 1986).

Auch andere serotonerge Substanzen wie *L-Tryptophan* (Cole u. Lapievre 1986) und *Lithium* (HSU 1984) wurden eingesetzt; die Erfolge waren jedoch nicht so überzeugend wie mit anderen Substanzen. MAO-A-Inhibitoren zeigten jedoch bessere Resultate, wobei die Nebenwirkungen des *Phenelzins* einer weiteren Verbreitung entgegenstanden (Walsh et al. 1988). Bei bulimischen Patienten wurde die MAO-Aktivität in den Thrombozyten vermindert gefunden (Hallman et al. 1990); die gut verträglichen selektiven MAO-A-Inhibitoren wie *Moclobemid* dürften hier wahrscheinlich wirksam sein.

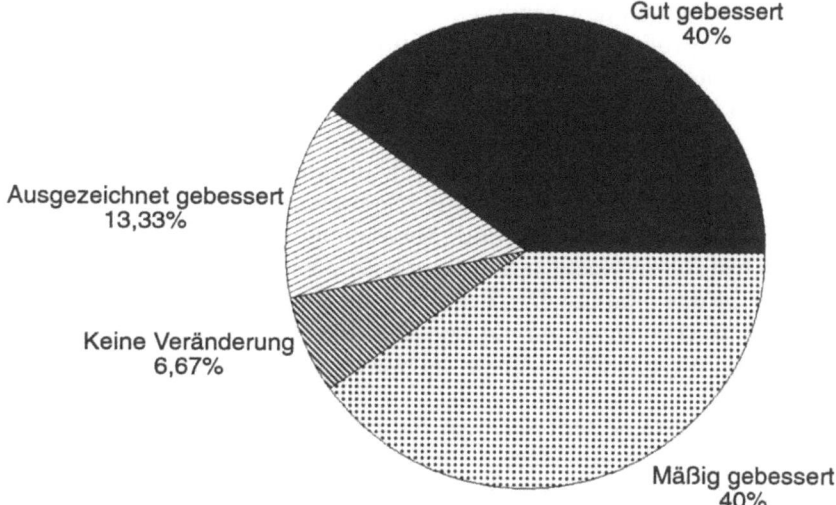

Abb. 2. Wirksamkeit von L-Tryptophan nach 28 Tagen Behandlung; Ergebnisse entsprechend der GOS (Global Outcome Scale). (Aus Ellinger et al. 1989)

Schlafstörungen

Lange Zeit glaubte man, daß serotonergen Funktionen eine Schlüsselstellung zur Schlaferhaltung zukommt. Man führte diese Annahme auf die Beobachtung zurück, daß die Serotonin enthaltenden Nervenzellen in den dorsalen Raphekernen lokalisiert sind, deren Ausschaltung im Tierversuch zu einer völligen Schlaflosigkeit führt (Fritze 1989). Die Monoamintheorie der Schlafinduktion und Schlaferhaltung läßt sich jedoch nicht länger aufrechterhalten (Jouvet 1975). Festzuhalten bleibt aber, daß Serotonin den Schlaf zu modulieren, d. h. die Schlafarchitektur zu beeinflussen vermag (Mendelson 1987).

L-Tryptophan wurde vielfach bei Erwachsenen als Hypnotikum eingesetzt (Oswald et al. 1968), wenngleich sehr unterschiedliche Meinungen zu dessen Effizienz bestehen (Cooper 1979). Bei Kindern gibt es dazu kaum Erfahrungen (Frank u. Freisleder 1989). In einer offenen klinische Studie untersuchte Elliger et al. (1989) in unserer Klinik 16 Kinder mit mäßigen bis schweren Durchschlafstörungen im Alter von 1–20 Jahren, das Durchschnittsalter der Probanden lag bei 11,1 Jahren (Abb. 2). Ein positiver Effekt war bei den meisten Patienten zu sehen, nur bei einem Patienten waren keine Effekte feststellbar. Wir gewannen den Eindruck, daß jüngere Kinder von der Medikation mehr profitierten als ältere. Einschränkend muß bemerkt werden, daß diese Studie offen war, eine beratende Psychotherapie begleitend erfolgte und Schlafstörungen bei Kindern eine hohe Placeboresponse zeigen.

Häufige kinder- und jugendpsychiatrische Erkrankungen sind Parasomnien wie Pavor nocturnus, Somnambulismus und Enuresis nocturna. Pavor nocturnus und Somnambulismus treten meist im ersten Drittel der Nacht auf während des Wechsels vom Schlafstadium IV in das Stadium III. Bei der Therapie haben sich *Imipramin* und noch stärker *Clomipramin* bewährt, die meist die Phase IV supprimieren (Werry 1986). Beide Substanzen sind serotonerge Antidepressiva.

Möglicherweise besteht auch ein Zusammenhang zwischen der Enuresis und einer verminderten serotonergen Aktivität (Träskman-Bendz 1983). Diese Vermutungen werden durch den Befund gestützt, daß an den Thrombozyten enuretischer Kinder im Vergleich zu altersgleichen Kontrollen eine verminderte Dichte von Imipraminbindungsstellen gefunden wurde (Rehavi u. Weitman 1990). Bemerkenswert ist in diesem Zusammenhang noch, daß *Vasopressin,* das sich bei der Kurzzeittherapie der Enuresis als hocheffizient gezeigt hat, zugleich die hippokampale Serotoninsekretion stimuliert. Viele verhaltenstherapeutische Techniken fokussieren die Aufmerksamkeit des Kindes auf afferente Signale, so daß zu vermuten ist, daß hier, „von der anderen Seite" angegangen, ähnliche Mechanismen in Gang gesetzt werden (Rothenberger 1988). Auch die klinische Beobachtung, daß es unter der Therapie mit Clozapin und Pipamperon vermehrt zum Einnässen bei vormals nicht enuretischen Kindern kommt, vermag diese These zu unterstützen.

Studien mit selektiven Serotoninreuptakehemmern bei einer der häufigsten kinder- und jugendpsychiatrischen Erkrankungen erscheinen also besonders interessant.

Ausblick

Es wurde versucht zu zeigen, daß gerade in der Kinder- und Jugendpsychiatrie der Einsatz serotoninspezifischer Substanzen interessant ist. So bleibt für die Zukunft zu hoffen, daß die kinder- und jugendpsychiatrische Pharmakologie in Klinik und Praxis endlich die ihrer Bedeutung entsprechende Beachtung erhält.

Literatur

Antelman SM, Rowland N, Kocan D (1981) Anorexic agenta: Mechanisms of action and tolerance. Raven, New York

August GJ, Raz N, Baird TD (1985) Effects of fenfluramine on behavioral, cognitive and effective disturbances in autistic children. J Autism Dev Disord 15:97–107

Benkelfat C, Murphy DL, Zohar J, Hill JL, Grover G, Insel TR (1989) Clomipramine in obsessive-compulsive disorder. Arch Gen Psychiatry 46:23–28

Blundell JE (1984) Serotonin and appetite. Neuropharmacology 23:1537–1551

Campbell M, Deutsch SI, Perry R, Wolsky BB, Palij M (1986) Short-term efficiency and safety of Fenfluramine in hospitalized preschool-age autistic children. Psychopharmacol Bull 22:141–147

Carruba MO, Garosi VL, Pizzi M et al (1986) Long term treatment with anorectic drugs. In: Ferrari E, Brambilla F (eds) Disorders of eating behaviour. A Psychoneuroendocrine Approach. Pergamon, Oxford New York

Ceulemans DLS, Hoppenbrouwers MLJA, Gelders YG, Reyntjens AJM (1985) The influence of ritanserin, a serotonin-antagonist, in anxiety disorders: A double-blind placebocontrolled study versus lorazepam. Pharmacopsychiatry 18:303–305

Cole W, Lapievre YD (1986) The use of tryptophan in normal weight bulimia. Can J Psychiatry 31/8:755–756

Cooper AJ (1979) Tryptophan antidepressant „physiological sedative": fact or fancy. Psychopharmacology 61:97–102

Coyle JT, Molliver ME (1977) Major innervation of newborn rat cortex by monoaminergic neurons. Science 196:444–447

Crow TJ (1987) The dopamine hypothesis survives, but there must be a way ahead. Br J Psychiatry 151:460–465

Dostal T, Zvolsky P (1970) Anti-aggressive effect of lithium salts in severe mentally retarded adolescents. Int Pharmacopsychiatry 5:203–207

Elliger TJ, Trott GE, Nissen G (1989) Treatment of trisomnia in childhood and adolescence with L-Tryptophan. Elsevier, Amsterdam

Evans SM, Girdlestone D, Lopez A, Oliver B, Roberts MHT (1990) The actions of the novels anti-aggressive drug eltoprazine on central neurons in the anaesthetised rat. Neuropharmacology 29/10:895–900

Ferguson JM (1986) Fluoxetine induced weight loss in humans. In: Ferrari E, Brambilla F (eds) Disorders of eating behaviour. A Psychoneuroendocrine Approach. Pergamon, Oxford New York

Flament MF, Rapoport JL, Murphy DL, Berg CJ, Lake CR (1987) Biochemical changes during clomipramine-treatment of childhood obsessive-compulsive disorders. Arch Gen Psychiatry 44:219–225

Frank R, Freisleder FJ (1989) Die medikamentöse Behandlung von Schlafstörungen im Kindesalter. Päd Prax 38:241–246

Fritze J (1989) Einführung in die biologische Psychiatrie. Fischer, Stuttgart New York

Garattini S (1986) Effects of d-Fenfluramine on eating disorders. In: Ferrari E, Brambilla F (eds) Disorders of eating behavior. A Psychoneuroendocrine Approach. Pergamon, Oxford New York

Garreau B, Lerminiaux D, Barthélémy C, Muh JP, Lelord G (1990) Monoaminergic systems and child psychiatric pathophysiology. In: Rothenberger A (ed) Brain and behavior in child psychiatry. Springer, Berlin Heidelberg New York Tokyo

Goldberg SG, Halmi KA, Eckert ED (1979) Cyproheptadine in anorexia nervosa. Br J Psychiatry 134:67–70

Goodman WK, Price LH, Rasmussen SA, Delgado PL, Heuinger ER, Charnex DS (1989) Efficacy of Fluvoxamine in obsessive-compulsive disorder. Arch Gen Psychiatry 46:36–44

Greenberg AS, Coleman M (1976) Depressed 5-Hydroxyindole levels associated with hyperactive and aggressive behavior. Arch Gen Psychiatry 33:331–336

Hallman J, Sakurai E, Oreland L (1990) Blood platelet monoamine oxidase activity, serotonin uptake and release rates in anorexia and bulimia patients and in healthy controls. Acta Psych Scand 81:73–77

Halmi KA, Eckert E, Fall JR (1983) Cyproheptadine, an antidepressant and weight-inducing drug for anorexia nervosa. Psychopharm Bull 19:103–105

Halmi KA, Eckert E, La Du TJ, Cohen J (1986) Anorexia nervosa. Arch Gen Psychiatry 43:177–181

Harris JC, Newman JD (1987) Alpha-2-adrenergic receptor involvement in squirrel monkey vocal behavior. In: Newman JD (ed) Animal model of anxiety. Raven, New York

Held F (1985) Die Depression des Kindes- und Jugendalters. Kinderarzt 33/11:1562–1568

Hsu LK (1984) Treatment of bulimia with lithium. Am J Psychiatry 141/10:1260–1262

Jatlow PI (1987) Psychotropic drug disposition during development. In: Popper C (ed) Psychiatric pharmacosciences of children and adolescents. American Psychiatric Press, Washington

Jouvet M (1975) Cholinery mechanisms and Sleep. In: Waser P (ed) Cholinery mechanisms. Raven, New York

Korpi ER, Kleinman IE, Goodman SJ, Phillips I, Delisi L, Linnoila M, Wyatt RJ (1986) Serotonin and 5-HIAA in brains of suicide patients. Arch Gen Psychiatry 43:594–600

Kruesi MJP, Swedo S, Leonard H, Rubinow DR, Rapoport JL (1990) CSF Somatostatin in childhood psychiatric disorders: A preliminary investigation. Psychiatry Research 33:277–284

Lauder JM, Krebs H (1976) Effects of p-chlorophenylalanine on time of neuronal origin during embryogenesis in the rat. Brain Res 107:638–644

Lavenstein AF, Decaney EP, Lasagua L, Van Metre TE (1962) Effect of Cyproheptadine on asthmatic children: Study of appetite, weight gain, and linear growth. J Am Med Assoc 180:912–916

Leonhard HL, Goldberger EL, Rapoport JL, Cheslow DL, Swedo SE (1990) Childhood rituals: Normal development or obsessive-compulsive symptoms? J Am Acad Child Adolesc Psychiatry 29/1:17–23

Leventhal BL (1985) Fenfluramine administration to autistic children: Effects on behavior and biogenetic amines. Presented at the 25th NCDEU Annual Meeting. Key Biscayne/FL, May 1–4, 1985

Lidberg L, Tuck JR, Asperg M, Scalia-Tomba GP, Bertilsson L (1985) Homicide, suicide and SCF 5-HIAA. Acta Psychiatr Scand 71:230–236

March JS, Gutzman LD, Jefferson JW, Greist JH (1989) Serotonin and treatment in obsessive-compulsive disorder. Psychiatric Developments 1:1–18

Mendelson WB (1987) Medication in the treatment of sleep disorders. In: Meltzer HY (ed) Psychopharmacology, the third generation of progress. Raven, New York

Minderaa RB, Anderson GM, Volkmar FR, Harchevick D, Akkevhuis GW, Cohen DJ (1989) Whole blood Serotonin and Tryptophan in autism: Temporal stability and the effects of medication. J Autism Developm Dis 19/1:129–134

Minister für Arbeit, Gesundheit und Soziales des Landes Nordrhein-Westfalen (1990) Kinder und Medikamente – Untersuchung über Medikamentengebrauch von Schulkindern. Zentrum für Bildung und Gesundheit, Dortmund

Mita T, Hanada S, Nishino N et al (1986) Decreased Serotonin-S2 and increased dopamine D2 receptors in chronic schizophrenics. Biol Psychiatry 21:1407–1414

Morley JE, Levine AS (1985) The pharmacology of eating behavior. Am Rev Pharmacol Toxicol 25:127–146

Nissen G (1984) Infusionstherapie bei anankastischen und schizophrenen Kindern und Jugendlichen mit depressiver Verstimmung. In: Kielholz P, Adams P (Hrsg) Tropfinfusion in der Depressionsbehandlung. Thieme, Stuttgart New York

Nissen G (1986) Psychische Störungen im Kindes- und Jugendalter. Springer, Berlin Heidelberg New York Tokyo

Nissen G, Eggers C, Martinius J (1984) Kinder- und Jugendpsychiatrische Pharmakotherapie in Klinik und Praxis. Springer, Berlin Heidelberg New York Tokyo

Oswald L, Ashcroft GW, Berger RJ et al (1968) Some experiments in the chemistry of normal sleep. Br J Psychiatry 112:391

Perse TL, Greist JH, Jefferson JW et al (1987) Fluvoxamine treatment of obsessive-compulsive disorder. Am J Psychiatry 144:1543–1548

Pitres A, Regis E (1902) Les Obsessions et les Impulsions. Doin, Paris

Pomeroy JC (1990) Infantile autism and childhood psychosis. In: Garfinkel BD, Carlson GA, Weller EB (1990) Psychiatric disorders in children and adolescents. Saunders, Philadelphia London

Pucilowski O, Kostowski W (1983) Aggressive behavior and the central serotonergic systems. Behav Brain Res 9:33–48

Rehavi M, Weizman R (1990) The platelet as a peripheral model of serotonergic function in child psychiatry. In: Deutsch SJ, Weizman A, Weizman R (eds) Application of basic neuroscience to child psychiatry. Plenum, New York London

Ritvo ER, Yuwilev A, Geller E, Orunitz EM, Saeger K, Plotkin S (1970) Increased blood Serotonin and platelets in early infantile autism. Arch Gen Psychiatry 23:566–572

Robinson RH, Checkley SA, Russell GF (1985) Suppression of eating by fenfluramine in patients with bulimia nervosa. Br J Psychiatry 146:169–176

Rothenberger A (1988) Enuresis nocturna. Was bedeutet „funktionell" beim nächtlichen Einnässen? Der Kinderarzt 19:1351–1353

Schmidt MH, Trott GE, Blanz B, Nissen G (1989) Clozapine medication adolescents. Vortrag auf dem VIII. Weltkongreß für Psychiatrie. Athen 12.–19. Oktober

Sheard MH (1975) Lithium in the treatment of aggression. J Nerv Ment Dis 160:108–118

Siefen G, Remschmidt H (1986) Behandlungsergebnisse mit Clozapin bei schizophrenen Jugendlichen. Z Kinder-Jugendpsychiat 14:245–257

Stanley M, Mann JJ (1985) Increased serotonin-2 binding sites in frontal cortex of suicide victims. Lancet II:214–216

Stewart JT, Myers WC, Burket RC, Lyles WB (1990) A review of the pharmacotherapy of aggression in children and adolescents. J Am Acad Child Adolesc Psychiatry 29/2:269–277

Swedo SE, Rapoport JL (1989) Phenomenology and differential diagnosis of obsessive-compulsive disorder in children and adolescents. In: Rapoport JL (ed) Obsessive-compulsive disorder in children and adolescents. American Psychiatric Press, Washington

Teicher MH, Baldessarini RJ (1987) Developmental pharmacodynamics. In: Popper C (ed) Psychiatric pharmacosciences of children and adolescents. American Psychiatric Press, Washington

Träskman L, Asberg M, Bertilsson L, Sjörstrand L (1981) Monoamine-metabolites in CSF and suicidal behavior. Arch Gen Psychiatry 38:631–636

Träskman-Bendz L (1983) CSF 5-HIAA and family history of psychiatric disorder. Am J Psychiatry 140:1257

Trott GE (1990) Biologische Aspekte der Eßstörung. In: Nissen G (Hrsg) Psychogene Psychosyndrome und ihre Therapie im Kindes- und Jugendalter. Huber, Bern Stuttgart Toronto

Trott GE, Elliger TJ, Nissen G (1989a) Moclobemide – first experiences in children and adolescents. Vortrag auf dem VIII. Weltkongreß für Psychiatrie, Athen 12.–19. Oktober

Trott GE, Elliger T, Friese HJ (1989b) Psychopharmaka bei Kindern – Ergebnisse einer verbraucherepidemiologischen Untersuchung. In: Saletro B (Hrsg) Biologische Psychiatrie. Thieme, Stuttgart New York

Vetro A, Pallag P, Szentistuanyi LL, Vargha M, Szilard J (1985) Therapeutic experience with Lithium in childhood. Aggressivity Neuropsychobiology 14:121–127

Vigersky RA, Loviaux DL (1977) The effect of cyproheptadine in anorexia nervosa. A double blind trial. In: Vigersky RA (ed) Anorexia nervosa. Raven, New York

Volavka J, Crowner M, Brizer D, Convit A, Van Praag H, Suckow RF (1990) Tryptophan treatment of aggressive psychiatric inpatients. Biol Psychiatry 28:728–732

Walsh BT, Gladis M, Roose SP et al (1988) Phenelzine vs placebo in 50 patients with bulimia. Arch Gen Psychiatry 45:471–475

Werry JS (1986) Physical illness, symptoms and allied disorders. In: Quay HC, Werry JS (eds) Psychopathological disorders of childhood. Wiley, New York

Wetzel H, Benkert O (1990) Neuroleptika: Neue Substanzen – neue Indikationen. In: Herz A, Hippius H, Spann W (Hrsg) Psychopharmaka heute. Springer, Berlin Heidelberg New York Tokyo

Wurtman JJ, Wurtman RJ (1979) Drugs that enhance central serotonergic transmission diminish elective carbohydrate consumption in rats. Life Sci 24:895–904

Serotonin: Therapie mit spezifischen Substanzen in der Gerontopsychiatrie

CHRISTEL KRETSCHMAR, JÜRGEN-HANS KRETSCHMAR,
GERRIT SCHEIDT, WILHELM STUHLMANN

Zu allen Zeiten wurden Demenzen und Depressionen als häufige psychische Erkrankungen des höheren Lebensalters beschrieben und in der Weltliteratur thematisiert. Sie forderten ebenso zu allen Zeiten dazu heraus, Ingredienzen zu suchen, um sie zu verhüten oder gar zu heilen. Der Brunnen ewiger Jugend hat sich jedoch ebensowenig finden lassen wie der Schlüssel zur permanenten Gesundheit von Körper, Seele und Geist im höheren Lebensalter. Dank vieler Anstrengungen können wir jedoch heute die Rate für bestimmte Leiden, die zu lebensverkürzenden Krankheiten, zu chronischem Leiden oder gar zu Siechtum führen, deutlich verringern. Hier seien insbesondere die Prophylaxe für Herz- und Kreislauferkrankungen und die Aufklärung der Rolle des Hypertonus als pathogenetischen Faktoren für derartige Erkrankungen beispielhaft genannt. Einige Infektionskrankheiten, die Demenzen im Gefolge hatten, sind sehr selten geworden (Lues, Tuberkulose), während allerdings neue hinzukommen (AIDS). Insofern kommt einer vernünftigen Gerontoprophylaxe heute eine nicht zu unterschätzende Rangposition zu. Erhebliche weitere Anstrengungen sind jedoch nötig, um die dadurch gewonnenen Jahre auch zu sinnvollen Jahren zu machen.

Unter den psychischen Krankheiten des höheren Lebensalters nehmen Depressionen und Demenzen auch nach den neuesten demographischen und epidemiologischen Studien die erste Stelle bezüglich ihrer Häufigkeit ein. Die oft angenommene Tatsache, daß ältere Menschen häufiger Depressionen aufweisen als jüngere, beruht wahrscheinlich auch auf der Einbeziehung jener Zustände in die Diagnose Depression, die ganz verständliche, vorübergehende oder länger andauernde Dysphorien auf unglückliche Lebensumstände sind, ohne daß sie klinisch Depressionsfälle darstellen. International vergleichbare epidemiologische Untersuchungen weisen darauf hin, daß die Prävalenz für nichtorganische psychiatrische Erkrankungen in allen Lebensaltern ungefähr gleich hoch zu sein scheint (Murphy 1989). Demgegenüber steigt die Zahl der Demenzen mit zunehmendem

Alter erheblich an. Der Grad der Zunahme für die Demenzen ist im übrigen auch erheblich steiler als für andere Organerkrankungen. So kann man davon ausgehen, daß die Prävalenzrate für Demenzen jenseits des 65. Lebensjahres mit jeder Dekade um das 4fache steigt, während sie für Organkrankheiten nur um 1,4–1,7 je Dekade ansteigt (Gutzmann 1988; Häfner 1990, unveröffentlicht; Cooper u. Sosna 1983).

Die demographischen Ermittlungen ergaben ein stetiges rasches Anwachsen der Zahl alter und sehr alter Menschen in der Gesamtbevölkerung. Wie Häfner (1990, unveröffentlicht) berichtete, leben z. Z. in der Bundesrepublik Deutschland ca. 9 Mio. Menschen, die über 65 Jahre alt sind. Nach Hochrechnungen bis zum Jahre 2030 wird diese Zahl auf rund 12,2 Mio. ansteigen. Für die Hochaltrigen, d. h. im vorliegenden Fall für die über 85jährigen, wird mit einer Zunahme von 125 % gerechnet. Insofern ist auch mit einer relativen und absoluten Zunahme der Erkrankungen an Demenzen und Depressionen zu rechnen. Ob dies vorwiegend primäre Demenzen betrifft und ob durch weitere Prophylaxe die Multiinfarktdemenzen evtl. weitgehend eliminiert werden können, läßt sich nicht vorhersagen.

Die depressiven Zustände des höheren Lebensalters sind vielschichtig. Die klassische Einteilung in endogene Depressionen, psychoreaktive Depressionszustände und organische Depressionen stößt im Alter auf gewisse Grenzen. Wiewohl auch hier die Mehrzahl depressiver Syndrome bestimmten Diagnosen zuzuordnen ist, bleiben doch Klassifikationsprobleme übrig. Hierbei kommt es auch darauf an, ob alle Arten depressiver Syndrome summarisch erfaßt werden, ob man nur endogene Zustände als Depressionen bezeichnet oder ob man nur schwerere Verlaufsformen als Depressionen registriert. Bei den Depressionszuständen des höheren Lebensalters ist es gelegentlich schwierig, die Primärdiagnose Depression zu erfassen, wenn gleichzeitig ein schweres somatisches Krankheitsbild vorliegt. Auch stellen sehr lang andauernde depressive Phasen im Rahmen einer Zyklothymie gewisse Probleme an die Diagnostik. Daneben ist die Abgrenzung beginnender Demenzen von Depressionen gelegentlich schwierig, sind doch die Beziehungen von Depression und Demenz im Alter eng verwoben. So kennen wir Depressionen als Initialsyndrome oder im Vorfeld von Demenzen oder Depressionen, die mit kognitiven Störungen einhergehen, so daß phänomenologisch der Kranke beide Diagnosen präsentiert. Zu diesem Thema hat u. a. Kral (1983) interessante Mitteilungen gemacht. In seiner Studie an depressiven Patienten, die er über 4–18, im Mittel 8 Jahre beobachtete, konnte er in einem überdurchschnittlich hohen Prozentsatz dementive Ausgänge beobachten. Die Schwäche seiner Untersuchungen teilte er selbst mit: Er hatte diese Beobachtungen nicht prospektiv systematisch untersucht. Eine neuerliche kritisch-differenzierte Verlaufsbeobachtung steht noch aus.

Seine Fragen bleiben aber aktuell:
1. Sind kognitive Beeinträchtigungen bei depressiven Patienten bereits die erste Manifestation eines dementiven Prozesses?
2. Können endogene Depressionen in dementive Prozesse münden?
3. Wie ist die Rolle von antidepressiven Medikamenten oder anderen Psychopharmaka bei den Depressionen einzuschätzen, die in Demenz münden?

Die Frage, inwieweit anticholinerg wirksame Medikamente atrophisierende Hirnprozesse negativ beeinflussen, wird z. Z. viel diskutiert. Ein positiver therapeutischer Effekt cholinerger Substanzen auf primäre Demenzen wird antizipiert. Wegen der hohen Toxizität bzw. Nebenwirkungsrate dieser Medikamente sind bislang jedoch noch keine ausreichend zahlreichen Studien möglich gewesen.

Ein weiterer Faktor, der bei den Depressionen des höheren Lebensalters einer besonderen Berücksichtigung für die Therapie bedarf, ist die Polymorbidität des höheren Lebensalters. Im Laufe eines langen Lebens haben verschiedene Noxen und Krankheiten sich im Körper eines Menschen akkumuliert, so daß häufig neben vielerlei Abnutzungserscheinungen mit nicht krankhaft eingeschränkter Organfunktion auch Krankheitsprozesse vorliegen, die eine Therapie mit Antidepressiva limitieren, auch wenn man hier nicht die vorher beschriebenen theoretischen Erörterungen zur möglichen Entstehung oder Unterhaltung dementiver Prozesse durch anticholinerg wirkende Medikamente berücksichtigt. Über eine relativ aussagekräftige Studie zur Multimorbidität berichtete Häfner (1990, unveröffentlicht) kürzlich in Bonn. Es wurden in einer groß angelegten Bevölkerungsstudie in einer niedersächsischen Gemeinde Krankheiten, unter denen Patienten des höheren Lebensalters litten, aufgelistet. Es zeigte sich, daß die Zahl der Erkrankungen, unter denen ein Patient leidet, mit zunehmendem Alter deutlich anstieg. So war die Zahl der Menschen, die keine somatischen Krankheiten hatten, im Alter von 65 bis 69 Jahren mit 10,9% noch relativ günstig und die Zahl der Patienten, die 7 und mehr körperliche Erkrankungen aufwiesen, mit 9,1% ebenfalls noch recht günstig. Dagegen war in der Gruppe der über 80jährigen niemand ohne körperliche Beeinträchtigungen, jedoch ein starker Anstieg der Anzahl körperlicher Beeinträchtigung auf über 7 Krankheiten bei 30,8% der Patienten wurde registriert.

Bei der Auswahl der Antidepressiva spielt die Berücksichtigung der Polymorbidität eine wesentliche Rolle. Die für die Therapie wichtigen Begleiterkrankungen des höheren Lebensalters sind insbesondere Herzrhythmusstörungen, Herzinsuffizienz, Glaukom, Prostatahypertrophie und Niereninsuffizienz. Bei Vorliegen einer dieser Erkrankungen erfordert das therapeutische Procedere besonders vorsichtige Strategien.

Die Annahme einer Fehlregulation in den Neurotransmittersystemen des Gehirns als mögliches biologisches Äquivalent affektiver, emotionaler oder aggressiver Syndrome basiert auf vielfachen wissenschaftlichen Untersuchungen (Beckmann et al. 1983; und viele andere). Die den Depressionen zugrundeliegende Imbalance bezieht sich hauptsächlich auf das noradrenerge, das serotoninerge und das cholinerge System. Antidepressive Medikamente zeichnen sich durch einen unterschiedlich großen Einfluß auf die verschiedenen Transmittersysteme und einen differenten Grad ihrer Selektivität aus. Der Grad der Selektivität und Spezifität ist ausschlaggebend für die bekannten Wirkungen und Begleitwirkungen antidepressiver Medikamente.

In der Gerontopsychiatrie mit ihren vielfältigen somatischen Erkrankungen hat der Einsatz psychotroper Medikamente noch pointierter nach dem von Heinrich und anderen aufgezeigten Prinzip der nebenwirkungsgeleiteten Psychopharmakotherapie zu erfolgen, d. h. einer Therapie, bei der bei gleicher Wirksamkeit eines Präparates die geringste Nebenwirkungsrate zu erwarten ist. Im Falle der antidepressiven Therapie alter Menschen ist die wesentliche Voraussetzung einer antidepressiven Therapie das weitgehende Fehlen anticholinerger Begleitwirkungen eines Pharmakons. Darüber hinaus ist eine hohe Spezifität und Selektivität eines Präparates bei multimorbiden Patienten, die eine Vielzahl von Medikamenten erhalten, wegen der geringeren Interaktionsmöglichkeiten zu bevorzugen. Mit den neuen serotoninergen Verbindungen stehen uns spezifische Serotoninreuptakehemmer zur Verfügung, die die dominierenden Bedingungen einer antidepressiven Therapie im höheren Lebensalter zu erfüllen scheinen.

In unserer Abteilung werden pro Jahr ca. 455 Patienten aufgenommen. Die für den Zeitraum 1. 9. 1989–31. 8. 1990 ausgewerteten statistischen Erhebungsbögen von 375 Patienten zeigen 87 mit der Primärdiagnose einer Depression und 7 Patienten mit der Diagnose Neurose, wobei hier insbesondere depressive Neurosen eingehen. 192 Patienten hatten die Diagnose Demenz. Bei den Demenzen sind die Kranken mit depressivem oder paranoidem Erscheinungsbild subsumiert, da nach der Hauptdiagnose verschlüsselt wird. Etwa ein Viertel der Aufnahmen in die Gerontopsychiatrische Abteilung sind depressive Patienten. Alle depressiven Patienten werden nach dem in der Abteilung üblichen Therapieschema behandelt, welches klassische Antidepressiva – Mittel der ersten Wahl sind häufig Tetrazyklika – beinhaltet sowie syndromorientiert Neuroleptika, ggf. Hypnotika oder seltener Tranquilizer. Daneben kommen alle Arten psychiatrisch-psychotherapeutischer Interventionsmöglichkeiten und Therapieschemata zur Anwendung. Eine gezielte Studie mit den neuen spezifischen Substanzen wurde in unserer Abteilung nur mit Ritanserin durchgeführt. Sie befindet sich z. Z. in der Auswertung.

Die von uns in einer offenen Studie mit den neuen Serotoninreuptakehemmern behandelten und bereits abgeschlossenen Fälle sollen kurz beschrieben werden. Es handelt sich um 12 Patienten, deren Diagnosen sich wie folgt verteilen: 4 Patienten mit der Diagnose manisch-depressive Erkrankung, 4 Patienten mit der Diagnose Demenz mit depressivem Erscheinungsbild, 1 Patientin mit der Diagnose endogen-reaktive Depression, 2 Patienten mit der Diagnose neurotische Depression und 1 Patient mit der Diagnose M. Parkinson mit Demenz und Depression.

Es handelte sich um 10 Frauen und 2 Männer mit einem Durchschnittsalter von 74,16 Jahren (64–83 Jahre).

Nur 2 Patienten hatten keine zusätzliche somatische Diagnose. In 1 Fall lagen 3 somatische Zusatzdiagnosen vor. Alle übrigen Patienten hatten 1–2 somatische Zusatzdiagnosen. Bei 7 Patienten fanden sich keine Kontraindikationen gegen trizyklische Antidepressiva. Für 4 Patienten waren Trizyklika aufgrund einer koronaren Herzerkrankung oder einer Herzinsuffizienz nicht das primäre Mittel der Wahl. Bis auf 1 Patientin hatten alle anderen z. T. sehr lange Vorbehandlungsphasen mit verschiedenen herkömmlichen Antidepressiva.

Damit sind 11 von 12 Fällen bereits als sehr lang vorbestehende, schwer einstellbare und über mehrere Wochen bis Monate vorbehandelte Fälle identifiziert, für die die Einstellung auf Serotoninreuptakehemmer jeweils erstmalig erfolgte.

Die Depressivität wurde mittels CGI, Selbstschilderung und Cornell-Skala erfaßt. Die kürzeste Therapiedauer mit dem spezifischen Präparat betrug 6 Tage, die bislang am längsten beobachtete Patientin erhält das Präparat seit nunmehr 6 Monaten. 7 Behandlungen mußten wegen mangelnden Erfolgs nach 2–5 Wochen abgebrochen werden, 2 Therapieabbrüche erfolgten wegen Nebenwirkungen nach 1 und 2 Wochen, 3 Patienten konnten gut remittiert entlassen werden. Das Nebenwirkungsprofil entspricht genau dem in der Literatur beschriebenen. Nebenwirkungen wurden in leichterer Art bei insgesamt 8 Patienten beobachtet: 5mal Hypotonie, 2mal Magen- und Darmbeschwerden, 1mal Schwindel. Die Therapieabbrüche wegen Nebenwirkungen wurden erforderlich, da es bei einer Patientin mit M. Parkinson innerhalb der ersten 4 Therapietage zu einem rasch progredienten Bild akuter Verwirrtheit und Gleichgewichtsstörungen kam, die nach Absetzen des Präparates rasch verschwanden. Der 2. Therapieabbruch erfolgte wegen stärkergradiger orthostatischer Dysregulation. Die übrigen Nebenwirkungen waren leicht und flüchtig, so daß die Therapie fortgesetzt werden konnte. Die 12 Patienten hatten ausschließlich Fluvoxamin in einer Dosierung von 100 mg (3 Fälle) und 200 mg (9 Fälle) erhalten. Eine Patientin hatte im weiteren Verlauf der Behandlung auch Fluoxetin erhalten; die Therapie wurde allerdings ebenfalls ohne Erfolg abgebrochen.

Zusammenfassung

Kritisch muß man sagen, daß alle unsere Fälle in bezug auf die antidepressive Wirkung der neuen selektiven Serotoninreuptakehemmer eigentlich wenig aussagekräftig sind. Es handelte sich bei allen Fällen um schwere, lange vorbehandelte und außerordentlich therapieresistente Fälle, die in diese offene Studie einbezogen wurden. Immerhin konnten von diesen 12 lange vorbehandelten Fällen noch 3 als gut remittiert entlassen werden.

Ein neuer funktioneller Ansatz würde bedeuten, daß es evtl. ein Antidepressivum geben könnte, das von seiner Funktion her einen völlig anderen Angriffspunkt hat. Wie wir aber ebenso wissen, greifen alle bisher bekannten Antidepressiva in den Stoffwechsel verschiedener biogener Amine ein. Das Neue ist die Selektivität, wobei bislang aber keine einheitliche Wirkung auf alle Arten von Depressionen beobachtet werden konnte. Inwieweit durch das Überwiegen der serotoninergen Wirkung wieder ein Ungleichgewicht verschiedener Neurotransmitter entsteht und sich das Zusammenspiel ändert, kann sicher noch nicht gesagt werden. Insofern ist Skepsis angebracht, bis weitere zahlreichere und größere Diagnosespektren umfassende Untersuchungen für den speziellen gerontopsychiatrischen Patientenkreis vorliegen. Obwohl eine Überlegenheit der neuen Substanzen als Antidepressiva bislang in keiner der beschriebenen Untersuchungen nachgewiesen ist, kommt ihnen aber aufgrund ihres selektiven Angriffs im serotoninergen System eine gewisse Priorität bei den Depressionen im Alter zu, bei denen Trizyklika wegen bestimmter somatischer Begleitwirkungen kontraindiziert sind.

Literatur

Alexopoulos G et al (1988) Use of the Cornell scale in nondemented patients. J Am Geriatr Soc 36230–236

Beckmann H et al (1983) Biologische Psychiatrie. Springer, Berlin Heidelberg New York Tokyo

Cooper B, Sosna U (1983) Psychische Erkrankungen in der Altenbevölkerung. Nervenarzt 54239–249

Gutzmann H (1988) Senile Demenz vom Alzheimer-Typ. Enke, Stuttgart

Kral VA (1983) The relationship between senile dementia (Alzheimer type) and depression. Can J Psychiatr 28

Murphy E (1989) Depression im Alter. In: Kisker KP, Lauter H, Meyer JE, Müller C, Strömgren E (Hrsg) Psychiatrie der Gegenwart 8: Alterspsychiatrie. Springer, Berlin Heidelberg New York Tokyo

Funktionelle Konzepte und Neurasthenie

WALTER PÖLDINGER

Mit der Einführung der selektiven Serotoninwiederaufnahmehemmer wie Fluvoxamin hat sich, wie in den verschiedenen Beiträgen geschildert wurde, eine Hoffnung nicht erfüllt, nämlich die, daß es durch die Vermehrung der Serotoninkonzentration in den Synapsen v. a. zu einer günstigen Wirkung auf agitierte Depressionen kommt. Dafür hat sich aber in diesen Beiträgen auch gezeigt, daß Fluvoxamin für die verschiedensten Indikationen verwendet werden kann.

Dies hat zu neuen diagnostischen Konzepten geführt, z. B. zum Konzept des Serotoninmangelsyndroms. Van Praag schreibt dazu 1988 in seiner Arbeit „Serotoninstörungen bei psychischen Erkrankungen: Funktionelle versus nosologische Interpretation":

> Die biologische Forschung in der Psychiatrie ist und war stets fest verwurzelt in der Nosologie. Psychische Störungen werden als getrennte, in sich geschlossene Krankheitseinheiten betrachtet, jede mit einer Symptomatologie, Verlaufsform und vermutlich – da dieser Faktor in den meisten Fällen unbekannt ist – eigener Ätiologie. Mehrheitlich strebt die biologisch-klinische Psychiatrie danach, einen biologischen Marker und schließlich die Ursache einer Erkrankung, wie etwa Schizophrenie, endogene Depression und Panikerkrankung, zu entdecken. Sobald sich ein biologischer Parameter als nicht krankheitsspezifisch erweist, wird er automatisch als unspezifisch eingestuft. Die diagnostische Ausbeute dieses Vorgehens blieb bisher jedoch ausgesprochen dürftig. Die vergangenen 30 Jahre haben viele biologische Forschungsergebnisse hinsichtlich psychischer Störungen hervorgebracht; aber es wäre vermessen, bei auch nur einer Variablen von diagnostischer Spezifität zu sprechen. (Sonderdruck, dt. Übersetzung, S. 1).

Van Praag hat schon lange für eine Neubewertung des Syndroms in der Psychiatrie plädiert (Van Praag u. Leijnse 1965). Später formulierten van Praag et al. (1975) das Konzept einer funktionellen Psychopathologie.

Van Praag (1988) weist darauf hin, daß der funktionelle Standpunkt eine mögliche Erklärung für die schlecht nachvollziehbare „Unspezifität" bestimmter psychotroper Arzneimittel ist.

Er schreibt dazu:

> Bestimmte trizyklische Verbindungen sowie Monoaminoxydasehemmer wirken bei bestimmten Depressionen und bestimmten Angstzuständen: Clomipramin wirkt bei Depression und Zwangskrankheit; bestimmte Antiepileptika werden mit Erfolg bei Verhaltensstörungen von Epileptikern und bei der Behandlung gelegentlicher Stimmungsstörungen eingesetzt. Man könnte sogar argumentieren, je größer die biochemische Spezifität eines Arzeimittels, desto größer die Chance, daß es zwar nosologisch unspezifisch, aber bei bestimmten patho-physiologischen Erscheinungen losgelöst von der Diagnose wirksam ist. Ich bin überzeugt, daß die Entwicklung biochemisch spezifischer Arzneimittel zwar deren Wirkungsspektrum schmälern wird, aber den Kliniker in die Lage versetzt, einen Therapieplan maßgeschneidert aufzustellen und jedes Medikament individuell anzupassen. Zielgerichtete, hochentwickelte Polypharmazie ist im Prinzip eine verlockende Aussicht. Selbstverständlich wird die Verwirklichung in der Praxis von der Kompatibilität der eingesetzten Medikamente und deren Neigung, Nebenwirkungen hervorzurufen, abhängen.
>
> Die 5-HT-Forschung in der Psychiatrie veranschaulicht meiner Meinung nach deutlich die Relevanz und die Realisierbarkeit des funktionellen Ansatzes in der Psychopathologie. So gesehen, scheint 5-HT weniger ein „Neurotransmitter für alle Fälle" zu sein als vielmehr Ankündiger eines neuen Zeitalters für die biologische Forschung in der Psychiatrie.

Dazu ist zu bemerken, daß die verschiedenen Systeme und Transmitter netzartig zusammenhängen, so daß man mit dem funktionellen Ansatz bestenfalls von einer Akzentuierung sprechen kann.

In diesem Zusammenhang könnte man in Anlehnung an Freyhans Konzept der Zielsymptome aus dem Jahre 1957 heute neu von funktionellen Zielsyndromen sprechen (Pöldinger 1989). Dazu paßt eben die Tatsache, daß Antidepressiva über die Depressionen hinaus vielseitig in der Praxis verwendet werden können.

Benkert (1990a) spricht in diesem Zusammenhang von „funktionalen Konzepten" und funktionaler Klassifikation.

Die wichtigsten Serotoninmangelsyndrome sind:

- Depressionszustände,
- Angstzustände,
- Schlafstörungen,
- Störungen des Eß- und Trinkverhaltens,
- Aggressionszustände und Selbstaggression,
- Zwangssymptome,
- funktionelle vegetative Störungen,
- psychosomatische Störungen,
- Schmerzzustände.

Daraus ergibt sich folgende neue Indikationsliste für Antidepressiva vom Typ Fluvoxamin mit selektiver Serotoninwiederaufnahmehemmung:

- Depressionen,
- Angstzustände, speziell Panikattacken,
- Zwangskrankheiten,
- Schlafstörungen mit depressiver Komponente (larvierte Depressionen),
- funktionelle vegetative Störungen } Neurasthenie (alte bzw. neue im Sinne der Erschöpfungsdepression, } Lehrmeinung),
- psychosomatische Störungen mit depressiven Zügen,
- Störungen des Eß- und Trinkverhaltens,
- Selbstaggression und Aggression,
- Schmerzzustände.

In diesem Indikationsbereich sehen wir u. a. depressive, ängstliche, vegetative und psychosomatische Syndrome.

Wenn wir diese in einem neuen Zusammenhang sehen wollen, so sehen wir zunächst folgende verschiedene psychosomatische Symptome der Depression:

Schlafstörungen	92%,
Kopfschmerzen	52%,
Nackenschmerzen	41%,
Kreuzschmerzen	36%,
Druckgefühl auf der Brust	71%,
Magen-Darm-Beschwerden	36%,
Herzbeschwerden	25%,
Appetitstörungen	66%,
Schmerzen und Störungen im Genitalbereich	58%.

Kielholz hat einen Prototyp der psychoreaktiven Depressionen beschrieben (Kielholz u. Beck 1960), die sog. Erschöpfungsdepression, bei der v. a. im 2. Stadium vegetative und psychosomatische Symptome im Vordergrund stehen (Abb. 1). Daß es sich dabei tatsächlich um Störungen handelt, zeigt der in Abbildung 2 wiedergegebene Wiedererwärmungstest, an dem man sehen kann, daß bei einem derartigen Kranken nicht nur die Hauttemperatur tatsächlich erniedrigt war, sondern bei Abkühlung durch Eis eine Wiedererwärmung innerhalb von 20 min nicht erfolgte, wie dies bei Gesunden der Fall ist.

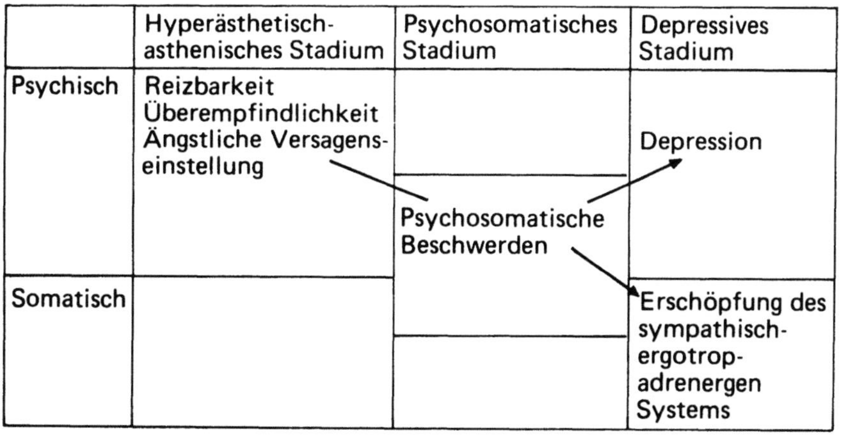

	Hyperästhetisch-asthenisches Stadium	Psychosomatisches Stadium	Depressives Stadium
Psychisch	Reizbarkeit Überempfindlichkeit Ängstliche Versagenseinstellung		Depression
		Psychosomatische Beschwerden	
Somatisch			Erschöpfung des sympathisch-ergotrop-adrenergen Systems

Abb. 1. Die 3 Stadien der Erschöpfungsdepression

Alle diese Symptome spielten auch bei der sog. „larvierten Depression" eine Rolle, bei der es sich um ein didaktisches Konzept handelte, hinter nicht objektivierbaren Schmerzen und Symptomen, die auch auf eine somatische Therapie nicht ansprachen, an eine Depression zu denken. Frau Holsboer-Trachsler geht in ihrem Beitrag in diesem Band auf diese Zusammenhänge ein.

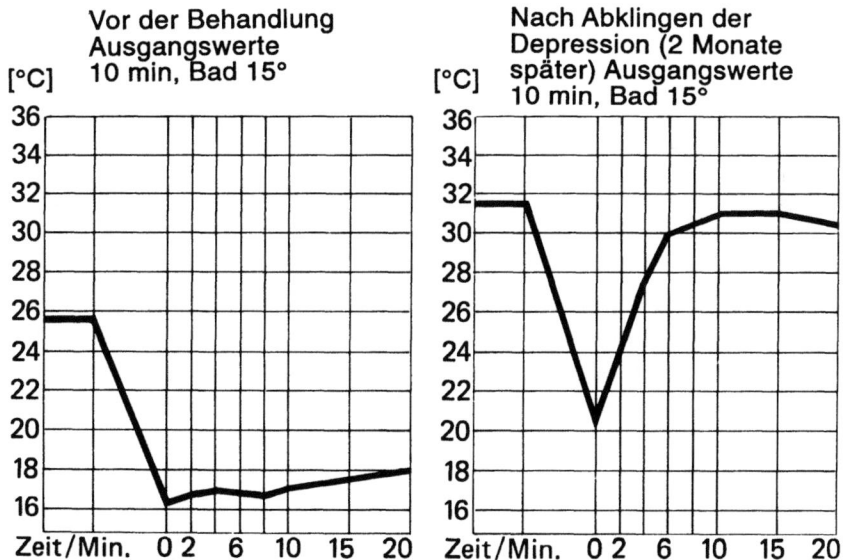

Abb. 2. Wiedererwärmungstest an der Hand

Tabelle 1. Zur Geschichte des psychovegetativen Dysregulationssyndroms

Bezeichnung	Jahr	Autor
Neurasthenie	1869	Beard
Vegetative Dystonie	1934	Wichmann
Psychovegetatives Syndrom	1934	Thiele
Vegetative Syndrome	1951	Birkmayer, Winkler
Psychovegetative Syndrome	1966	Delius, Fahrenberg
Vegetatives Psychosyndrom	1968	Stähelin
Allgemeines psychosomatisches Syndrom	1981	Bräutigam, Christian
Psychovegetatives Dysregulationssyndrom	1982	Pöldinger

Besonders erwähnen möchte ich hier auch die psychosomatischen Störungen, die im Zusammenhang mit dem vegetativen Nervensystem unter den verschiedensten Namen beschrieben wurden. In Tabelle 1 wird eine Geschichte der vegetativen Syndrome wiedergegeben. Ein neueres Konzept der Angst, das Konzept der Angstkrankheiten, finden wir in der DSM III (1984) in Form des generalisierten Angstsyndroms und des Paniksyndroms.

ICD 9	DSM III
Angstneurose 300.0	Paniksyndrom 300.01
	Generalisiertes Angstsyndrom 300.02

Dieses Konzept ist neu und macht auch deutlich, daß die Therapierbarkeit beider Syndrome durch Psychopharmaka Unterschiede zeigt. Paniksyndrome sprechen v. a. auf Antidepressiva an.

Es muß darauf hingewiesen werden, daß die aufgezeigte Entwicklung eine typisch westliche Entwicklung ist, d. h. wie sie bei uns abgelaufen ist; in verschiedenen Oststaaten aber ist die Situation eine ganz andere. In der Volksrepublik China z. B. ist die sog. „Neurasthenie" die häufigste Diagnose. Es ist interessant, daß in unserem Land die Neurasthenie in den vergangenen Jahrzehnten kaum eine Rolle gespielt hat, neuerdings aber häufiger genannt wird; es fanden auch bereits Symposien zu diesem Thema statt.

Als Beard 1869 die Neurasthenie beschrieb, wurde das vegetative Nervensystem, ohne beim Namen genannt zu werden, erstmals in einer psychiatrisch-neurologischen Publikation beschrieben. In der 9. Revision der International Classification of Diseases (ICD 9) figuriert die Neurasthenie auch heute noch unter der Ziffer 300.5 und wird als eine Neurose mit allgemeiner Schwäche, Erregbarkeit, Kopfweh, Depression, Schlaflosigkeit, Konzentrationsstörungen und Ahedonie beschrieben (Degkwitz et al. 1980). Dabei wird darauf hingewiesen, daß dieses Syndrom nach oder gleichzeitig mit einer Infektionskrankheit auftreten kann oder bei Erschöpfung oder als Ergebnis einer fortgesetzten emotionalen Störung. Es ist interessant darauf hinzuweisen, daß Beard die Neurasthenie bereits als eine moderne „Zivilisationskrankheit" und als eine „funktionelle Störung" bezeichnete. Er führte weiter aus, daß es sich um eine Mangelernährung des Nervengewebes handeln könne. Beard wies auch darauf hin, daß die Neurasthenie nichts zu tun habe mit Hysterie, Hypochondrie oder Neurose; schon zu seiner Zeit wurde darüber diskutiert, ob die Neurasthenie eine Krankheit an und für sich sei oder nur eine nervöse Begleiterscheinung zu organischen Erkrankungen.

Später sah Freud (1895) in der Neurasthenie eine Aktualneurose, die er auf den Verlust von sexuellen Triebspannungen bei Selbstbefriedigung oder häufiger Ejakulation zurückführte.

Im Jahre 1934 führte Wichmann den Begriff der „vegetativen Dystonie" ein, der, wie schon vorher der Begriff Neurasthenie, eine ungemeine Verbreitung fand. In ihrer Monographie *Klinik und Therapie der Funktionsstörungen* haben Birkmayer u. Winkler die vegetative Dystonie als einen „Sammeltopf unserer diagnostischen Insuffizienz bezeichnet". 1983 fragte sich Birkmayer anläßlich eines Vortrags in der Schweiz mit dem Titel „Die sogenannte vegetative Dystonie", was in den letzten 50 Jahren von der vegetativen Dystonie übriggeblieben ist: „Ein großes Kontingent ist als larvierte Depression vom Internisten zum Psychiater abgewandert, das weniger große Kontingent der psychosomatischen Krankheiten ist zum Psychotherapeuten abgewandert." Es gebe aber noch immer ein Syndrom, bei dem die Patienten über ein gestörtes Befinden klagen, das mit Schlafstörungen, Spannungen, Schwindel, Erregung, Angst, Herzklopfen, Schweißausbruch einhergeht, ohne daß pathologische, somatische Befunde erhebbar sind.

Klinisch ist nach Birkmayer zwischen einer vegetativ-labilen Konstitution zu unterscheiden, die wohl eine Neigung zu Tachykardien, Schweißausbrüchen und Schlafstörungen zeigt, und einer vegetativ-affektiven Dekompensation.

Wenn wir die Geschichte der „vegetativen Syndrome" einerseits und die Geschichte der „larvierten Depressionen" (s. Beitrag Holsboer-Trachsler) andererseits betrachten und mit dem Konzept der

Neurasthenie in dem Sinne vergleichen, daß wir ein „neurasthenisches Syndrom" postulieren, so erkennen wir, daß eine Reihe der relevanten Symptome bzw. ein „neurasthenisches Syndrom" funktionell den „Serotoninmangelsyndromen" zugeordnet werden könnten.

Abschließend eine zusammenfassende Übersicht der „funktionellen bzw. funktionalen Konzepte":

Funktionelle Psychopathologie
– van Praag et al. 1975.

Funktionelle Zielsyndrome
– Pöldinger 1989,
– Freyhan 1957 (in Anlehnung an die Zielsymptome).

Funktionale Klassifikation
– Benkert 1990a.

Literatur

Beard GM (1869) Neurasthenie or nervous exhaustion. Boston Med Surg J 79:217–221

Benkert O (1990a) Functional classification and response to psychogenic drugs. In: Benkert O, Maier W, Rickels K (eds) Methodology of the valuation of psychotropic drugs. Springer, Berlin Heidelberg New York Tokyo (Psychopharmacology series 8)

Benkert O (1990b) Zum Wandel in der psychiatrischen Pharmakotherapie. In: Lungershausen E, Kaschka WP, Witkowski RJ (Hrsg) Affektive Psychosen. Schattauer, Stuttgart

Birkmayer W (1984) Die sogenannte vegetative Dystonie. In. Pöldinger W (Hrsg) Somatisierte Angst und Depressivität. Karger, Basel

Birkmayer W, Frank C et al (1982) Die vegetative Symphonie. (Symposium zum 65. Geburtstag von Herrn Univ. Prof. Dr. G. Harrer, Salzburg, 6.2. 1982)

Birkmayer W, Winkler W (1951) Klinik und Therapie der vegetativen Funktionsstörungen. Springer, Wien

Bräutigam W, Christian P (1986) Psychosomatische Medizin, 4. Aufl. Thieme, Stuttgart

Degkwitz R, Helmchen H, Kockott G, Mombour W (Hrsg) (1980) Diagnoseschlüssel und Glossar psychiatrischer Krankheiten, 5. Aufl. korrigiert nach der 9. Revision der ICD. Springer, Berlin Heidelberg New York

Delius L, Fahrenberg J (1966) Psychovegetative Syndrome. Thieme, Stuttgart

DSM-III (1984) Diagnostisches und statistisches Manual psychischer Störungen. Beltz, Weinheim Basel

Freyhan FA (1957) Psychomobilität, extrapyramidale Syndrome und Wirkungsweisen neuroleptischer Therapien (Chlorpromazin, Reserpin, Prochlorperazin). Nervenarzt 28:504–509

Freud S (1895) Über die Berechtigung, von der Neurasthenie einen bestimmten Symptomenkomplex als „Angstneurose" abzutreten. Neurol Zentralbl 14/2:50–66

Kielholz P, Beck D (1960) Diagnostik und Therapie der erschöpfungsdepressiven Zustandsbilder. Wiener Med Wochenschr 110:714

Pöldinger W (1982) Psychovegetatives Dysregulationssyndrom in „Neurasthenie". National Seminar on Mental Health in General Health Care, Chengdu, Sichuan, China, October 10–24, 1982. (Published in Chinese, Psychiatric Institute Peking)

Pöldinger W (1989) Die alte Neurasthenie und neue funktionelle Konzepte. TW Neurologie Psychiatrie Sonderheft

Pöldinger W (1990) Neuere Aspekte der biologischen Depressionsbehandlung. Ther Umsch 47:233–240

Praag GM van (1988) Serotoninstörungen bei psychischen Erkrankungen: Funktionelle vs nosologische Interpretation. Adv Biol Psychiatry 17

Praag HM van, Leijnse B (1965) Neubewertung des Syndromes. Skizze einer funktionellen Pathologie. Psychiatr Neurol Neurochir 68:50–66

Praag HM van, Korf J, Lakke JPWF, Schut T (1975) Dopamine metabolism in depression, psychoses and Parkinson's disease: the problem of the specificy of biological variables in behaviour disorders. Psychol Med 5:138–146

Stähelin B (1968) Das vegetative Psychosyndrom. Praxis (Bern) 57:1822

Thiele W (1934) Das vegetative Syndrom und seine Behandlung. Dtsch Med Wochenschr 60:1500

Wichmann B (1934) Das vegetative Syndrom und seine Behandlung. Dtsch Med Wochenschr 60:1500–1504

Diskussion

Diskutanten: HANS-GEORG BAUMGARTEN, Berlin; RAINER GOLD, Berlin; HANNS HIPPIUS, München; ECKHARD KLIESER, Düsseldorf; CHRISTEL KRETSCHMAR, Düsseldorf; GERT-EBERHARD KÜHNE, Jena; GREGOR LAAKMANN, München; CHRISTIAN MARSHALL, Bielefeld; JÀNOS PAÀL, Dreieich; WALTER PÖLDINGER, Basel; MANFRED SAATHOFF, Aurich; REINHARD STEINBERG, Klingenmünster; JOACHIM TEGELER, Düsseldorf; ERNST H. TREMBLAU, Köln; GÖTZ-ERIK TROTT, Würzburg.

GOLD:

Aus Ihren Ausführungen geht hervor, daß man Clozapin durch Ritanserin „ablösen" könnte.

KLIESER:

Ritanserin hat sich nicht als antipsychotisch erwiesen, es kann nur in Kombination mit Neuroleptika eingesetzt werden. Ein Nachfolger könnte Risperidon werden.

GOLD:

Hat Risperidon nicht eine stärkere dopaminantagonistische Komponente?

KLIESER:

Sicherlich. Das sehen Sie auch an den Dosierungen: Wir kommen mit 4–8 mg täglich aus. Dies ist mit Clozapin nicht möglich. Die Affinität zu den D_2-Rezeptoren ist sicherlich deutlich größer; aber sie ist kleiner als die von Haloperidol. Deshalb verwundert es eigentlich, daß Haloperidol bei gleicher Wirksamkeit im Vergleich höher dosiert wird als Risperidon. Dies kann daran liegen, daß man einfach daran gewöhnt ist, Haloperidol grundsätzlich höher anzusetzen und daß die Studien falsch und deswegen nicht vergleichbar sind. Es könnte aber auch daran liegen, daß ein Serotoninantagonismus, vielleicht auch in Kombination mit der postsynaptischen D_2-Rezeptorblockade, die antipsychotische Wirkung verstärkt.

GOLD:

Wäre Risperidon dann nicht dem Zotepin ähnlicher?

KLIESER:

Vom Profil her ja. Aber auch wegen der Affinität zu den D_2-Rezeptoren scheint Zotepin doch eine deutlich geringere Affinität zu haben. Und was aus eigenen Untersuchungen mit Zotepin eher dagegen spricht, ist, daß Zotepin doch deutlich mehr extrapyramidale Nebenwirkungen hervorruft. Wir haben bei 10–15% der Patienten extrapyramidale Nebenwirkungen gesehen. Meiner Meinung nach entspricht dies in etwa den japanischen Ergebnissen.

BAUMGARTEN:

Der anxiolytische Effekt der 5-HT-1 A-Antagonisten nach der Art des Buspiron ist kein pharmakologischer Soforteffekt, der etwa durch den Autorezeptor ausgelöst wird, sondern es vergeht eine erhebliche Latenzzeit, etwa vergleichbar derjenigen, die bei Antidepressiva verstreichen muß, bevor man den Effekt am Patienten sieht. Man kann also heute sagen, daß es eher ein langfristiger Bahnungseffekt auf die abhängigen 5-HT-Mechanismen ist, der hier zum Tragen kommt.

Etwas anderes möchte ich unbedingt noch einmal betonen: Wir haben die Bindungsstudien an 3 unterschiedlichen Gehirnarten durchgeführt, auch am Primatengehirn. Es bindet sich mit der gleichen Effizienz an die D_2-Rezeptoren. Deshalb ist es für mich ein atypisches Neuroleptikum mit gemischtem agonistisch-antagonistischem Profil; deshalb ist es ungleich schwerer, Hypothesen zur Wirkung aufzustellen, als z.B. bei Ipsapiron oder Buspiron.

KLIESER:

Wenn man Buspiron mit anderen Neuroleptika kombiniert, scheint es eher zu einer Verstärkung von extrapyramidalen motorischen Nebenwirkungen zu kommen. Das zielt ganz klar in diese Richtung.

KÜHNE:

Sie haben sich zu Beginn ausführlich mit der Symptomatologie des Hamilton auseinandergesetzt; ich entnehme daraus eine gewisse Kritik Ihrerseits, was die gesamte symptomatologische Breite anbelangt. Wenn ich mir jetzt Ihre Ergebnisse mit der Konstruktion des Hamilton ansehe, habe ich an Sie folgende Frage: Ist denn Hamilton D überhaupt geeignet, differenzierte Aussagen zu den von Ihnen aufgeworfenen Fragestellungen zu machen?

LAAKMANN:

Der Hamilton-D-Bogen ist bedingt dazu geeignet, Aussagen über die antidepressive Wirkung eines Präparates zu belegen. Der Vorteil dieses Fragebogens liegt hauptsächlich in seiner internationalen Verbreitung. Schwierig ist in diesem Zusammenhang, meine ich, wenn nur eine *Gesamtauswertung* des Bogens im Rahmen von Studienauswertungen durchgeführt wird. Hierdurch werden einzelne Items zu einem Summenscore zusammengerechnet, wodurch bei symptomatisch unterschiedlichen depressiven Bildern dieselben Punktwerte in der Skala erreicht werden können. Es kann z. B. bei depressiven Patienten mit ausgeprägter Schlafstörung der gleiche Punktwert erreicht werden wie bei depressiven Patienten, die anstelle der Schlafstörung über Agitation und Ängstlichkeit klagen. Mir scheint es wichtig, die einzelnen Items bei der Auswertung von Studien mehr zu berücksichtigen; so konnte ich Ihnen zeigen, daß bei der Summenwertanalyse Amitriptylin und Fluoxetin sich nicht unterscheiden. Es treten aber deutliche Unterschiede z. B. in der Beeinflussung von Schlafstörungen zutage, wenn man die HAMD-Einzelitems auswertet. Ein anderer Aspekt in diesem Zusammenhang ist, daß die Gesamtauswertung von Studien wenig auf die Inhomogenität des Patientengutes eingeht. Mir scheint es von daher sehr wichtig zu sein, besonders bei großangelegten Ambulanzstudien, Schichtungen der Patienten nach verschiedenen Kriterien durchzuführen. So können Patienten mit einem *gehemmt* depressiven Syndrom, *agitiert* depressivem Syndrom oder *vital gestört* depressivem Syndrom in unterschiedliche Gruppen zusammengefaßt und in ihren Werten analysiert werden. Weiter kann eine Schichtung nach Schweregrad der Erkrankung vorgenommen werden, z. B. nach leicht, mittel oder schwer depressiv, entsprechend der Einschätzung im CGI. Bei derartigen Schichtungen werden unterschiedliche therapeutische Effekte sichtbar. Wir konnten z. B. zeigen, daß Benzodiazepinderivate bei ambulant behandelten Patienten mit leicht- bis mittelschwerem depressivem Syndrom eine dem Amitriptylin vergleichbare therapeutische Wirksamkeit entfalten; bei schwer depressiven Patienten ist Alprazolam dem Amitriptylin aber deutlich unterlegen. Die von mir zitierten Fluoxetinstudien zeigen deutlich, daß ambulant behandelte Patienten mit unterschiedlichen Schweregraden gleich gut auf Fluoxetin und Amitriptylin ansprechen. Stationär behandelte Patienten mit schwer depressivem Syndrom sprechen besonders in der 1. Woche deutlicher auf Amitriptylin an.

Mir scheint dementsprechend der Hamilton-Bogen bedingt geeignet, differenzierte Aussagen über die therapeutische Wirksamkeit von Präparaten machen zu können, vorausgesetzt, man nimmt eine differenzierte Auswertung des Bogens vor und begnügt sich nicht mit der alleinigen Gesamtscoreauswertung.

PAÁL:

Herr Laakmann, unter den Nebenwirkungen habe ich das Wort Nervosität gesehen; ich glaube, daß das ein Euphemismus ist. Ich kann aufgrund eines Eigenversuchs sagen, daß das, was unter den Nebenwirkungen mit „Nervosität" bezeichnet wird, ich als eine extreme Exzitation in fast präpsychotischem Zustand mit schwerer Suizidalität erlebt habe, weshalb ich gezwungen war, die Reuptakehemmerbehandlung abzubrechen. Meine Fragen: Ist es möglich, diese Nebenerscheinung u. U. durch Diazepam zu beeinflussen? Und: Die meisten frei praktizierenden Nervenärzte verwenden gerade diese Präparate wegen der Nebenwirkungen nur selten und zögernd. Ist das nicht eine Indikation zur Klinikaufnahme, um diesen Symptomen vorzubeugen?

LAAKMANN:

Die als Nervosität und Unruhe erfaßten Nebenwirkungen sind sicher bei der Behandlung mit Serotoninreuptakehemmern ein größeres Problem als bei anderen antidepressiv wirkenden Präparaten. Das sehe ich sowohl aufgrund der Studienauswertungen als auch aufgrund eigener klinischer Erfahrung. Eine Gabe von Benzodiazepin könnte ich mir bei diesen Patienten schon vorstellen, besonders bei suizidaldepressiven Patienten, was letztlich natürlich der Grund einer Klinikeinweisung sein kann. Mir scheint aber in diesem Zusammenhang wichtiger, die Dosis der Serotoninreuptakehemmer zu reduzieren oder das Präparat ganz abzusetzen. Die antidepressiv-therapeutische Wirksamkeit speziell von Fluoxetin scheint zwischen 5 und 50 mg pro Tag zu liegen. Eine deutliche Dosis-Wirkung-Beziehung zwischen den Präparaten und dem therapeutischen Ansprechen ist m. E. nicht genügend belegt. Sicher kann man aber sagen, daß mit steigender Dosierung auch die *Nebenwirkungen* zunehmen.

GOLD:

In der früheren DDR war die Anwendung von Clozapin im Kindes- und Jugendalter ausgesprochen problematisch; es gab staatliche Festlegungen, unter welchen Bedingungen Clozapin angewendet werden durfte. Ich wundere mich deshalb, daß Sie den Mut haben, ihre Untersuchungen in dieser Form zu machen. Sie haben ja auch ethische Fragen angesprochen. Deswegen möchte ich fragen, ob bei diesen Untersuchungen Störungen des blutbildenden Systems aufgetreten sind und ob Sie es für sinnvoll halten würden, das „drug monitoring" auch in diesem Bereich so optimal wie möglich zu gestalten, z.B. durch die Anwendung einer blutspiegelkontrollierten Therapie, wie wir das seit 2 Jahren auch bei Erwachsenen machen, etwa zur Vermeidung von relativen Überdosierungen.

TROTT:

Die Studie, die ich zu Clozapin vorgestellt habe – ich bin Ihnen sehr dankbar, daß Sie es erwähnen – ist nicht Ausdruck unseres Forschungsinteresses, sondern Ausdruck unserer therapeutischen Not, in der wir uns befunden haben. Wenn 15-/16jährige Jugendliche mit allen bisher gängigen Neuroleptika keinen oder nur einen sehr schlechten Therapieerfolg gezeigt haben, war es ein ethisches Gebot, diesen Jugendlichen in ihrem Elend zu helfen. Die Verbesserung unter Clozapin ist bemerkenswert. Selbstverständlich wurden bei diesen Patienten alle Sicherheits- und Vorsichtsmaßnahmen getroffen. Grundsätzlich wird bei uns Clozapin nur unter den Bedingungen des „drug monitoring" eingesetzt. Wir haben bei unserer Klientel bisher keine Blutbildveränderungen festgestellt. Die maximale Dosierung, die wir nur in Einzelfällen überschreiten, liegt bei 600 mg pro Tag. Insgesamt ist die Therapieresponse auf Clozapin wirklich überzeugend, wobei ich den Eindruck habe, daß die katatonen Psychosen, die bekanntlich häufig im 2. Lebensjahrzehnt zuerst auftreten, besonders günstig beeinflußt werden.

GOLD:

Sind auch Konzentrationsbestimmungen von Clozapin gemacht worden?

TROTT:

Nein.

BAUMGARTEN:

Könnten Sie sich vorstellen, daß negative Persönlichkeitsentwicklungen mit entsprechendem Verlust sozialer Integration verhindert werden könnten durch eine rechtzeitig in Ihrem Sinne eingeleitete antiaggressive Therapie, ganz im Gegensatz zu der Tabuisierung dieses Bereichs in der Öffentlichkeit; und daß vielleicht das Erlernen von positivem Sozialverhalten geradezu der therapeutischen Stütze bedarf?

TROTT:

Ja, ich bin dankbar, daß ich dazu noch einiges ergänzen kann. Ich erwähnte eingangs, daß eine Monotherapie mit Psychopharmaka in der Kinder- und Jugendpsychiatrie unüblich ist. Die Kombination einer Psychotherapie mit einer Soziotherapie, verbunden mit einer kunstgerechten Pharmakotherapie, vermag aber sehr wohl ein Lebensschicksal günstig zu beeinflussen. Aus meiner klinischen Praxis sind mir einige Kinder bekannt, die mir vor 10 Jahren vorgestellt wurden, die ich jetzt wieder gesehen habe und bei denen ich doch meinen würde, daß – wenn frühzeitig eine entsprechende antiaggressive Therapie eingeleitet worden wäre – ihr Lebensschicksal – das ist natürlich spekulativ – dann günstiger verlaufen wäre. Psychotherapie, Soziotherapie und auch erzieherische Maßnahmen können gerade unter diesen verbesserten Bedingungen ganz anders wirken. Wenn der Impuls sehr groß ist, bekommt vieles einfach auch eine gewisse Eigendynamik. Damit wäre der Teufelskreis wirklich einmal zu unterbrechen.

KLIESER:

Ich finde es wunderbar, daß Sie sich für eine Intensivierung der Psychopharmakotherapieforschung ausgesprochen haben, denn bei dem Unwissen, das heutzutage herrscht, und bei den schlechten Responsemöglichkeiten, den großen Nebenwirkungszahlen, ist es eigentlich unverantwortlich, daß wir in den letzten Jahren zunehmend bürokratische Hindernisse überwinden müssen, um zu einer Verbesserung unserer Therapiemöglichkeiten zu kommen. Die Patienten wundern sich immer wieder, wie wenig wir machen können; sie wären begeistert, wenn man etwas mehr tun könnte.

TROTT:

Nach meiner Auffassung ist eine Verwahrung nach § 64 weniger hilfreich als eine pharmakologische Behandlung.

SAATHOFF:

Sie erwähnten die Vormedikation der älteren Patienten, die Sie aufnehmen. Wie verfahren Sie mit dieser Medikation? Setzen Sie abrupt ab? Wie machen Sie es mit Tranquilizern, die längere Zeit gegeben worden sind? Wenden Sie eine Kombinationsbehandlung an, z. B. vorbestehende Antidepressiva mit Wiederaufnahmehemmer?

KRETSCHMAR:

Wir behandeln immer über eine ausreichend lange Zeit mit herkömmlichen oder neuen Antidepressiva. Wir brechen die Behandlung nur ab, wenn Neben- oder Begleitwirkungen uns dazu zwingen, dann allerdings rasch und sofort. Auch bei Therapieresistenz über lange Zeit, mindestens über 3, meistens aber über viel mehr Wochen, brechen wir die Therapie ab. Eine Tranquilizervorbehandlung kommt in der Gerontopsychiatrie nicht so häufig vor. Tranquilizer sind hier oft sehr hinderlich. Die Muskeln erschlaffen, dies kann zu Stürzen führen. Wenn Tranquilizer eingesetzt werden, dann sind sie so niedrig dosiert, daß sie eigentlich sofort abgesetzt werden können. Wichtig ist, daß im Alter zu Beginn der Behandlung nicht sofort mit der Vollwirkdosis begonnen wird, sondern sehr langsam und mit kleinen Dosen eingeschlichen wird. Dies führt auch bei herkömmlichen Medikamenten zu recht geringen Nebenwirkungsraten und macht die Patienten nicht so abwehrend gegen eine Therapie.

STEINBERG:

Die Erfahrungen mit spezifischen Reuptakehemmern sind ja allgemein recht gering. Haben Sie irgendwelche deliranten Zustände gesehen? Dies ist ja eine große Crux der gerontopsychiatrischen Depressionsbehandlung; oft ist man sich gar nicht klar, ob dies von der Polymorbidität herrührt oder von der Notwendigkeit, verschiedene Substanzen gleichzeitig einzusetzen.

Kretschmar:

Wir haben z. Z. 12 Fälle abgeschlossen und weitere 5 Fälle in Beobachtung. Ein delirantes Syndrom außer dem, das ich beschrieben habe, diesem Zustand einer ausgesprochen schweren wahnhaften Verwirrtheit mit einer gleichzeitig aufgetretenen Gleichgewichtsstörung, haben wir nicht gesehen. Wir behandeln allerdings auch nur mit maximal 200 mg Fluvoxamin oder 20 mg Fluoxetin. Bei hohen Nierenwerten bin ich sehr vorsichtig.

Steinberg:

Gerade bei Fluoxetin kommt man schwer damit zurecht, daß eine einzige Dosierung für 5- bis 95jährige reichen soll. Wie sind Ihre Erfahrungen in der Gerontopsychiatrie?

Kretschmar:

Ich habe keine Erfahrungen damit. Mit Fluoxetin habe ich 2 oder 3 Fälle behandelt. Die Patienten waren körperlich ganz gesund, so daß ich die angegebene Dosierung verwenden konnte. Änderungen der Laborwerte habe ich nicht gesehen. Der Empfehlung, man könnte in der Gerontopsychiatrie wegen der Niereninsuffizienz das Präparat nur alle 2 Tage verabreichen, stehe ich skeptisch gegenüber. Da halte ich die Compliance bei gerontopsychiatrischen Patienten doch für sehr wichtig.

Steinberg:

Dies beruht wohl auf der sehr langen Halbwertszeit von 5 Tagen.

Kretschmar:

Sie liegt bei Niereninsuffizienzen wahrscheinlich sogar noch höher.

Tegeler:

Nach meiner Kenntnis sind delirante Syndrome unter den herkömmlichen Serotoninreuptakehemmern auch bei älteren Menschen sehr selten beschrieben worden. Zur Dosierung würde ich meinen, daß gerade bei Kindern die Dosis doch um einiges niedriger liegen sollte, daß aber zwischen jüngeren und älteren Erwachsenen wohl keine ganz wesentlichen Unterschiede bestehen.

HIPPIUS:

Der Wiederbelebung des Neurastheniekonzepts – anknüpfend an Frau Holsboer und Herrn Pöldinger – könnte ich etwas abgewinnen, wenn man es sehr deskriptiv-syndromatisch meint. Sollte man es zu schnell wieder mit nosologischen Vorstellungen behaften, hätte ich Probleme. Wird es jedoch syndromatisch gehandhabt, könnte es für das klassische Vorgehen, gerade auch für die Verlaufsanalyse von Patienten mit neurasthenischen Syndromen, eine ganz wichtige Bereicherung sein.

TREMBLAU:

Die Vokabel vom Wechselspiel war für mich das Stichwort, daran zu erinnern, daß Riederer und Birkmayer einmal gesagt haben: Stimulation ist besser als Substitution. Es gab ja einen dopaminergen Stoff, das bei Erscheinen einzige dopaminerge Antidepressivum, mit dem man u. a. die Dopaminsubstitution durch L-Dopa vermindern konnte. Vielleicht führen die Serotoninwiederaufnahmehemmer auch einmal dazu, daß wir antidepressive Substanzen vermindern können. Im übrigen können wir uns bei unserem Gedankengang von den Internisten befruchten lassen, wenn sie die Schilddrüse behandeln. Es war für mich vor Jahren unverständlich, wie man eine zu rasch laufende Schilddrüse mit Schilddrüsenhormonen dämpfen kann.

MARSHALL:

Ergänzend möchte ich erwähnen, daß die Antidepressiva auch in der Neuroleptanalgesie schon ihren Platz haben. Wir haben ja heute gehört, wie die REM-Phasen unterdrückt werden können.

KLIESER:

Muß man nicht gerade um der Psychopathologie willen solche neuen Ansätze verfolgen, um eine neue Wertung vornehmen zu können? Unsere jetzige Zielsymptomatik, die wir mit der Therapie ansteuern, könnte doch die völlig falsche sein. Wir schauen nach Wahnideen und Halluzinationen, wenn wir Neuroleptika geben, aber es stellt sich doch die Frage, ob man nicht viel besser z. B. nach Gereiztheit, Negativismus oder anderen Dingen schauen würde.

PÖLDINGER:

Das ist völlig richtig. Ich möchte ergänzen, daß der funktionelle Ansatz gerade auch für die Psychopathologie neue Forschungsansätze mit sich bringt.

V Schlußbemerkungen

Schlußbemerkungen

Zum Symposium in Düsseldorf

JOACHIM TEGELER

Die Tagung hat einen sehr weiten Bogen gespannt. Professor Baumgarten stellte die neuropathologischen Untersuchungen vor, wobei die Komplexität der Problematik angesichts der Vielzahl verschiedener Rezeptoren sehr klar herauskam. In mehreren Beiträgen wurde der klinische Einsatz serotonerger Substanzen betont. Herr Klieser hat sehr deutlich gemacht, daß sowohl Serotoninagonisten wie auch Serotoninantagonisten unterschiedliche Wirkungen entfalten. Interessant war auch das brisante Thema, inwieweit bestimmte Antidepressiva einen Einfluß auf die Suizidrate ausüben könnten. Hierzu wären m. E. weitere Untersuchungen wünschenswert. Weiterhin wurde der Mythos vom komplexen Zusammenhang zwischen Schlaf und Serotonin etwas relativiert. Professor Pöldinger verdeutlichte in seinem Vortrag, daß Serotoninwiederaufnahmehemmer bzw. Serotoninagonisten eine Vielzahl funktioneller Symptome beeinflussen und daß es gerade für die Psychopathologie und für unterschiedliche funktionelle Syndrome von Bedeutung sein kann, dieses Wirkungsprinzip weiter zu verfolgen. Durch die Untersuchung serotonerger Mechanismen wurden in der Psychiatrie, v.a. in der biologischen Psychiatrie, ganz neue Wege beschritten, etwa in der Suizidforschung. Ich würde es für sinnvoll halten, auf diesem Wege fortzufahren.

Zum Symposium in München

HANNS HIPPIUS

Die Beiträge des Symposiums haben nicht nur unser Wissen bereichert, sondern manches hat auch zu Fragen angeregt. Mit Fluvoxamin verfügen wir über einen selektiven Serotoninwiederaufnahmehemmer.

Die Selektivität ist sozusagen das Ziel – und hier offensichtlich ein erreichtes Ziel. Aber wie weit kann es eigentlich mit der Selektivität her sein, wenn wir auf der anderen Seite vom Biochemiker gehört haben, daß dieses System hoch kompliziert ist? Ich erinnere an das, was uns Herr Ackenheil als ein Pandämonium an Kompliziertheit vorgeführt hat und in dem viele Interaktionen vorkommen, mit Dopamin, mit Noradrenalin. Wie ist das eigentlich alles miteinander zu vereinbaren? Von den Biochemikern und Grundlagenwissenschaftlern haben wir zu hören bekommen, daß nach einem selektiven Eingriff sofort Kaskaden in Gang gesetzt werden. Es ist gut, auch mit offenen Fragen nach Hause zu gehen, und mit dieser Frage werde ich nach Hause gehen.

Zum Psychiatrischen haben wir von Herrn Buller zu Recht den Hinweis bekommen, daß man auch auf die Komorbidität zu achten habe. Auf der anderen Seite haben wir auch etwas über die Denosologisierung gehört. Vielleicht sollte man auch auf die Kosyndromizität eingehen. Das Wort ist ein wenig kompliziert, aber vom Konzept her, meine ich, sollte man es mit überdenken. Herr Nissen hat uns gesagt, daß die Neurobiologie psychischer Phänomene im Kindes- und Jugendalter ein völlig unbestelltes Feld ist. Vielleicht werden wir eines Tages über nichtinvasive Methoden verfügen, die uns weitere Aufschlüsse bringen. Hätte man uns vor 20 Jahren gesagt, daß wir heute CT, NMR und PET zur Verfügung haben werden, so hätten wir das nicht für möglich gehalten. Schön fand ich, daß es gerade der Leiter einer biochemischen Abteilung gewesen ist, der zum Thema der Suizidalität, das man in den letzten Jahren unter einer sträflich engen biologischen und biochemischen Perspektive gesehen hat, sagte, daß es sich hierbei ja nur um die Facette eines Problems handelt, das die menschliche Existenz und menschliches Leid als Ganzes umschließt.

Freude hat mir der Hinweis auf Herrn Kauert gemacht, der ja sozusagen ein „Anti-Åsberg" ist. Ich meine, daß man Kauerts Befunden, die durch Untersuchungen am Hirngewebe gestützt werden, weiter nachgehen sollte; manchmal stellt sich bei vermeintlich kontroversen Befunden heraus, daß sie doch in einem dynamischen Zusammenhang stehen.

Herr Laakmann hat darauf hingewiesen, daß in unserer Klinik in erster Linie Amitriptylin eingesetzt wird. Aber dann fügte er hinzu, daß bei einer Zweitbehandlung mit Fluvoxamin immer noch eine erstaunlich hohe Zahl von Patienten angesprochen hätte. Dies würde bedeuten, daß man für therapieresistente Depressionen nach einem ersten Durchgang mit einem klassischen Antidepressivum jetzt ein

Antidepressivum der Generation der selektiven Serotoninwiederaufnahmehemmer einsetzen sollte. Leider wurde die Studie von Emrich am Münchner Max-Planck-Institut für Psychiatrie nicht erwähnt, diese Studie hat die Hypothese von einer serotonergen und einer noradrenergen Form der Depression eindrucksvoll widerlegt.

Etwas sehr Grundsätzliches wurde uns erneut wieder von Herrn Marks vermittelt: Die Psychopharmakotherapie sollte sich niemals auf die Psychopharmaka allein beschränken, ob man nun Verhaltenstherapie damit verknüpft oder andere Therapieformen. Nur dann werden wir mit Psychopharmaka das Erreichbare auch erreichen.

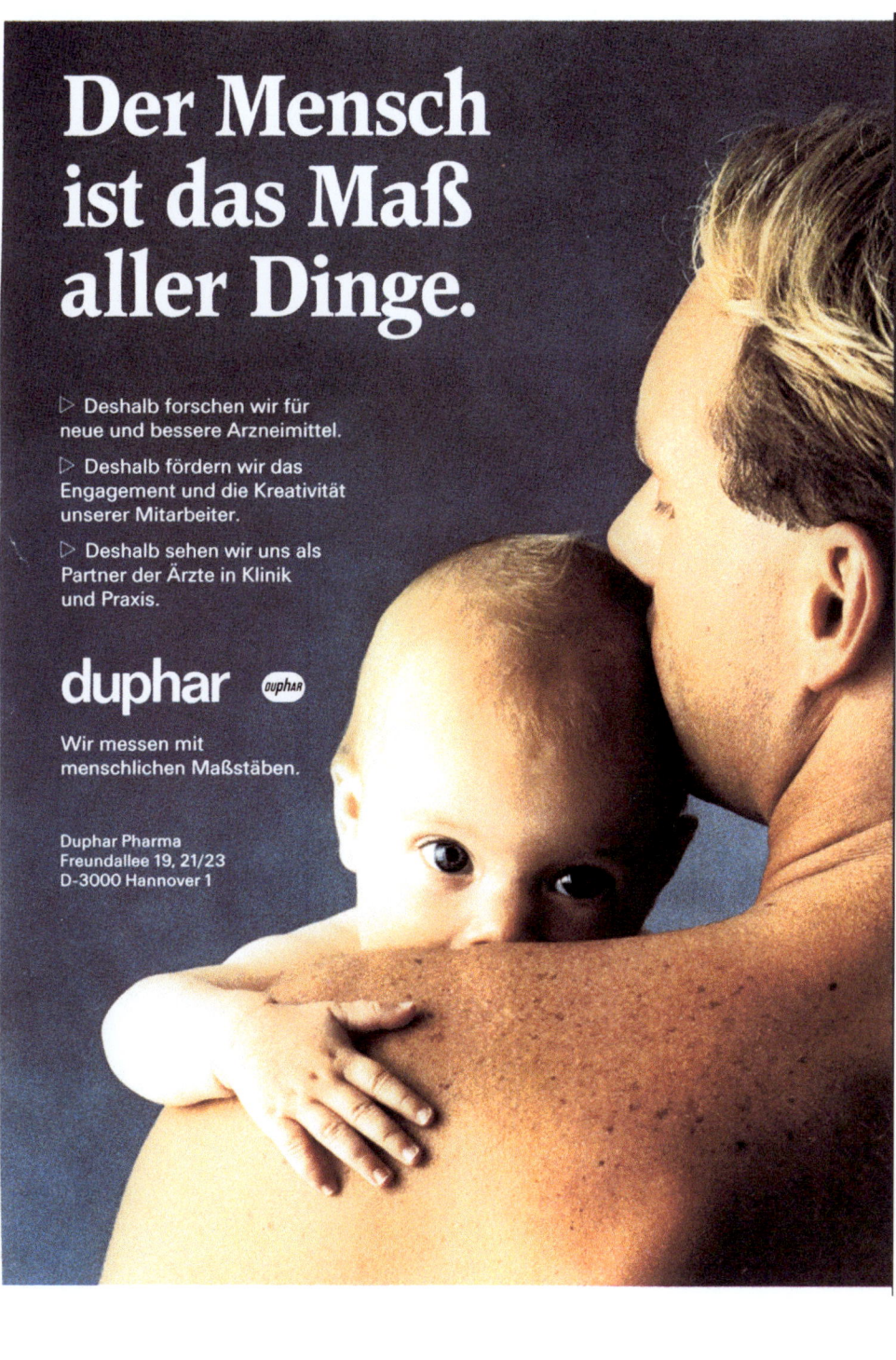

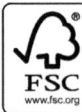

MIX
Papier aus verantwortungsvollen Quellen
Paper from responsible sources
FSC® C105338

If you have any concerns about our products,
you can contact us on
ProductSafety@springernature.com

In case Publisher is established outside the EU,
the EU authorized representative is:
**Springer Nature Customer Service Center GmbH
Europaplatz 3, 69115 Heidelberg, Germany**

Printed by Libri Plureos GmbH
in Hamburg, Germany